経口内視鏡・経鼻内視鏡

上部消化管
内視鏡挿入・観察のポイント

初心者からベテランまで

監修：田尻　久雄
編集：貝瀬　満／河合　隆

日本メディカルセンター

執筆者一覧

■ **監修**
　田尻　久雄　東京慈恵会医科大学内科学講座消化器・肝臓内科教授

■ **編集**
　貝瀬　満　　東京慈恵会医科大学内視鏡科准教授
　河合　隆　　東京医科大学病院内視鏡センター教授

■ **執筆者**（執筆順）
　辰巳　嘉英　松下健康管理センター予防医療部消化器検診科部長
　荒川　廣志　東京慈恵会医科大学内視鏡科
　尾形　高士　東京医科大学八王子医療センター消化器外科
　伊藤　一成　東京医科大学八王子医療センター消化器外科
　島津　元秀　東京医科大学八王子医療センター消化器外科教授
　阿部　公紀　東京医科大学八王子医療センター消化器内科
　宮岡　正明　東京医科大学八王子医療センター消化器内科科長・准教授
　河合　隆　　東京医科大学病院内視鏡センター教授
　河合　良訓　東京慈恵会医科大学解剖学講座教授
　山岸　哲也　東京医科大学病院内視鏡センター講師
　貝瀬　満　　東京慈恵会医科大学内視鏡科准教授
　郷田　憲一　東京慈恵会医科大学内視鏡科
　田尻　久雄　東京慈恵会医科大学内科学講座消化器・肝臓内科教授
　加藤　正之　東京慈恵会医科大学内視鏡科
　逢坂　由昭　東京医科大学外科学第三講座講師
　青木　達哉　東京医科大学外科学第三講座教授
　加藤　智弘　東京慈恵会医科大学内科学講座消化器・肝臓内科講師

序
――監修にあたって――

　消化器内視鏡の歴史を振り返ると，これまで胃鏡，胃カメラ，ファイバースコープ，電子スコープと発展してきた．電子スコープは1983年にアメリカで開発されたが，その後，国内数社から，より優れたものが相次いで開発改良され，いまやわが国の製品が世界の市場を独占している．現在，消化器内視鏡診断は二極化へ向かって進歩しつつある．一つの方向は，より細径化した内視鏡やカプセル内視鏡の開発と実用化である．スクリーニング検査の立場からみると，患者の負担軽減という意味で，限りなくスコープの細径化が追求されている．他方では，2 mm以下の超微小癌をも認識できるより精度の高い画像診断技術―すなわちHi-Vision電子内視鏡，拡大電子内視鏡，Narrow Band Imaging（NBI），Auto-Fluorescence Imaging（AFI）で代表される画像強調観察技術，超拡大内視鏡（顕微内視鏡観察）などの発展である．さらに内視鏡医療の将来は，ステンティング，ポリペクトミー，EMR，ESD，NOTES（natural orifice translumenal endoscopic surgery）など治療内視鏡のさらなる普及により，多面的に発展していくであろうが，今後も消化器疾患のスクリーニング検査として電子内視鏡の役割はますます大きくなる．

　大勢の人が気軽に内視鏡検査を受けられるようにするためには，安全で苦痛の少ない上部消化管内視鏡検査法が求められ，1990年代から極細径電子内視鏡の開発が行われてきた．2002～2003年以降，経鼻挿入可能な極細径電子内視鏡の画質が飛躍的に向上している．現在では経口のみならず経鼻挿入可能なスコープは，フジノン東芝ESシステム，オリンパス，ペンタックスの各社より発売されている．その結果，最近の数年間にわが国では，競うように急速な勢いで極細径の経鼻内視鏡が全国津々浦々に普及しつつある．極細径の経鼻内視鏡は，鉗子チャンネル内径が2.0 mmであるほかは，送気・送水ノズルを有し，基本的には通常の上部消化管電子内視鏡の仕様とほとんど変わらない．

　極細径の経鼻内視鏡は従来の経口電子内視鏡に比し，患者の苦痛が少なく呼吸循環系への負担も軽い．しかしながら，極細径化のために画像を中心とした光学系や操作性は一部犠牲となる特有の問題もある．一方，経口電子内視鏡でも意識下鎮静法を用いる方法では，鎮静剤による呼吸循環抑制やリカバリーの問題があるが，患者はほぼ無痛で精度の高い検査を行うことができる．両方ともに長所・短所があり，今後はそれぞれの特徴を生かして検査目的，患者の要望，検査機関の特性と規模などに応じて相補的に行われると考えられる．

　以上のような時代的・社会的背景をもとにして，このたび，東京慈恵会医科大学

貝瀬　満先生と東京医科大学　河合　隆先生による編集で『上部消化管内視鏡挿入・観察のポイント―経口内視鏡・経鼻内視鏡―初心者からベテランまで』が上梓された．従来からの経口内視鏡による上部消化管内視鏡の挿入・観察・検査法に関する書，あるいは最近になって出版されている経鼻内視鏡検査のみのマニュアル本と異なり，本書は安全で苦痛のない挿入・観察法を主たる目的として，経鼻内視鏡と経口内視鏡とを比較しながら，両者の使い分け，挿入・観察・生検のポイントを写真（図）やシェーマを多用して理解しやすく解説した書である．また，内視鏡検査の準備，拡大内視鏡や色素内視鏡の基本，偶発症と対策など上部消化管内視鏡検査を行ううえで必要十分な事項を網羅している．さらに最近，内視鏡治療手技の習得のみを目指す若い先生が多いなか，正確な診断学を身につけることの重要性を随所に強調していることも本書の特徴である．

　内容を読んでいただくと分かるが，単なる入門用のマニュアル書ではなく，一度読んだ人が折りに触れて参照できるように長く使用していただける構成になっている．副題に"経口内視鏡・経鼻内視鏡―初心者からベテランまで"と付記されている所以であり，このような画期的な書は，世界的にみても初めての出版である．

　読者諸兄姉にとって必携の書物と信じ，是非とも座右に備えていただき，日常の診療に役立たせていただきたいと願っている．

　2008年5月

東京慈恵会医科大学内科学講座消化器・肝臓内科
田尻　久雄

目　次

第Ⅰ章　内視鏡検査の準備

1　内視鏡器材の種類と選択　15

1　通常内視鏡（経口）…… 15
辰巳嘉英

- Ⅰ．内視鏡の変遷／15
- Ⅱ．通常電子内視鏡の基本構造／16
- Ⅲ．電子内視鏡の撮像方式／16
- Ⅳ．通常電子内視鏡の細径化・高画質化／17
- Ⅴ．電子内視鏡の応用／18
- Ⅵ．通常電子内視鏡で用いられる処置具とその選択／19

2　極細径内視鏡（経鼻）…… 21
辰巳嘉英

- Ⅰ．経鼻挿入法と極細径電子内視鏡の歴史／21
- Ⅱ．経鼻内視鏡のメーカー別の特徴／21
  1. オリンパス／23
  2. フジノン東芝ESシステム（FTS）／23
  3. ペンタックス／23
- Ⅲ．スペックでは判別困難な内視鏡特性の違い／23
- Ⅳ．経鼻内視鏡で使用可能な処置具と注意点／25

3　モニタリング…… 26
荒川廣志

- Ⅰ．モニタリングの適応／26
- Ⅱ．モニタリングの種類／28
- Ⅲ．モニタリングの方法／28
  1. 意識レベル／29
  2. 循環モニタリング／29
  3. 呼吸モニタリング／31

2　問診とインフォームド・コンセント　33

辰巳嘉英

- Ⅰ．経口内視鏡／33
  1. 問　診／33
  2. インフォームド・コンセント(IC)／34
- Ⅱ．経鼻内視鏡／37

3 前処置　40

1. 問　診／37
2. インフォームド・コンセント(IC)／37

1　経口内視鏡（通常径）での前処置　…………… 40
尾形高士，伊藤一成，島津元秀

Ⅰ．消泡剤，粘液除去剤／40
Ⅱ．咽頭麻酔／40
Ⅲ．鎮痙剤／41
Ⅳ．鎮静剤，鎮痛剤／42

2　経鼻内視鏡（極細径）での前処置　…………… 44
尾形高士，阿部公紀，宮岡正明

Ⅰ．問　診／44
Ⅱ．消泡剤，粘液除去剤の内服／44
Ⅲ．鼻腔の拡張と出血の予防／44
Ⅳ．鼻腔内の麻酔／45
　1. スプレー法／45
　2. スティック法／46

第Ⅱ章　経口内視鏡と経鼻内視鏡の使い分け
河合　隆

Ⅰ．経口内視鏡(通常径)と経鼻内視鏡(極細径)のメリット・デメリット／49
　1. 患者側のメリット・デメリット／49
　2. 医療側のメリット・デメリット／51
Ⅱ．経鼻内視鏡と経口内視鏡の適応／52
　1. スクリーニング検査／53
　2. 精密内視鏡検査／53
　3. 経過観察／55

第Ⅲ章 挿入と観察・撮影

1 経口内視鏡の口腔・咽頭挿入法および操作法　57

荒川廣志，河合良訓

Ⅰ．咽頭喉頭部の反射／58
　1．咽頭反射（pharyngeal reflex）／58
　2．咳反射（cough reflex）／58
　3．嘔吐（vomit）／58
　4．嚥下反射／58
Ⅱ．咽頭麻酔／59
Ⅲ．咽頭喉頭部の局所解剖／61
　1．頭頸部の矢状断面像／61
　2．咽頭の解剖／62
　3．梨状陥凹の解剖／63
Ⅳ．口腔から食道入口部へのスコープ挿入の原理／64
　1．舌がスコープ挿入に及ぼす影響／65
　2．頸椎の彎曲がスコープ挿入に及ぼす影響／66
Ⅴ．口腔から食道入口部への実際のスコープ挿入法／68
Ⅵ．軟口蓋と舌を通過する際の注意点（呼吸との関係について）／71
Ⅶ．梨状陥凹を通過する際の注意点／72
Ⅷ．スコープの操作法／75
　1．スコープ操作部の持ち方／75
　2．スコープ軟性部の持ち方／75
　3．スコープ全体の持ち方／76
Ⅸ．被検者の体位／77

2 経鼻内視鏡の操作法および鼻腔内挿入法　78

河合　隆

Ⅰ．鼻腔の解剖／78
　　鼻腔内解剖学的な知識／78
Ⅱ．鼻腔の選択／79
Ⅲ．鼻腔通過法／80
　1．鼻腔内挿入／80
　2．中鼻甲介ルート／83
　3．下鼻甲介ルート／86
Ⅳ．上咽頭から食道入口部／89

3 食道の観察と撮影　91

山岸哲也

- Ⅰ．食道の解剖・生理を理解する／91
- Ⅱ．内視鏡検査に関連する一般的事項を理解する／91
  1. 観察視野を確保する／91
  2. 画面が固定された状態で内視鏡操作をしない／92
  3. 視野が得られない状態では絶対無理をしない／92
  4. 蠕動・反射について，その特徴を理解して検査に臨む／92
  5. 食道の観察は内視鏡検査の基本／93
- Ⅲ．食道内視鏡検査の実際／93
  1. 食道の内視鏡検査では観察が非常に重要である／93
  2. 食道は上部内視鏡検査の往路と復路で2度観察されている／93
  3. 食道へ戻る前に胃に残留した空気はできるだけ回収しておく／93
  4. 食道粘膜の正常所見／93
  5. 食道の写真撮影と病変部位の表記法／94
- Ⅳ．食道各領域の観察／94
  1. 食道入口部／94
  2. 頸部食道（Ce）領域の観察／96
  3. 胸部食道（Te）領域の観察／98
  4. 胸部中下部食道の観察／100
  5. 胸部下行大動脈による圧排と屈曲部の通過／100
  6. 腹部食道（Ae）領域・横隔膜食道裂孔部の観察／100
  7. 食道胃接合部の判定方法および扁平上皮-円柱上皮境界部の認識／102
- Ⅴ．内視鏡機器の違いによる画質の比較／104

4 胃・十二指腸の挿入と観察　105

貝瀬　満

- Ⅰ．目指すべき内視鏡観察とは／105
- Ⅱ．内視鏡観察における見落としの実態とその原因／105
- Ⅲ．見落としのない診断精度の高い内視鏡を行うための方策／107
  1. 内視鏡観察していない部位（ブラインド）をなくすには？／107
  2. 存在診断の誤りによる見落としをなくすには？／107
  3. 質的診断の誤りによる見落としをなくすには？／110
- Ⅳ．胃・十二指腸の内視鏡挿入・観察を行う場合の手技的留意点／110

1. スコープの反転・回転操作について／110
2. 胃の形態や胃壁伸展度を変化させる手技／110
V．胃・十二指腸の内視鏡観察法／112
1. 内視鏡挿入・観察のストラテジーの違いによる二つのバリエーション／113
2. 瀑状胃・胃下垂の有無によるバリエーション／114
3. 経口内視鏡（通常径）と経鼻内視鏡（極細径）の胃・十二指腸観察法の相違／115
VI．胃・十二指腸各部位での内視鏡挿入・観察について／115
1. 食道胃接合部から噴門への挿入・観察／115
2. 噴門から前庭部への挿入・観察／118
3. 前庭部の観察および幽門前部への挿入・幽門輪の通過／126
4. 十二指腸の挿入・観察／129
5. 胃角部の観察／134
6. 胃体部の内視鏡反転による観察／136
7. 穹窿部の内視鏡反転による観察／138
8. 胃体部上部大弯の観察／140

第IV章 拡大内視鏡・色素内視鏡のポイント（NBIを含む）

1 咽頭・食道

143

郷田憲一，貝瀬　満，田尻久雄

I．中・下咽頭の通常観察のポイント／144
1. 通常内視鏡による観察の方法／144
2. 中・下咽頭癌・dysplasia の拾い上げに有用な内視鏡所見／144
II．中・下咽頭の NBI 非拡大・拡大内視鏡観察のポイント／145
1. NBI 非拡大・拡大内視鏡観察の方法／145
2. 中・下咽頭癌・dysplasia に特徴的な NBI 非拡大・拡大内視鏡所見／145
III．食道の通常・ヨード染色観察のポイント／148
1. 通常内視鏡による観察の方法／148
2. 食道表在癌の拾い上げに有用な内視鏡所見／149
IV．食道の NBI 非拡大・拡大内視鏡観察のポイント／150
1. NBI 非拡大・拡大内視鏡観察の方法／150

2　胃　153

2. 食道表在癌に特徴的な非拡大・拡大内視鏡所見／151

加藤正之

Ⅰ．色素内視鏡／153
　1．インジゴカルミン／153
　2．酢　酸／156
　3．コンゴー・レッド／157
Ⅱ．NBI 併用拡大内視鏡／158
　1．準　備／158
　2．観察法／159
　3．診断法／159

第Ⅴ章　生検のポイント

1　生検の基本事項　163

尾形高士，宮岡正明，河合　隆

Ⅰ．生検を行う前に必要なこと／163
　1．抗凝固剤，抗血小板剤の内服／163
　2．静脈瘤，angioectasia などの血管性病変／164
Ⅱ．生検を行う場所について／164
　1．周堤を有する病変／164
　2．開放性潰瘍を有する病変／164
Ⅲ．見下ろし時の生検と反転時の生検／164
Ⅳ．生検の基本／164
　1．生検したい部位を画面の正面にもってくる／165
　2．生検鉗子のカップを開き，病変に押し当て，助手に
　　カップを閉じさせる／165
　3．生検鉗子を引き抜く／165
Ⅴ．生検に使用する鉗子類／166

2　食　道　167

尾形高士，逢坂由昭，青木達哉

Ⅰ．通常の生検方法／167
Ⅱ．平坦病変の生検方法／167
Ⅲ．特殊な鉗子を用いた生検／169
Ⅳ．困難部位の生検方法／170
Ⅴ．経鼻内視鏡での食道生検／170

3 胃・十二指腸　172

尾形高士，伊藤一成，島津元秀

I．出血を想定した複数個の生検を行う場合／172
II．困難部位の生検方法／173
　1．後壁病変／173
　2．体部病変／173
　3．噴門部病変／173
III．生検鉗子の選択／173
　1．有茎性病変の生検／173
　2．接線方向の生検／173
IV．経鼻内視鏡反転時の生検方法／174

第VI章　内視鏡に伴う偶発症と対策

1 薬剤・前処置に伴う偶発症と対策　177

加藤智弘

I．消泡と粘液の除去／178
II．局所麻酔剤／178
III．鎮痙剤／179
IV．鎮静剤／180
　1．内視鏡で使用される鎮静剤（静脈注射が可能なもの）／181
　2．BZDの拮抗薬／181
　3．麻薬性鎮痛薬／181

2 経口内視鏡挿入に伴う偶発症と対策　183

加藤智弘

I．内視鏡操作に伴う偶発症／183
　1．出　血／183
　2．粘膜裂傷／184
　3．穿　孔／185
　4．その他／186
II．生検操作に伴う偶発症／186
　1．出　血／186
　2．穿　孔／189

3 経鼻内視鏡挿入に伴う偶発症と対策

河合　隆

Ⅰ．鼻腔前処置に伴う偶発症／190
　1．ネラトンカテーテル挿入に伴う出血／190
　2．プリビナ散布時の点鼻チューブ挿入に伴う出血／190
Ⅱ．鼻出血／190
　1．顕性鼻出血（スコープ抜去後に鼻腔より出血を認めた場合）の頻度／190
　2．対策法／191
Ⅲ．抜去困難／193
Ⅳ．その他の偶発症／193

内視鏡操作に関する口絵凡例

左手操作

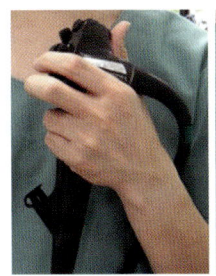
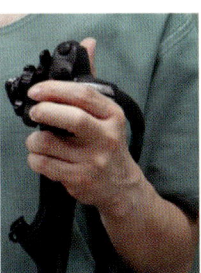
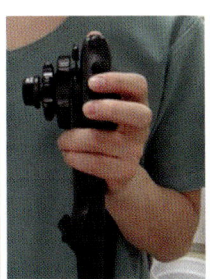
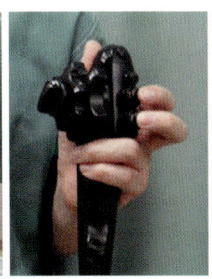
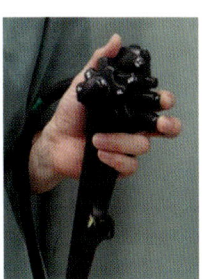

強い時計捻り　　時計捻り　　捻りなし　　弱い反時計捻り　　更に反時計捻り

アングル操作

上下（up・down）アングル　　　（例）　　　左右（right・left）アングル　　（例）

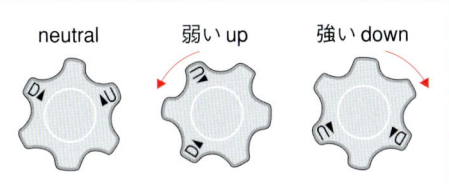
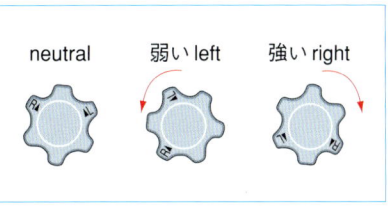

アングル操作の強弱を，それぞれのアングルの向きによって視覚的に表現した．ただしあくまでイメージであるので，実際の強弱については個々の場合によって異なることをご理解いただきたい．

- 本書に記載した内視鏡機器や周辺器材等は，原則的に2008年4月現在のものである．今後，発売停止や仕様の変更等も予想されるので，各メーカーに確認されたい．
- メーカー名，製品名は順不同
- 各メーカーの名称については，紙面の都合上略称を用いている場合がある．

DVD チャプターメニュー

■経口上部消化管内視鏡挿入観察法 鎮静剤なし
（貝瀬　満）

- 前準備
- 挿入
- 食道
- 噴門から胃角
- 胃角から幽門
- 十二指腸
- 幽門から胃角
- 胃体部から噴門部（Jターン）
- 胃底部（Uターン）
- 胃体部（Jターン）
- 胃角から体上部（順行性観察）
- 食道から抜去

■経口上部消化管内視鏡挿入観察法 鎮静剤あり
（貝瀬　満）

- 前準備
- 挿入
- 食道
- 噴門から胃角
- 胃角から幽門
- 十二指腸
- 幽門から胃角
- 胃体部から噴門部（Jターン）
- 胃底部（Uターン）
- 胃体部から胃角（順行性観察）
- 食道から抜去

■経鼻上部消化管内視鏡挿入観察法
（河合　隆）

- スコープの基本操作
- 症例
  - 鼻腔から咽頭
  - 咽頭から食道
  - 食道から胃
  - 胃から十二指腸
  - 十二指腸
  - 前庭部から胃角
  - 胃体部から噴門
  - 胃底部（見上げ）
  - 胃角から胃体上部
  - 胃底部（見下ろし）
  - 胃体部大弯
  - 咽頭から鼻腔
- 鼻茸のある症例
  - 挿入時
  - 抜去時
- 上咽頭の狭い症例
  - 挿入時
  - 抜去時困難
- 観察の工夫

・このDVDビデオディスクおよび付属品の著作物に関する権利は，すべて著作権者に帰属しており，日本国内の一般での私的視聴を目的に販売しております．したがって，無断で複製（異なる方式を含む），改造，放送（有線，無線），インターネットなどでの送信，レンタル（有償・無償にかかわらず），中古品として流通させることは法律で禁じられています．

・DVDビデオは映像と音声を高密度に記録したディスクです．DVDビデオ対応のプレイヤーで再生してください．

＊DVDを開封したり，破損した場合の返品は受け付けられませんのでご了承ください．

第 I 章　内視鏡検査の準備

1．内視鏡器材の種類と選択

1　通常内視鏡（経口）

☞ ポイント
- □ 通常電子内視鏡先端には，CCD（charge coupled devices）と対物レンズ，送気・送水ノズル，鉗子孔，ライトガイドが組み込まれている．
- □ 電子内視鏡の撮像方式には，面順次方式とカラー同時方式の 2 種類がある．
- □ 近年，電子内視鏡の細径化・高解像度化が進み，拡大観察や画像強調観察などの応用技術も実用化されている．
- □ 内視鏡観察時に用いる生検鉗子や洗浄チューブなどの処置具にはさまざまな種類があり，必要に応じて使い分ける必要がある．

I　内視鏡の変遷

　軟性鏡にて消化管を観察する試みは，1950 年代の胃カメラの開発に始まり，1960 年代にグラスファイバーを用いたファイバースコープへと発展したが，1980 年代に，スコープ先端に小型 CCD（charge coupled devices；電荷結合素子）を組み込んだ電子内視鏡が誕生し，現在，内視鏡機器の主流となるに至っている．

> **Point** 通常電子内視鏡先端には，CCD と対物レンズ，送気・送水ノズル，鉗子孔，ライトガイドが組み込まれている．

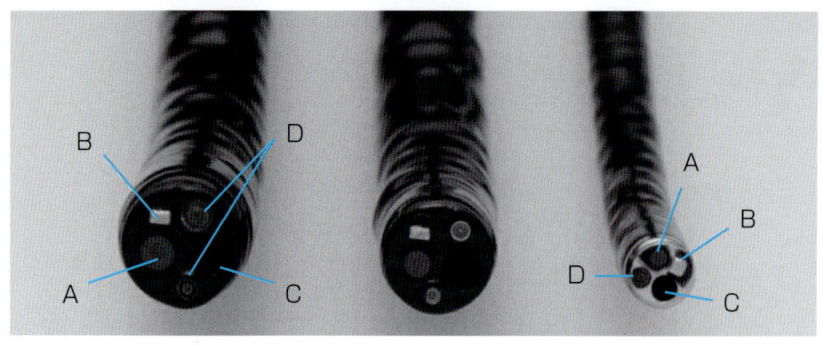

A：対物レンズ
B：送気・送水ノズル
C：鉗子孔
D：ライトガイド

【GIF-H260】
通常内視鏡（経口）
ライトガイド2個

【GIF-XQ260】

【GIF-XP260N】
極細径内視鏡（経鼻）
ライトガイド1個

図I-1-1　通常電子内視鏡（GIF-H260，GIF-XQ260）と極細径内視鏡（経鼻）（GIF-XP260N）の挿入先端部

II　通常電子内視鏡の基本構造

　通常および極細径内視鏡（経鼻）の先端部を，図I-1-1に示す．内視鏡先端部には，CCDに内視鏡像を結像する対物レンズ，消化管内への送気や対物レンズの洗浄を行う送気・送水ノズル，処置具使用や粘液吸引を行う鉗子孔（通常2.8 mm径），ライトガイドファイバーにより光源装置から導かれた照明光にて観察部位を照らすライトガイドが設けられている．均一な照明が得られるように，対物レンズを挟んで2～3個のライトガイドが設けられている．また，内視鏡挿入部の内部には，4本のアングルワイヤがあり，操作部のアングルノブの動きに連動して，アングルワイヤが牽引され，上下左右の4方向に内視鏡先端が屈曲する．

III　電子内視鏡の撮像方式

> **P**oint　電子内視鏡の撮像方式には，面順次方式とカラー同時方式の2種類がある．

　電子内視鏡は，スコープ先端に組み込まれた小型CCDが光学像を電気信号に変換して外部に取り出し，処理回路が映像情報を構成してモニター上に表示するものであるが，その撮像方式は，面順次方式とカラー同時方式の2種類に分別される．
　面順次方式は，3原色の照明光（赤R，緑G，青B）で被写体を順次照明し，各色の照明で得られる画像を白黒のCCDで取り出し，それらを組み合わせてカラー画像を得る方式である．ランプ光にRGB回転フィルターを通すことにより，

3原色の照明光を得る．カラー同時方式は，CCDの受光面上にカラーフィルターを配列したカラーのCCDを用いて，3色（赤R，緑G，青B）信号を得る方式である．国内で発売中の機器では，オリンパスメディカルシステムズ社はおもに面順次，フジノン東芝ESシステム社はカラー同時，ペンタックス社は面順次・カラー同時の両方式を採用している．

IV 通常電子内視鏡の細径化・高画質化

通常電子内視鏡の一例としてオリンパス社の機器を取り上げ，近年のCCDの性能向上による内視鏡の細径化・高画質化について述べる．図Ⅰ-1-2に，オリンパス社製通常電子内視鏡の現行機種260シリーズと旧機種240シリーズのうち，代表的な機種の解像度と先端部外径の比較を示す．旧機種時代に標準内視鏡としておもに用いられたスコープは，GIF-XQ240（先端部外径9.0 mm）であったが，現行機種では，GIF-Q260（先端部外径9.2 mm）が登場し，新世代の標

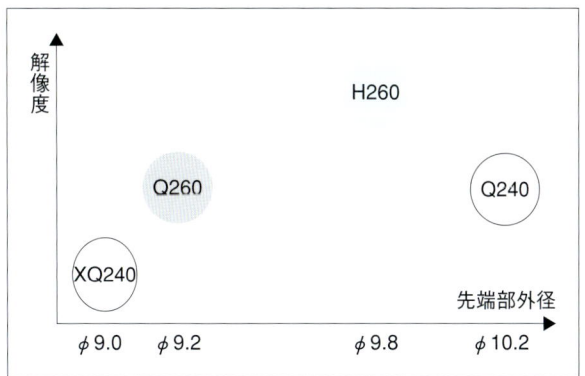

図Ⅰ-1-2　オリンパス社製経口内視鏡の先端部外径と解像度

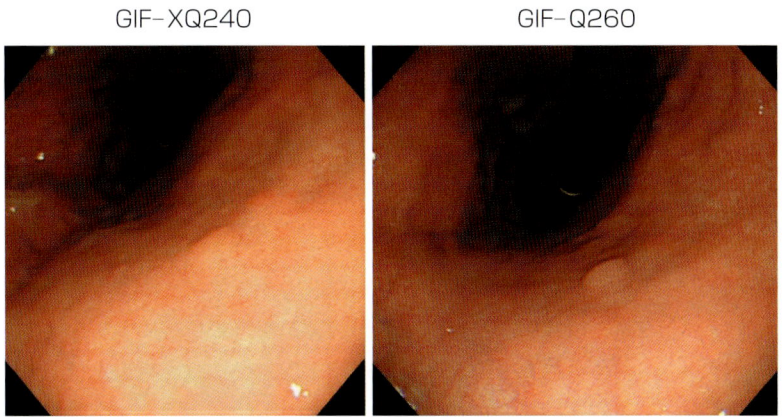

図Ⅰ-1-3　GIF-XQ240とGIF-Q260の内視鏡画像比較（背景粘膜に萎縮性胃炎を伴う胃体中部小弯側の胃腺腫例）

準内視鏡となり，標準内視鏡の画質は大きな変化を遂げた（図Ⅰ-1-3）．一方，GIF-XQ240より画質の優れる内視鏡として，GIF-Q240（先端部外径10.2 mm）が従来使用されていたが，現行機種では，ハイビジョン画像の得られるGIF-H260が開発され，従来のテレビ画像に比べて走査線数・水平方向画素数ともに大幅に増加した高画質を実現しながら，先端部外径9.8 mmとさらに細径化されている．

> **P**oint　近年，電子内視鏡の細径化・高解像度化が進み，拡大観察や画像強調観察などの応用技術も実用化されている．

V　電子内視鏡の応用

電子スコープの利点として，赤外光などの不可視光による内視鏡観察が可能，画像処理が容易，高解像度であるなどが挙げられ，それらを利用した種々の応用がはかられている．

赤外光・自家蛍光による内視鏡観察は，専用の光源装置・内視鏡を必要とし，現在も，比較的限られた施設で臨床応用の研究が進められている．

画像処理については，汎用機種の内視鏡に対して使用可能なものが広く用いられている．オリンパス社のNBI（Narrow Band Imaging；狭帯域光観察）や適応型IHb（Index of Hemoglobin；粘膜ヘモグロビン指数）色彩強調がその代表例であり，原理は異なるが，フジノン東芝ESシステム社のFICE（Fuji Intelligent Color Enhancement）も，NBIと同じ分光画像処理技術に基づくものである．NBIは，粘膜組織や血中のヘモグロビンの光学特性に最適化したスペクトル幅の狭い二つの光（415 nmと540 nm）を用いることにより，表在血管の視認性向上に貢献し，次に述べる拡大観察との併用により胃癌・食道癌の内視鏡診断に役立っている．FICEは，通常光観察のカラー画像より生成した分光画像（特定波長画像）のうち，任意の分光画像を使用して画像再構成を行う処理で，適切な波長選択によってさまざまなより視認性の高い画像が得られる．一方，適応型IHb色彩強調では，面順次方式で得られたR画像とG画像上の画素の輝度信号をもとに画像解析アルゴリズムを用いて粘膜ヘモグロビン濃度を算出し，IHb値が高い部分は赤色が増し，IHb値が低い部分は赤色が褪色して表示される．病変部の血行動態を面で捕らえることができ，血行の乏しい胃未分化癌の褪色域境界の明瞭化などに有効である．

高解像度であることを利用して，光学ズームを組み合わせた拡大内視鏡が実用化され，実体顕微鏡下での病理診断との比較のもと，実体顕微鏡に匹敵する生体内での拡大内視鏡診断が可能となった．良悪性の鑑別診断，癌の深達度診断，癌の領域診断などに広く応用されている．また，前述のNBIを組み合わせることにより，微小血管網の観察が可能となり，微小血管網をもとにした新たな診断学が構築されている．NBIや拡大内視鏡の詳細は，他項を参照されたい．

VI 通常電子内視鏡で用いられる処置具とその選択

> **Point** 内視鏡観察時に用いる生検鉗子や洗浄チューブなどの処置具にはさまざまな種類があり,必要に応じて使い分ける必要がある.

　通常電子内視鏡による観察に用いられる処置具には,生検鉗子と洗浄チューブがある.

　生検鉗子の先端カップには多くの組織が採取できるように,さまざまな形状のものがあり,標準で孔付といったように,いくつかの形状が組み合わさった製品も多い.標準(丸いカップ),孔付(カップの中央に孔),長径(長径カップ),針付(カップ内に針),V字鰐口(カップ先端がギザギザしたV字型),片開(片方側のみにカップが開く),スイング(カップの首がスイング),回転(カップを手元の操作部で回転可能)型などの鉗子が発売されている(生検鉗子の詳細は別項に譲る,166頁,図V-1-4).感染管理の面からは,できるだけディスポ製品の使用が望ましいが,片開,スイング,回転型の鉗子は,リユーザブル鉗子のみとなっている.長径,針付,孔付は,前回の検査での組織採取量が不十分などで,大きな組織を採取したいときに用いる.硬い病変の組織採取には,針付やV字鰐口を用いると滑らずに採取しやすい.また,接線方向の病変には,病変部にできるだけ垂直に鉗子が接触する片開やスイング型(図Ⅰ-1-4)が有効であるが,鉗子のカップをできるだけ内視鏡先端に近づけた状態で,鉗子を押し進めるのではなく,内視鏡を病変に近づけるようにして組織を採取するとよい.

　洗浄チューブには,病変の洗浄を行うために用いる標準型と,先端部から円状に色素などの薬液を撒布できる撒布型(図Ⅰ-1-5)があり,適宜使い分ける必要がある.易出血性の病変の洗浄には,チューブを用いずに直接鉗子孔から注射器にて水を撒布するほうが病変の出血を誘起しにくい.インジゴカルミンなどの色素撒布は,撒布型洗浄チューブを用いて撒布する方法と,チューブを用いずに直接鉗子孔から撒布する方法がある.チューブを用いる方法では,出し入れなどに手間がかかるものの,広範囲にわたって均一な撒布が可能となる.チューブの

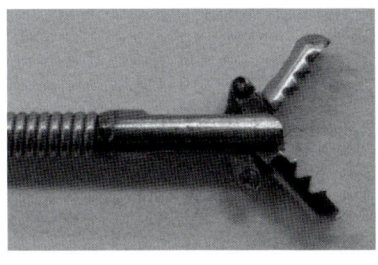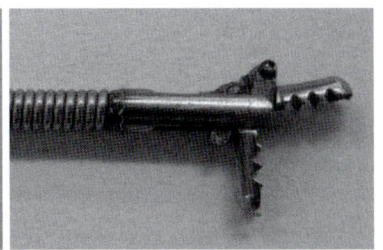

図Ⅰ-1-4 スイング型生検鉗子(FB-52K-1, Olympus) a | b
a:通常の状態
b:接線方向の病変に押し付けた状態(鉗子の首が曲がっている)

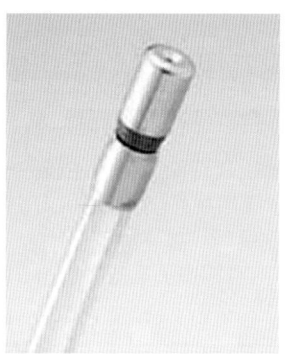

図Ⅰ-1-5　洗浄チューブ（撒布型）（PW-6P-1，Olympus）

先端から適切に撒布されるように色素の注入圧に注意する．一方，直接鉗子孔から撒布する方法では，手間がかからず短時間に行えるが，撒布される範囲が狭くなり一部不均一な撒布となることがある．色素撒布が必要と考えられる範囲の広さなどを考慮にいれて方法を使い分けるようにする．

（辰巳嘉英）

1. 内視鏡器材の種類と選択

2 極細径内視鏡（経鼻）

☞ ポイント
- 2002年頃より，経鼻挿入可能な極細径内視鏡の画質向上が飛躍的に進むにつれ，経鼻内視鏡検査が広く注目されるようになった．
- 経鼻内視鏡には，細径化のために生じた機能制限があり，どのような制限を行っているかは，メーカーごとに異なる．
- 経鼻内視鏡の機種選択においては，スペックの比較のみでなく，機器を実際に操作したうえで総合的な見地から判断する必要がある．
- 経鼻内視鏡で使用できる処置具にはさまざまなものがあるが，止血クリップ・ヒートプローブなどは使用できない．

I 経鼻挿入法と極細径電子内視鏡の歴史

　経鼻挿入可能な極細径内視鏡を総称して経鼻内視鏡と呼ぶ．本邦における内視鏡の経鼻挿入は，1982年に川村らがイレウス管挿入の補助手段として用いたことに始まると思われる．1993年には，高齢者検診用低侵襲極細径電子内視鏡として，経鼻挿入も可能な6.0 mm径のオリンパスメディカルシステムズ社（以下，オリンパス社）製XGIF-N200が試作され，内視鏡検診に用いられるなど一定の評価を得た．しかし，CCDの解像度不足や送水装置がないなどの理由から，広く経鼻内視鏡検査が普及するには至らなかった．2002年に，画質が向上し送水チャネルも装備された5.9 mm径のフジノン東芝ESシステム社（以下，FTS社）製EG-470Nが開発されるに伴い，再び経鼻内視鏡が注目されるようになった．2003年以降も，FTS，オリンパス，ペンタックスの各社より，新型機種が発売され，現在では，表 I-1-1のような種々の経鼻内視鏡がおもに使用されている．各社の代表的な機種の先端部を図 I-1-6に示す．

II 経鼻内視鏡のメーカー別の特徴

Point　経鼻内視鏡には，細径化のために生じた機能制限があり，どのような制限を行っているかは，メーカーごとに異なる．

表Ⅰ-1-1　内視鏡製造元が経鼻挿入可能としている機種の比較

製造元	オリンパス		FTS		ペンタックス	
機種名	GIF-XP260N	GIF-N260	EG-530N2*	EG-530N	EG-1540	EG-1580K
先端部径	5.0 mm	4.9 mm	5.9 mm	5.9 mm	5.3 mm	5.5 mm
軟性部径	5.5 mm	5.2 mm	5.9 mm	5.9 mm	5.1 mm	5.1 mm
視野角	120度(直視)	120度(直視)	120度(直視)	120度(直視)	140度(直視)	140度(直視)
観察深度	3～100 mm	3～100 mm	3～100 mm	3～100 mm	4～100 mm	4～100 mm
湾曲角(上下)	210 / 90度	210 / 120度	210 / 90度	210 / 90度	210 / 120度	210 / 120度
湾曲角(左右)	100 / 100度	なし	100 / 100度	100 / 100度	なし	なし
鉗子口径	2 mm	2 mm	2 mm	2 mm	2 mm	2 mm
ライトガイド	1個	1個	2個	2個	2個	2個
送気・送水	ノズルあり	ノズルあり	ノズルあり	ノズルあり	鉗子孔使用	鉗子孔使用
有効長	1,100 mm	1,100 mm	1,100 mm	1,100 mm	1,050 mm	1,050 mm
全長	1,420 mm	1,420 mm	1,400 mm	1,400 mm	1,370 mm	1,360 mm
視野鉗子方向	7時	7時	7時	7時	3時	3時
撮像方式	面順次	面順次	カラー同時	カラー同時	面順次	カラー同時
高周波	非対応	非対応	対応	対応	対応	対応

＊：EG-530N2は，EG-530Nと同じくスーパーCCDハニカム採用スコープで基本スペックに変更はないが，送気・送水ノズルの改良によって，画面の水切れが向上するとともに，画像の明るさが改善されている．

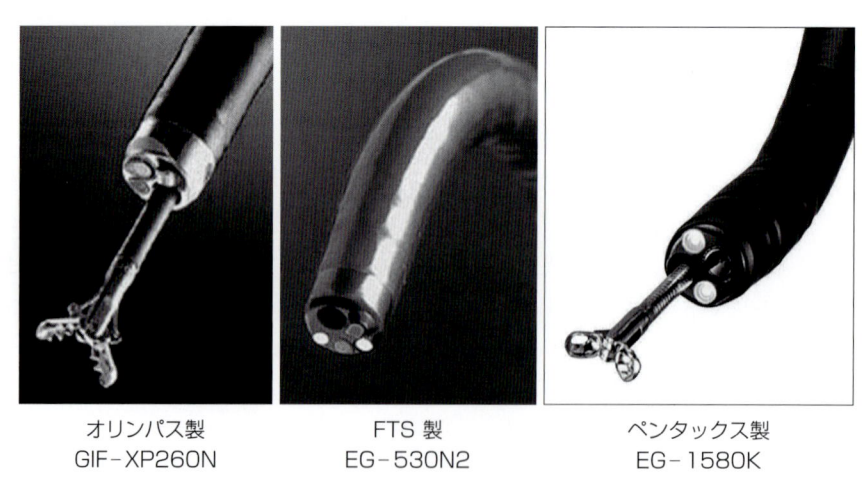

オリンパス製　　　　FTS製　　　　　ペンタックス製
GIF-XP260N　　　EG-530N2　　　　EG-1580K

図Ⅰ-1-6　各社の代表的な経鼻内視鏡機種の先端部

　経鼻内視鏡は，内視鏡径の細径化にあたり，超小型CCDや2 mm径鉗子孔の採用，導光用のライトガイドファイバー数の制限，送気・送水管路の細径化やルート変更などの設計変更を行っているため，通常内視鏡に比べ，解像度が劣り，光量が不足し，水切れが悪く，狭い鉗子孔によるさまざまな制約があるなどの限界をもっている．しかし，通常径内視鏡に比較してどのような機能制限を行いつつ細径化をはかるかに関しては，メーカーごとに設計思想が異なっている．以下，メーカー別に，内視鏡機種の特徴を概説する．

1. オリンパス

　内視鏡径の細径化を最優先とし，ライトガイドを1個としていることが最大の特徴である．2方向操作の GIF-N260，4方向操作の GIF-XP260N とも，各々市販内視鏡中，もっとも細径化された機種となっている．GIF-N260・GIF-XP260N ともに，内視鏡先端に送気・送水ノズルをもつが，被覆されていない金属部があるため高周波の使用には非対応である．内視鏡の視野角も，120度と通常内視鏡に比較して狭い．

2. フジノン東芝 ES システム（FTS）

　通常内視鏡のもつさまざまなスペックを可能なかぎり保持しつつ，内視鏡の細径化に取り組んでいる．同社の市販内視鏡はすべて同じスペックをもち，5.9 mm 径の4方向操作内視鏡で，内視鏡先端には，送気・送水ノズルと2個のライトガイドが装備され，高周波の使用に対応している．しかし，内視鏡の視野角は，120度と通常内視鏡に比較して狭い．EG-530N2 は，スーパー CCD ハニカムの使用にて EG-270N5 より解像度や光量に優れた上位機種である．

3. ペンタックス

　5.5 mm 径以下の2方向操作機種に限定して経鼻挿入可能としている．面順次方式の EG-1540 の後継機種として，カラー同時方式の EG-1580K を発売している．極細径内視鏡はレンズ面と鉗子孔が近接し，レンズ面洗浄に吸引操作が有効と考え，内視鏡先端に送気・送水ノズルはなく，送気・送水は鉗子チャンネルにて行う．視野の曇りには，まず吸引操作を行い，不十分な場合は，近接観察時に送水し跳ね返った水で洗浄する．内視鏡先端には，ライトガイドが2個装備され，高周波の使用に対応，内視鏡の視野角は140度と，他社の経鼻内視鏡に比較して広角である．

III　スペックでは判別困難な内視鏡特性の違い

　スペック上同じ視野角と表記されていても，メーカー間でそれぞれ特有の内視鏡特性がある．著者に使用経験のある EG-530N（FTS 社製）と GIF-N260（オリンパス社製）の特性比較を一例として述べる．

　EG-530N と GIF-N260 を用いて，チェック模様の描かれた同じ直径6 cm の円形チャートを内視鏡視野内におさまるように観察すると，EG-530N では画像の中心が拡大される傾向にあるのに対して，GIF-N260 では画像の中心から周囲までのひずみが比較的小さいのがわかる（図 I-1-7）．同一ボランティアの内視鏡像（胃穹窿部）を比較しても同様の傾向が見られ，EG-530N では画面の中心近くに微細血管像が拡大される傾向にあるのに対して，GIF-N260 では画面の中心から周囲まで微細血管像のひずみが比較的少ない（図 I-1-8）．また，胃ファントム内で両内視鏡から鉗子を出して比較すると，EG-530N では2方向

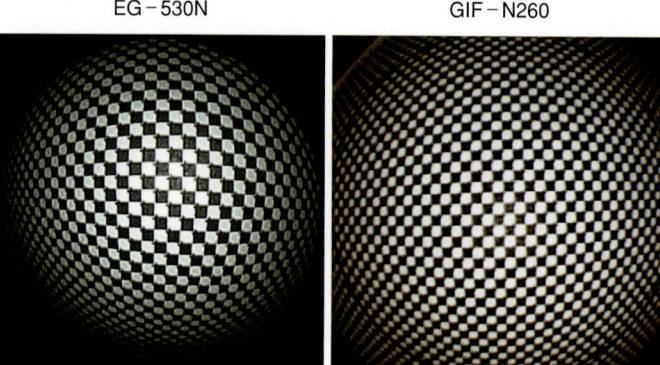

図Ⅰ-1-7　テストチャートの画像比較
EG-530Nでは画像の中心が拡大される傾向にあるのに対して，GIF-N260では画像の中心から周囲までのひずみが比較的小さい．

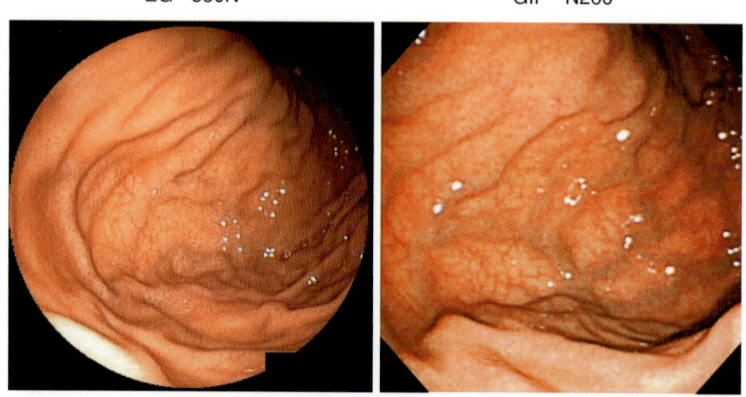

図Ⅰ-1-8　穹窿部内視鏡像の画像比較（同一ボランティアによる比較）
EG-530Nでは画面の中心近くに微細血管像が拡大される傾向にあるのに対して，GIF-N260では画面の中心から周囲まで微細血管像のひずみが比較的少ない．

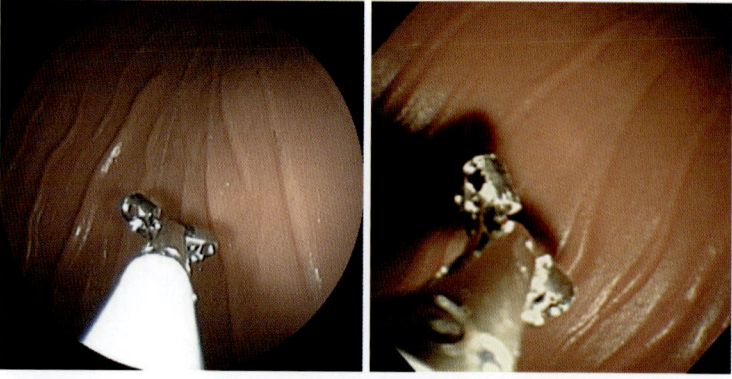

図Ⅰ-1-9　生検鉗子を出した際の内視鏡像比較

照明のため生検鉗子の影が生じにくいが，GIF-N260 では，1 方向照明のため鉗子の左側に明瞭な影が生じる（図Ⅰ-1-9）．この影は，生検操作の大きな妨げとはならないが，生検部位によっては生検箇所の確認がやや困難となることがある．軟性部の剛性についても，EG-530N は経鼻挿入を優先して柔軟であるが，GIF-N260 は経口・経鼻両方の挿入に対応するため，やや硬い．

なお，FTS 社の新型機種である EG-530N2 においても，EG-530N の基本スペックに変更はなく，図Ⅰ-1-7 や図Ⅰ-1-8 に見られる画像の特徴に変わりはないが，内視鏡先端を粘膜面より遠ざける際発生する光量不足現象が EG-530N に比し改善されている．

以上のように，内視鏡特性にはスペック外の違いもあるため，内視鏡機種の選択には，機器を実際に操作したうえで，総合的な見地から判断する必要がある．

Ⅳ 経鼻内視鏡で使用可能な処置具と注意点

> **Point** 経鼻内視鏡で使用できる処置具にはさまざまなものがあるが，止血クリップ・ヒートプローブなどは使用できない．

現在，経鼻内視鏡の 2 mm 径鉗子孔に適応可能な内視鏡処置具には，生検鉗子，把持鉗子，バスケット把持鉗子，回収ネット，注射針，洗浄チューブ，メジャー，高周波スネア，アルゴンプラズマ凝固（APC）用プローブなどがある．このうち，通常観察時に用いられる生検鉗子・洗浄チューブには，通常内視鏡に用いられるものとほぼ同様の種類がある．詳細は，通常内視鏡の項を参照されたい．

病変部方向に鉗子が首を振るスイング型鉗子は，通常内視鏡より機能制限のある経鼻内視鏡において，さらに有効であると思われる．感染管理の面からは，ディスポ製品の使用が望ましいが，ディスポーザブル鉗子はリユーザブル鉗子に比べて柔軟性に乏しく，経鼻内視鏡を反転して生検操作をする必要のある部位では，リユーザブル鉗子のほうが内視鏡の先端屈曲の制限が少なく操作しやすい（詳細は別項に譲る）．生検時に内視鏡的止血を必要とするような出血を認めた際は，原則的には，通常内視鏡への切り替えを行う．開口困難症例などにて，やむをえず経鼻内視鏡による止血を行う必要がある場合は，止血クリップ・ヒートプローブなどが使用できないので，局注針にて高張 NaCl エピネフリンや純エタノール局注を行うか，気管支鏡用のプローブを用いて，APC を行う．

〈辰巳嘉英〉

1. 内視鏡器材の種類と選択

3 モニタリング

☞ ポイント
- □ 高齢者，ハイリスク症例，長時間にわたる治療内視鏡や意識下鎮静法下の検査では，検査中のモニタリングが必要である．
- □ モニタリングは，①意識レベル，②循環状態，③呼吸状態について行う．パルスオキシメーターは，簡便かつ非侵襲的であり，ルーチンに使用すべきである．
- □ モニタリング装置は万能ではない．内視鏡医は，モニタリング装置の示す数値だけに頼らずに，常に自分の五感で被検者の状態を確認しておくことが大切である．

　上部消化管内視鏡検査は，被検者の精神的・身体的負担が大きい．このためバイタルサインは検査中に変動する．意識下鎮静法を行うと，鎮静剤による呼吸循環抑制が加わり，さらにバイタルサインの変動幅は大きくなる．したがって，検査中のバイタルサインをモニタリングし，その異常を早期に発見して対処することは，安全な内視鏡を行うために必須である．

　本章では，一般的な上部消化管内視鏡時に必要とされるモニタリングの概要について述べる．モニタリングの指針としては，日本消化器内視鏡学会リスクマネージメント委員会による「消化器内視鏡リスクマネージメント」[1]，および日本消化器内視鏡学会卒後教育委員会による『消化器内視鏡ガイドライン』（第3版）が公表されている[2]．各自必ず一読していただきたい．

I モニタリングの適応

　モニタリングの適応として，文献1)では下記①～③が記載され，文献2)では④が記載されている．

① 被検者の一般状態が悪い場合（高危険群）（強く推奨）
② 高齢者（強く推奨）
③ 被検者に負担がかかる内視鏡検査（強く推奨）：とくに鎮静剤を使用する場合で時間がかかると予想される内視鏡治療など．
④ 鎮静・鎮痛剤による意識下鎮静法を行う場合

- 一般的に，健常者に対する非鎮静下の通常観察検査では，特別なモニタリング装置は不要である．内視鏡医やコメディカルが，患者の状態を目視で監視すればよい．ただし，このような例においても，予期せぬ偶発症（たとえば咽頭麻酔による局所麻酔薬中毒など）を早期に発見する目的で，パルスオキシメーターの使用は推奨されている[1]．
- 意識下鎮静法下の検査では，鎮静剤により呼吸循環抑制が起こるので，被検者のリスクや検査手技の種類に関係なく，**パルスオキシメーターのモニタリングは必須である**．

参考までに当院におけるモニタリングの指針を表Ⅰ-1-2に示す．当院では，

表Ⅰ-1-2 モニタリングの指針（東京慈恵会医科大学）

① すべての意識下鎮静法下の通常観察内視鏡検査（パルスオキシメーター）
② すべての治療内視鏡検査（パルスオキシメーター＋自動血圧計）
③ すべての胆膵内視鏡検査（パルスオキシメーター＋自動血圧計）
④ すべての緊急内視鏡検査（パルスオキシメーター＋自動血圧計＋必要に応じて心電図）
⑤ ハイリスクな基礎疾患や全身状態の症例（パルスオキシメーター＋自動血圧計＋必要に応じて心電図）

表Ⅰ-1-3 ハイリスクな基礎疾患や全身状態

1）脳神経系疾患	脳血管疾患や自律神経系異常をきたす神経変性疾患（血圧の変動により原疾患が悪化したり，嚥下障害による誤嚥から急性呼吸不全になるリスクがある）
2）頭頸部・気道系の疾患	頭頸部腫瘍による気道圧迫例や巨舌・短頸・扁桃肥大・肥満などで上気道狭窄を起こしやすくかつ気道確保が難しい症例
3）呼吸器疾患	肺炎，気管支喘息，慢性呼吸不全（COPDなど），胸水貯留，肺手術後など
4）循環器疾患	心不全，虚血性心疾患，心臓弁膜疾患，不整脈，コントロール不良な高血圧症例
5）循環動態が不安定な状態	食道静脈瘤・胃潰瘍をはじめとする活動性の上部消化管出血症例や嘔吐・下痢などによる脱水症例では，hypovolemiaの増悪により検査中に急激な血圧低下をきたすことがある
6）肝疾患	肝不全（腹水貯留による循環・呼吸系への影響や肝性脳症による意識障害）
7）腎疾患	腎不全，透析患者
8）末期癌症例で全身衰弱が著しい症例	
9）向精神薬中毒，アルコール中毒症例	
10）full stomach	飲酒や食事後間もない内視鏡検査は，胃内容物を嘔吐し誤嚥するリスクが高い．緊急性がない場合は6～8時間の間隔を空けて検査を行ったほうがよい

被検者の承諾が得られ，禁忌例に該当しなければ，通常観察から治療内視鏡に至るまで，すべての内視鏡検査に対して，原則的に意識下鎮静法を施行している．

ハイリスクな基礎疾患や全身状態としては表Ⅰ-1-3のようなものがある．

Ⅱ モニタリングの種類

文献1）で下記方法が推奨されている．

> ① 血中酸素飽和度および脈拍数（パルスオキシメーターのみで両者のモニタリングが可能）（強く推奨）
> ② 血圧測定（考慮すべきだが推奨するエビデンスは乏しい）
> ③ 心電図　（　同上　）
> ④ モニタリング装置（上記監視装置が一体化した装置）（　同上　）

- パルスオキシメーターは，簡便かつ非侵襲的で，リアルタイムに血中酸素飽和度と脈拍数を監視することができる．ルーチンに使用すべきである（異常値で警告音が鳴るアラーム機能付きが望ましい）．
- 血圧測定と心電図は，症例のリスクに応じて行う．ただし，検査前の血圧と脈拍数は，リスクに関係なくルーチンに測定したほうがよい．高齢者や精神的緊張が強い患者では，検査前から過度の高血圧や頻脈となっている場合がある．

Ⅲ モニタリングの方法

モニタリングとその記録は，可能なかぎり専任スタッフを配置する．とくに，治療内視鏡，胆膵内視鏡，緊急内視鏡やハイリスク症例などでは，内視鏡医は内視鏡操作に手一杯となり，モニタリングまで手が回らないことが多いので，専任スタッフは必須である（図Ⅰ-1-10）．

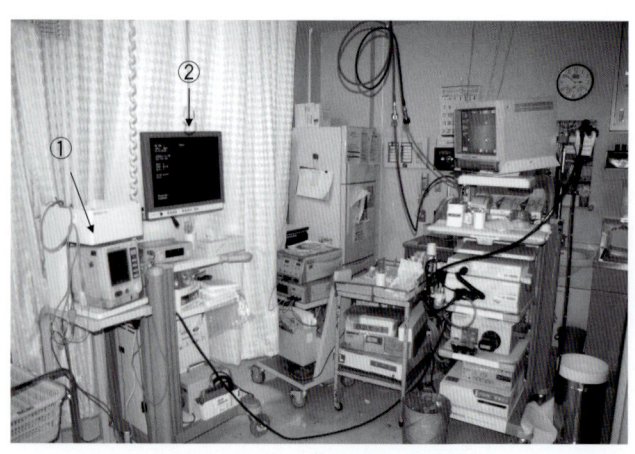

図Ⅰ-1-10　モニタリング装置のレイアウト
モニタリング装置（①）を内視鏡モニタ（②）のすぐ脇に設置し，内視鏡医やコメディカルがモニタを見ながらでもバイタルサインを確認できるようにしている．

1. 意識レベル

患者に呼びかけたり，各種刺激を与えて，患者の理解度や反応を見る．

1）至適鎮静状態

上眼瞼がやや下垂し（Verill 徴候，図Ⅰ-1-11），うとうとしているが，呼びかけにはしっかりと反応し理解できる状態である．呼吸や気道防御反射は保たれている（moderate sedation）．

2）応答がない場合

deep sedation であり，呼吸抑制（低酸素血症や低換気），誤嚥のリスクは高くなる．場合によっては拮抗薬を投与し，意識レベルを回復させる．

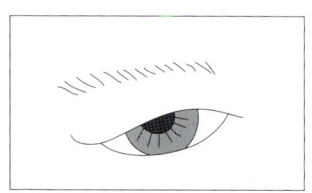

図Ⅰ-1-11　Verill 徴候

2. 循環モニタリング

1）血圧・脈拍数

- 通常は，非観血的自動血圧計による血圧，脈拍数のモニタリングを行う．心不全，虚血性心疾患や不整脈症例では，必要に応じて心電図も追加している（図Ⅰ-1-12）．
- 血圧，脈拍数の評価に際しては，正確な循環血液量の把握が重要である．血圧は循環血液量の一つの指標であるが，頻脈（100/min 以上）によって代償されると，消化管出血による hypovolemia があっても，血圧は見かけ上維持されるので注意を要する[3]．

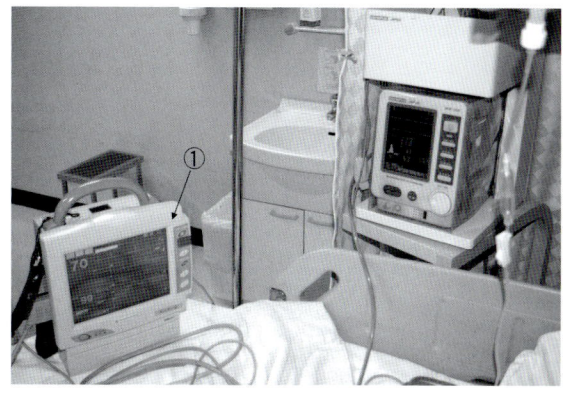

図Ⅰ-1-12　モニタリング装置
虚血性心疾患症例の緊急内視鏡検査．自動血圧計，パルスオキシメーターに加えて心電図モニタ（①）を行っている．

2）血算値（赤血球数，ヘモグロビン濃度，ヘマトクリット値）

血算値は，消化管出血時に出血量を推測する指標である．しかし，急性出血時は，すぐには低下せず，見かけ上は保たれることがあるので注意を要する[4]．これは，急性出血後に血管外水分が血管内に引き込まれて，赤血球が希釈されるまでに数時間から数日（平均32時間で最大希釈）を要するためである[4]．

3）ショックインデックス shock index

当科では，hypovolemia の指標として，血圧，脈拍数や血算値のほかに，ショックインデックス（shock index：SI＝脈拍数 rpm/収縮期圧 mmHg）を参照し，補液・輸血管理を行っている[5]．

> **ショックインデックス**[5]
>
> shock index：SI ＝脈拍数（rpm）/ 収縮期圧(mmHg)
>
> SI 0.5 前後：正常
> ショック初期の成人例の場合，SI 1.0：約 1l の循環血液量の不足
> 　　　　　　　　　　　　　　　SI 1.5：約 1.5l の循環血液量の不足

4）Hypovolemia の補正

- 消化管出血症例では，十分な補液や輸血による vital sign の改善が最優先である．もし hypovolemia を適切に補正しないまま検査を開始すると，昇圧剤で見かけ上は血圧が保たれていても，検査中に急激な血圧低下をきたすことがある．また，血圧低下により脳虚血になると，呼吸中枢も抑制され，ショックと呼吸停止（または吐物による気道閉塞）が同時に起こることも，ごくまれにある．ショック状態での内視鏡検査は，術中死の危険があり，原則的に禁忌である[3]．

- Hypovolemia の補正時には，出血量とともに，出血のスピードも考慮する必要がある．たとえば，同じ 200 ml の出血量でも，1時間かけての出血と5分間での出血では，血圧低下の程度は異なってくる．急激な大出血を起こす食道胃静脈瘤や太い露出血管がある消化性潰瘍の治療時は，事前に十分な補液（輸血）を行い，大出血時にはポンピングなどで素早く対処できるように準備しておく．

- 意識下鎮静法では，鎮静剤の心拍出量低下作用と末梢血管拡張作用により，健常者でも軽度の血圧低下が起こるが，hypovolemia があると，過度の血圧低下をきたす危険がある．その十分な補正は安全上不可欠である．

● 3．呼吸モニタリング

呼吸は酸素化（oxygenation）と換気（ventilation）からなる．

> 酸素化（oxygenation）→パルスオキシメーターによる血中酸素飽和度のモニタリングを行う．
> 換気（ventilation）→動脈血ガス分析かカプノグラムによる呼気炭酸ガス分圧測定が必要なのだが，一般的ではないため，通常はパルスオキシメーターを間接的指標として代用している．

非鎮静下の検査では，酸素飽和度は通常低下しない．ただし，咽頭反射による激しい咳き込み時に，一過性に若干低下することがある．意識下鎮静法では，呼吸抑制作用によって低換気となり，酸素飽和度は低下する．至適鎮静状態では，1～4％程度の一過性の低下であり，通常は臨床上問題とならない．

1）酸素飽和度が低下した場合

- 被検者に深呼吸（腹式呼吸）をするように呼びかけ，低換気の改善をはかることが基本である．
- 90％以下になった場合は，経鼻カニューレで酸素投与を行い，90％以上を維持する．ただし，酸素投与下では，誤嚥や低換気が発生していても，見かけ上90％以上に保たれることがあるので注意を要する[6]．そのまま放置し，低換気がさらに進行すると高炭酸ガス血症による急性呼吸性アシドーシスとなり，意識障害，痙攣発作，呼吸停止に至る危険がある．
- したがって，換気のモニタリングは，パルスオキシメーターだけに頼らず，可能なかぎり直視で胸郭の呼吸運動を確認する．直視でよくわからなければ，深呼吸をさせてみて呼吸運動の有無を確認する．

2）いびきや胸郭シーソー運動（吸気時に腹壁がふくらむのとは対照的に胸郭が陥没する）がある場合

舌根沈下や吐物による上気道狭窄が疑われるので，下顎を挙上したり口腔内を吸引して，気道を確保する．

3）検査中に患者が激しく苦しがり体動する場合

吐物による気道閉塞から呼吸困難（窒息）になっている場合があり，一度内視鏡を抜去して，口腔内や気道を十分に吸引する．Full stomach で，吐物誤嚥のリスクが高いと判断したら，早めにオーバーチューブを挿入することも有用である．

おわりに

モニタリング装置は，内視鏡検査の安全確保に必須である．しかし，測定条件が悪化すると，計測不能になったり，実際と矛盾する数値を表示することもしばしばである（たとえば，心房細動があるとパルスオキシメーターは正確な測定が

難しくなるなど).また,故障や誤作動の問題もあり,決して万能でない.内視鏡医は,モニタリング装置の示す数値だけに頼らずに,常に自分の五感で被検者の状態を確認しておくことが大切である.

文　献

1) 小越和栄,多田正大,熊井浩一郎,他:消化器内視鏡リスクマネージメント.Gastroenterol Endosc　2004;46:2600-2609
2) 乾　和郎,田妻　進,加藤元嗣:循環動態モニタリングガイドライン.日本消化器内視鏡学会 監,日本消化器内視鏡学会卒後教育委員会 責任編集:消化器内視鏡ガイドライン(第3版).2006,45-52,医学書院,東京
3) 岡崎和一,樫田博史,田村　智:緊急内視鏡ガイドライン.日本消化器内視鏡学会 監,日本消化器内視鏡学会卒後教育委員会 責任編集:消化器内視鏡ガイドライン(第3版).2006,134-141,医学書院,東京
4) Bogoch A : Ch7 Bleeding from the alimentary tract. Hanbrich WS, Schaffner F, Berk JE (eds) : Bockus gastroenterology (5th ed). 1995, 73-74, W. B. Saunders, Philadelphia
5) Allgoewer M, Burri C : Schock Pathogenenese und ihre differentielle Diagnose. Der Chirurg 1967 ; 38 : 98
6) Arakawa H, Kaise M, Tajiri H : Non-intubated capnography is an earlier indicator of hypoventilation than SpO_2 during sedation for colonoscopy. 13th world congress of anesthesiology 2004 (http://www.wca2004.com/programme/pdf/P0837.pdf)

〔荒川廣志〕

2. 問診とインフォームド・コンセント

> **☞ ポイント**
> ☐ 問診は，安全管理に必要な事項を系統的に尋ねる．抗コリン剤の投与禁忌，薬剤アレルギー，抗血小板薬・抗凝固療法薬の内服などに注意する．
> ☐ インフォームド・コンセントには，病名・病態，検査の理由・具体的内容・期待される効果・予想される危険性・代替となる方法と対比情報などが必要である．
> ☐ 医師の説明が行われ，患者がそれを承諾した旨を客観的に残すために，承諾書の作成が必要である．
> ☐ 経鼻内視鏡では，鼻茸やアレルギー性鼻炎，副鼻腔炎などの耳鼻科疾患・耳鼻科手術歴などにも注意する．
> ☐ 経鼻内視鏡に期待される効果や代替となる方法（経口内視鏡）との対比情報についての説明は，施設ごとに内容の検討が必要である．

I 経口内視鏡

1. 問 診

> **Point** 抗コリン剤の投与禁忌，薬剤アレルギー，抗血小板薬・抗凝固療法薬の内服などに注意する．

　問診は，内視鏡検査の安全管理に必要な事項を中心に系統的に行う．内視鏡検査施行を予定した際と，内視鏡検査直前の2回行うことが望ましいが，内視鏡検査直前のみとする場合もある．

　抗コリン剤の投与禁忌となる緑内障，心疾患，前立腺肥大などの有無，薬剤アレルギー（とくにキシロカインのアレルギーに気をつける）の有無，内服薬（とくに，抗血小板薬・抗凝固療法薬の内服に気をつける）の有無の確認のほか，ピロリ菌除菌や腹部手術などの既往歴，併存疾患，妊娠の有無などについて問診を行う．問診については，問診票を作成して記入する方式や，チェックリストを作成して漏れなく確認する方式などが望ましい．あわせて，内視鏡検査歴・内視鏡検査に対して抱いている不安点なども聞く．

2. インフォームド・コンセント（IC）

> **Point** 病名・病態，検査の理由・具体的内容・期待される効果・予想される危険性・代替となる方法と対比情報などが必要である．

ICは，口頭でのわかりやすい説明が原則である．適宜，パンフレットやビデオなどを併用して，説明の時間的制約などを補う補助手段とする．内視鏡検診や集団検診後の精密検査としての内視鏡検査の一括実施など特殊なケースでは，パンフレットなどによる説明が中心とならざるをえない場合もある．しかし，このような場合でも，できるかぎり原則に忠実なICが行われるよう努力すべきである．

消化器内視鏡ガイドライン（第3版）[1]のインフォームド・コンセントガイドラインでは，消化器内視鏡の検査・治療に関して必要なICの内容は，① 患者の病名・病態，② 理由，③ 具体的検査内容，④ 期待される効果，⑤ 予想される危険性，⑥ 代替となる他の方法と対比情報，⑦ 受けなかった場合の予後，とされている．一般的な上部消化管内視鏡検査のICでは，理由，具体的内容，期待される効果，予想される危険性などが説明されることが多い．予想される危険性については，学会全国集計成績や自施設のデータを示すことが求められる．

ICでは，医師の説明が行われ，患者がそれを承諾した旨を客観的に残すために，承諾書の作成が必要である．消化器内視鏡ガイドライン（初版）[2]のインフォームド・コンセントガイドラインによれば，文献的にあるべき承諾書のスタイルとは，① 説明と承諾（同意）を組み合わせる，② 検査，治療についての説明に重点をおく，③ 説明した日時，医師，同席者を記載できる，④ 管理責任者が明記されている，⑤ 複写式など記録が残る，⑥ 同意に対して署名を得る，⑦ 誓約書形式は避ける，とされている．承諾書についても，特殊な例では，上記の項目が完全に満たせないケースもあるが，できるかぎり望ましい承諾書となるように努力する．

ICの一例として図Ⅰ-2-1に，東京慈恵会医科大学附属病院における上部消化管内視鏡検査同意書を示す．

> **Point** 医師の説明が行われ，患者がそれを承諾した旨を客観的に残すために，承諾書の作成が必要である．

食道・胃・十二指腸内視鏡検査に関する説明書

食道・胃・十二指腸内視鏡検査を実施するにあたり，以下の項目をお読みになった後，説明にご納得いただけましたら，同意書にご署名をお願い致します．

1. **食道・胃・十二指腸内視鏡検査の目的・方法についての説明**
   * この検査では，食道，胃から十二指腸下行脚までの上部消化管を観察します．
   * 内視鏡の先端にはビデオカメラが組み込まれており，外に設置されたテレビモニターの画像を観察します．ポリープ，潰瘍，腫瘍などが見つかった場合には，病変の一部を取り，顕微鏡で詳しく調べます．
   * 当日はのどに麻酔をして検査を行います．さらに当院ではできるだけ苦痛なく検査を受けていただくため，静脈注射による麻酔（鎮静剤）を用います．麻酔や静脈注射を希望されない方は，事前にお申し出ください．検査結果については内視鏡を依頼された科から説明があります．

2. **食道・胃・十二指腸内視鏡検査を実施した場合の偶発症と危険性について**
   内視鏡検査は，一般的に広く行われており，病気（特に癌）の早期発見にとても有効な検査です．しかし，稀に麻酔・鎮静剤など薬剤によるアレルギー性ショック，出血・穿孔（穴があくこと）などの偶発症を生じることがあります．最近（1998～2002年の5年間）の全国集計では，偶発症の頻度は0.012％（8300人に1人程度）です．その内，死亡に至る重篤な偶発症が0.00076％（131600人に1人程度）発生しております．偶発症が生じた場合は最善の処置，治療を行います．このため入院治療，緊急開腹手術などが必要になる場合もありますので，ご承知おきください．

3. **食道・胃・十二指腸内視鏡検査を実施した場合の注意点について**
   * 偶発症を予防するため，下記の項目に当てはまる方は事前にお申し出ください．
   (1) これまで歯科治療，局所麻酔などでアレルギー症状の出た方，あるいは気分が悪くなったことのある方（のどの麻酔には局所麻酔剤を使用します．）
   (2) 妊娠中または妊娠中である可能性のある方，授乳中の方．
   (3) 現在治療中の病気のある方，また過去に入院，治療歴のある方．
   (4) 抗凝固剤，抗血小板薬（バイアスピリン，パナルジン，ワーファリンなど）を服用している方．
   　　　月　　日　（　　）より　　　　　　　　　　　　　　　　　　休薬
   * 上記(3)(4)に該当する方は，検査予約時に薬の服用法について，外来主治医から説明を受け，必ず服用法を守ってください．
   検査後，鎮静剤による影響のため，ねむけ，視力低下，健忘などが現れることがあります．車，バイクなどの運転，また重要な判断を要する仕事は避けてください．ご高齢の方は，できる限りご家族とご一緒に来院してください．

4. **食道・胃・十二指腸内視鏡検査を実施しない場合の他の治療法等の選択肢について**
   胃バリウム造影検査などのレントゲン検査

5. **同意書の撤回について**
   同意書をいただいた後でも，同意を撤回することはできます．その場合は主治医と，よくご相談ください．

6. **不同意の場合の治療の継続について**
   食道・胃・十二指腸内視鏡検査を実施することに同意できない場合は，主治医と今後の治療方法などについて，もう一度よくご相談ください．

7. **緊急時の対応について**
   食道・胃・十二指腸内視鏡検査を実施中に，予期せぬ事態が発生した場合は，担当医師が最善の対処を致します．処置内容などについては担当医の判断にお任せください．
   東京慈恵会医科大学　内視鏡科　電話：03-3433-1111（内線3185）
   午後5時以降は救急部（内線3121）を通して主治医もしくは内視鏡科医師にご連絡ください．

8. **質問の機会について**
   説明された内容についてわからないことがある場合は，ご遠慮なく医師に質問をしてください．
   同意書をいただいたあとでも，質問することはできます．

9. **その他**

図Ⅰ-2-1　東京慈恵会医科大学附属病院における上部消化管内視鏡検査同意書
　　　　（貝瀬　満先生提供，原本より抜粋・改変）

食道・胃・十二指腸内視鏡検査に関する
同 意 書

説明実施日：平成　　年　　月　　日

説 明 医 師：＿＿＿＿＿＿＿＿＿＿＿＿＿＿＿＿＿＿

同 席 者：＿＿＿＿＿＿＿＿＿＿＿＿＿＿＿＿＿＿

☐ 1. 食道・胃・十二指腸内視鏡検査の目的・方法についての説明

☐ 2. 食道・胃・十二指腸内視鏡検査を実施した場合の偶発症と危険性について

☐ 3. 食道・胃・十二指腸内視鏡検査を実施した場合の注意点について

☐ 4. 食道・胃・十二指腸内視鏡検査を実施しない場合の他の治療法等の選択肢について

☐ 5. 同意書の撤回について

☐ 6. 不同意の場合の治療の継続について

☐ 7. 緊急時の対応について

☐ 8. 質問の機会について

☐ 9. その他

　私は，食道・胃・十二指腸内視鏡検査について，必要性とその内容，これに伴う危険性について十分に説明を受け理解しました．
　また，実施中に緊急処置を行う必要性が生じた場合には，適宜処置することについても併せて
　　　　　　　　　☐ 同意します　　　　　☐ 同意しません

東京慈恵会医科大学附属病院院長 殿　　　　　　　　　　平成　　年　　月　　日

　　患者（代諾者）住所　＿＿＿＿＿＿＿＿＿＿＿＿＿＿＿＿＿＿＿＿＿＿＿＿＿＿

　　患者（代諾者）署名または捺印　＿＿＿＿＿＿＿＿＿＿＿＿＿＿＿＿＿＿＿＿

　　　　（代諾者の場合患者との続柄：　　　　　　　　　　　　　　　　）

　　患者家族署名または捺印　＿＿＿＿＿＿＿＿＿＿＿＿＿＿＿＿＿＿＿＿＿＿

＊患者さまが未成年など判断能力がない場合，若しくは心身障害や重篤な病状等のため，署名不能の場合は，
　代諾者（配偶者，親権者または扶養義務者等）が署名または捺印して下さい．

図 I-2-1　（つづき）

II 経鼻内視鏡

1. 問　診

> **P**oint　鼻茸やアレルギー性鼻炎，副鼻腔炎などの耳鼻科疾患・耳鼻科手術歴などにも注意する．

　経口内視鏡に準じるが，アスピリン喘息などの耳鼻科疾患と関連する可能性のある薬物アレルギーや，鼻茸やアレルギー性鼻炎，副鼻腔炎などの耳鼻科疾患・耳鼻科手術歴などに気をつける．また，抗血小板薬・抗凝固療法薬の内服中のものや，出血傾向のあるものは，経鼻内視鏡の慎重適応となるので，注意する必要がある．

2. インフォームド・コンセント（IC）

> **P**oint　経鼻内視鏡に期待される効果や代替となる方法（経口内視鏡）との対比情報についての説明は，施設ごとに内容の検討が必要である．

　消化器内視鏡ガイドライン（第3版）には，経鼻内視鏡に関するガイドラインが掲載されておらず，現在，日本消化器内視鏡学会付置研究会にて，経鼻内視鏡の適切なIC・前処置・検査方法などが討議中である．ICについては，消化器内視鏡ガイドライン（第3版）のインフォームド・コンセントガイドラインに記載されている，具体的内容，期待される効果，予想される危険性，代替となる他の方法と対比情報，などについて，経口内視鏡と比較した際に，どの程度の相違があると説明するかの討議が必要であると思われる．検査の具体的内容として，その施設で行われている前処置や経鼻麻酔の方法を，予想される危険性として，鼻出血・鼻痛などを，わかりやすく伝える必要がある．また，①期待される効果と，②代替となる他の方法と対比情報，の2項目の情報提供のあり方が，施設により異なっているのが現状であり，早急に適切なICの制定が望まれている．

　当科においては，経鼻内視鏡は，通常径の経口内視鏡に比べ解像度・狙撃生検能などが劣っており，現在も胃がん検診についての検査精度などの検討が進められている極細径内視鏡であると考え，経鼻内視鏡検査に期待される効果は，経口内視鏡検査と同等ではないとの立場をとっている．そのため，経鼻内視鏡の適応をスクリーニング検査に限定している．経鼻内視鏡検査の施行時には，代替となる他の方法として，通常の経口内視鏡検査も選択可能であることを両者の差異とともに，明確に伝えることが必要であると考えている．また，検診施設での安全性を考慮して，出血傾向のある症例や抗血栓療法中の症例については，経鼻内視鏡の適応外としている．

　以上のような観点から，図I-2-2のように，経鼻内視鏡追加IC用紙を作成

> ドックのオプション胃カメラ検査に，**経鼻内視鏡（鼻から入れる胃カメラ）**を試みに導入いたしました．鼻から入れる胃カメラをご希望になる方は，下記の説明をお読みいただき，胃カメラ検査時にお申し出ください．（なお，万一，鼻からの挿入が困難な場合は，無理はせず，経鼻内視鏡を口から挿入して，検査させていただきます．）

経鼻内視鏡検査＝鼻から入れる胃カメラ

　外径約5 mmの細いスコープが開発され，鼻から胃カメラを挿入することができるようになりました．口から胃カメラを入れると舌根部（舌の付け根）にスコープがあたり圧迫刺激するので「オエッ」となりますが，鼻から入れるとそれがないので楽です（図参照）．また，口に何もくわえないので，検査中，モニターに映し出される自分の胃の映像を見ながら検査医と会話ができます．

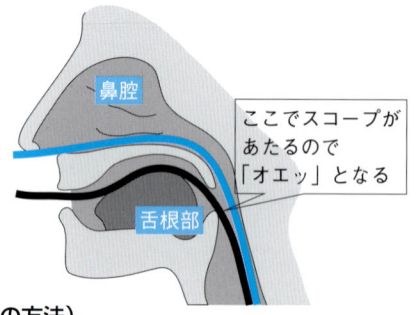

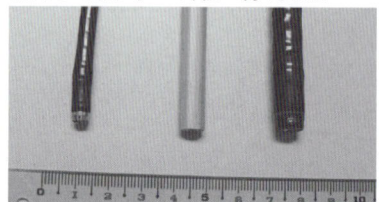

（検査の方法）
1. 口からのカメラと同様に胃の中の泡をなくす薬を飲みます． 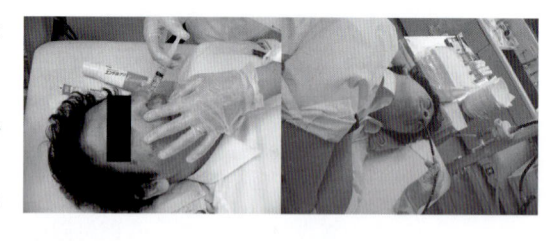
2. 鼻の孔に鼻腔を広げる薬を入れます．
3. 柔らかいビニールの管をつけた注射器で麻酔薬のゼリーを鼻の孔に注入した後，麻酔薬のついた別の柔らかいビニールの管を鼻に入れ鼻を麻酔します．
4. 口からのカメラと同様に検査のベッドに体の左側を下にして横になります．

（気をつけていただきたい点）
- 従来の胃カメラ検査と比較し苦痛が少ないため普及しつつある検査法ですが，開発されてから日が浅いため有用性について評価が現在すすめられています．
- 鼻の麻酔と検査時に，鼻に違和感もしくは痛みを感じることがありますが，センターでの予備検討では，特に問題にはなりませんでした．
- 鼻腔が狭いためにスコープが挿入できないことがまれにあります．
- 検査後に鼻出血をおこすことがまれにありますが，ほとんどの鼻出血は，鼻の圧迫などで簡単に止まる軽いものです．（鼻出血の頻度は，3～4％と言われています．）血液をサラサラにするお薬を飲まれている方や，肝臓病などで血の止まりにくい方には，鼻出血の危険が増すため，経鼻内視鏡はできません．
- 悪性が疑われる時は，口からの普通の胃カメラによる再検査が必要な時があります．
- 健康診断としてスクリーニングに使用するには問題ありませんが，症状のある方や，胃のレントゲン検査で異常を指摘された方は，口からの普通の胃カメラが適切です．

松下健康管理センター
消化器検診科

図Ⅰ-2-2　経鼻内視鏡検査追加インフォームド・コンセント用紙

して，これを経口内視鏡 IC 用紙とともに，人間ドックのスクリーニング内視鏡検査を希望するものに限って配布している．しかしながら，当施設が企業の従業員・定年退職者をおもな対象とした検診施設で，人間ドック受診者の中心が 60 歳代の男性という特殊事情もあり，現在も，経鼻内視鏡が経口内視鏡よりも解像度・狙撃生検能などに関して劣っていることをどのように伝えるのが適切か，追加 IC の内容が十分に理解されているかなどの検討を進めているところである．学会のインフォームド・コンセントガイドラインを遵守したうえで，施設の事情に合わせた適切な IC をそれぞれの施設で検討する必要がある．

文　献

1) 熊井浩一郎，真口宏介，村井隆三：インフォームド・コンセントガイドライン．日本消化器内視鏡学会 監，日本消化器内視鏡学会卒後教育委員会 編：消化器内視鏡ガイドライン第 3 版．2006，p.9-15，医学書院，東京

2) 斉藤征史，庄司達弘，村井隆三：インフォームド・コンセントガイドライン．日本消化器内視鏡学会 監，日本消化器内視鏡学会卒後教育委員会 編：消化器内視鏡ガイドライン．1999，p.2-9，医学書院，東京

（辰巳嘉英）

3. 前処置

1 経口内視鏡（通常径）での前処置

> ☞ ポイント
> □ 経口内視鏡検査を行う際の前処置として重要なのは，
>   ① 適度な咽頭麻酔
>   ② 病変を見逃さないための消泡剤，粘液除去剤の投与
>   ③ 患者の苦痛を減らすための鎮静剤の投与
>   である．それらの方法と注意点を中心に解説する．

　前処置を行う前に，まず患者の状態把握と問診を行う．内視鏡検査を行うこと自体の禁忌，現在内服中の薬剤，前処置および検査中に使用する薬剤に対するアレルギーや禁忌疾患を把握したうえで，以下の前処置を行うことが必要である．

I 消泡剤，粘液除去剤

　食道，胃ともに表面には粘液が付着しており，粘膜面の詳細な観察のためには粘液の除去と胃内の消泡が必要である．われわれは検査前にプロナーゼ（プロナーゼMS®）20,000単位に重曹1gとジメチルポリシロキサン（ガスコン®）5〜10 mlを水50〜80 mlに溶かして内服させている（プロナーゼは，色素内視鏡に限って保険適応となっている点に注意する必要がある）．内視鏡下に食道，胃を洗浄する際，この処置をしておくと消泡と粘液の除去が容易となり，かつ胃内の液体の吸引も容易になる．またこれらの処置により粘膜面の観察精度が上がり，結果として食道表在癌の発見率が8倍になったとの報告もある[1]．

II 咽頭麻酔

　内視鏡挿入時の嘔吐反射を抑制するため，局所麻酔薬である塩酸キシロカインを用いて咽頭の表面麻酔を行う方法が一般的である．その際に用いられる代表的な薬剤は2％塩酸リドカインビスカス（キシロカインビスカス®）と8％塩酸リドカインスプレー（キシロカインポンプスプレー®）である．この二つの製剤の違いは，濃度だけでなくその形状から吸収性が大きく異なることである．口腔，気道の粘膜はリドカインの吸収力が高く，そのため吸収性の高い液状であるキシ

ロカインポンプスプレーはキシロカインビスカスに比べてアレルギーや中毒の危険性が高いことを頭に入れておく．実際の麻酔法としては，頸部を背屈させキシロカインビスカス 5 mℓ を 3～5 分間，なるべく喉の奥にためてもらう．その後，キシロカインビスカスを嚥下すると咽頭の麻酔が促進される（59～61 頁参照）．嚥下されたキシロカインビスカスの胃粘膜からの吸収は緩徐であり，かつ肝臓で分解されるため血中濃度は上がりにくいとされている．そして検査の直前にキシロカインポンプスプレーを 2～3 回噴霧するが，なるべく中咽頭後壁が麻酔できるよう工夫する．前処置の際の塩酸リドカイン総量は 200 mg を超えないように注意する必要がある．上記の処置で使用する塩酸リドカイン量は約 120 mg である．なお次項の「経鼻内視鏡の前処置」の項に，種々のキシロカイン製剤に含まれる詳細な塩酸リドカイン量の一覧を掲載したので，参照していただきたい．

Ⅲ 鎮痙剤

> **Point**
> ・消化管の蠕動を抑制するためにブスコパンが用いられているが，必須ではない．
> ・まれにブスコパンショックを起こすことがある．
> ・グルカゴンは，糖尿病患者には使用しない．褐色細胞腫では禁忌である．

　現在用いられているのは，副交感神経遮断薬の臭化ブチルスコポラミン（ブスコパン®）であり，消化管の蠕動を抑制するために用いられている．しかし本剤ではまれにショックを起こすこともあり，鎮静剤を用いた観察を行う場合は本剤を使用しない傾向にある．本剤の投与を回避すべき被検者の割合は 35 ％になるとの報告もあり[2]，また使用しても蠕動が抑制されない症例があること，蠕動運動により観察が不可能となる症例は少ないことなどから，現在の内視鏡検査において鎮痙剤は必須であるとは言い難い．術者にマスキングを行っての上部消化管スクリーニング検査では，本剤の有効性が示されなかったとの報告もある[3]．本剤には心悸亢進，不整脈，降圧作用などの心血管系に対する作用があり，投薬前に問診にてこれらに関連のある疾患の有無のチェックが必要である．また緑内障や前立腺肥大を有する患者には，症状の悪化をきたす可能性があるため使用できない．本剤が使用不可能な場合，グルカゴンを使用する場合がある．この薬剤は心血管系への影響は少ないが，糖代謝に影響を及ぼし血糖値を上昇させること，高価（1 バイアル 2,968 円）であることを知っておく．そのため糖尿病患者には使用しない．また褐色細胞腫には禁忌となっている．

Ⅳ 鎮静剤，鎮痛剤

> **Point**
> ・鎮静剤使用下では，検査中のモニタリングが強く推奨される．
> ・拮抗薬（フルマゼニル）使用後の再鎮静に注意が必要．

　欧米では鎮静剤を用いた上部消化管内視鏡検査がごく普通に行われているが，本邦では全体の 38 % は鎮静を行わずに検査が行われている[4]．消化器内視鏡関連の前処置による偶発症の発生率は 0.0059 % と報告されており[4]，鎮静剤の使用状況とあわせてその詳細を表Ⅰ-3-1, 2 に示す（偶発症の発生については別項を参照）．この報告によると，前処置での死亡例 14 例中，8 例で鎮静剤が，2 例で鎮痛剤が関与しているとされている．そのため鎮静剤を使用する際には，緩徐に静注を行うこと，使用時の血管確保，呼吸循環状態のモニタリングと酸素投与，アンビューバック，挿管器具や種々の救急蘇生剤を含む救急カートを用意しておくことが必要である．なお日本消化器内視鏡学会リスクマネージメント委員会で

表Ⅰ-3-1　鎮静剤の使用状況

	上部消化管検査	大腸検査	膵胆道検査
ジアゼパム	38 %	32 %	28 %
フルニトラゼパム	9	8	7
ミダゾラム	16	13	17
塩酸ペチジン	6	19	10
ペンタゾシン	5	9	16
その他	8	6	7
使用せず	38	34	9

〔日本消化器内視鏡学会：消化器内視鏡関連の偶発症に関する第 4 回全国調査報告（1987 〜 2002）．Gastroenterol Endosc　2004；46：54-61[4] より引用〕

表Ⅰ-3-2　代表的な鎮痛剤，鎮静剤，拮抗剤の特徴

一般名	商品名	半減期	血管痛	希釈・混注	逆行性健忘	用法
ミダゾラム	ドルミカム	1〜4 時間	なし	可能	あり	緩徐に静注（1 分以上かけて）
ジアゼパム	ホリゾン，セルシン	20〜40 時間	強い	不可	比較的少ない	緩徐に静注（2 分以上かけて）
フルニトラゼパム	ロヒプノール，サイレース	5〜8 時間	軽度あり	希釈して使用	比較的少ない	緩徐に静注（1 分以上かけて）
ペンタゾシン	ソセゴン，ペンタジン	0.7±0.6 時間	なし	可能	なし	静注，筋注
塩酸ペチジン	オピスタン	3.9 時間	なし	可能	なし	静注
フルマゼニル	アネキセート	50 分	なし	可能	（―）	緩徐に静注

も鎮静剤使用下では検査中のモニタリングを強く推奨しており[5]，われわれも最低でもパルスオキシメーターによる酸素飽和度のモニタリングを行っている．

　上部消化管内視鏡検査で用いられている鎮静剤はベンゾジアゼピン系薬剤が多く，ジアゼパム，ミダゾラム，フルニトラゼパムが多く用いられている．本剤の特徴として，速やかな導入が可能であり，拮抗剤（フルマゼニル）が存在することである．しかしながらこれらベンゾジアゼピン系鎮静剤には呼吸抑制，血圧低下などの副作用があり，上記に述べたモニタリングを行いながらの検査が要求される．さらに本剤使用後に拮抗薬を用い，いったん覚醒しても再度意識低下する（再鎮静）ことがあるので注意が必要である．これはフルマゼニルの消失半減期が短いためであり，リカバリールームでの十分な休息，回復の後に帰宅させるが，当日は自動車の運転など危険を伴う行為は禁止することが必要である．

　また鎮痛剤に関しては，内視鏡検査における疼痛緩和のために使用される．通常の上部消化管内視鏡検査においては塩酸ペチジンが多く使用されている．意識レベルの低下が少なく外来患者にも使用しやすいが，上記鎮静剤と併用する場合は呼吸循環抑制に注意すること，麻薬製剤のためアンプル管理を厳格にしなければならないことが注意点として挙げられる．

おわりに

　患者に苦痛が少なく，安全で見落としの少ない上部消化管内視鏡検査を行うためには，使用薬剤（咽頭麻酔薬，鎮静剤など）に対する正しい知識をもち，上記に述べたような適切な前処置を行うことが必要である．

文　献

1) 小山恒男，都甲昭彦，宮田佳典，他：表層拡大型食道表在癌（深達度 m2）の 1 例．胃と腸 1995；30：1055-1058
2) 加藤元嗣，小野尚子，中川　学，他：内視鏡診療に必要な薬理学の知識・局所麻酔薬，前投薬，鎮静薬など．消化器内視鏡　2006；18：581-587
3) 小越和栄：診断, 上部消化管(前処置と前投薬)．磨伊正義，酒井義浩 編：必携消化器内視鏡．2000, p.16-18，南山堂，東京
4) 金子榮藏，原田英雄，春日井達造，他：消化器内視鏡関連の偶発症に関する第 4 回全国調査報告—1998～2002 までの 5 年間．Gastroenterol Endosc　2004；46：54-61
5) 日本消化器内視鏡学会リスクマネージメント委員会：消化器内視鏡リスクマネージメント．Gastroenterol Endosc　2004；46：2600-2609

（尾形高士，伊藤一成，島津元秀）

3. 前処置

❷ 経鼻内視鏡（極細径）での前処置

> ☞ ポイント
> ☐ 経鼻内視鏡検査を行う際に経口内視鏡検査と大きく異なるのが前処置と挿入法である．
> ☐ 前処置の目的は鼻腔の拡張と麻酔である．
> ☐ 代表的な 2 種類の麻酔法（スプレー法，スティック法）とその注意点を中心に解説する．

前処置は患者に対する問診から始まり，鼻腔内の麻酔にて終了する．以下にその流れと注意点を記す．

I 問　診

問診で必要な項目は，一般的な既往歴や鼻疾患の有無のほかに，塩酸リドカイン（キシロカイン®）をはじめ本検査に用いる薬のアレルギーの有無や併用禁忌疾患，併用注意疾患の有無を聴取する．またどちらの鼻が詰まりやすいかを聴取しておくと，片方の鼻腔のみ麻酔を行い内視鏡を挿入する場合，挿入する鼻腔を決定する補助となる．麻酔前に鼻腔の広さを鼻鏡を用いて調べる方法や，鼻息計を用いて鼻息の強さから鼻腔の広さを推定する方法（図 I-3-1）もある．

II 消泡剤，粘液除去剤の内服

食道と胃内の粘液および泡を消失させるため，検査前にジメチルポリシロキサン（ガスコン®）およびプロナーゼ（プロナーゼ MS®），重曹を用いる（プロナーゼは，色素内視鏡に限って保険適応となる）．この処置の詳細と必要性については「経口内視鏡の前処置」の項に記す．加えて経鼻内視鏡は鉗子孔が 2 mm と小さく，粘稠度の高い胃液を吸引するのが困難な場合があり，同処置はぜひ行っておきたい．

III 鼻腔の拡張と出血の予防

経鼻内視鏡の偶発症に鼻出血があるが，これを予防するために必要な前処置で

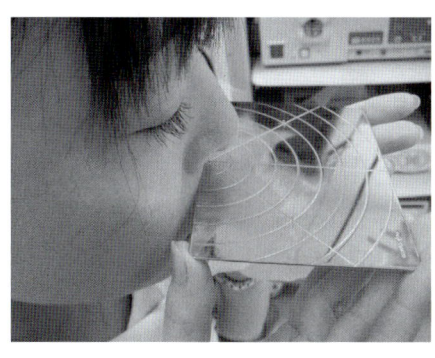

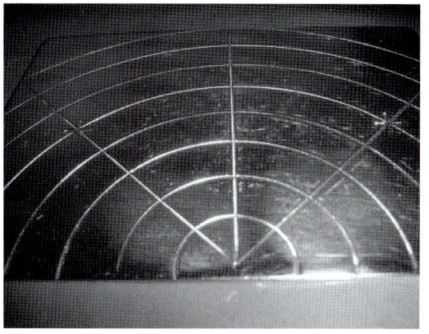

図Ⅰ-3-1　流鼻計
銀色のプレートを鼻の下に水平にあて，鼻より息を吐く．プレートが鼻息で白く曇るが，その面積が多いほうが鼻息の流量が多いと判断し，同側の鼻腔より内視鏡を挿入する．

ある．0.05％硝酸ナファゾリン（プリビナ®）の点鼻は鼻腔粘膜の血管を収縮させ，その結果鼻腔の拡張と鼻出血の予防となる．田中らは投与5分後には鼻腔内の拡張が得られると報告している[1]．また0.1％エピネフリン（ボスミン®）の鼻腔内投与は鼻腔粘膜の充血や腫脹を防ぎ，鼻出血や麻酔の効果を持続させる効果がある．

当院では検査開始8分前に両側鼻腔内に硝酸ナファゾリンを数滴ずつ点鼻し，エピネフリンは後述する塩酸リドカインによる鼻腔麻酔の際に同時に投与している．なお硝酸ナファゾリンには心悸亢進などの副作用の報告があるが，河合らは同薬使用時の循環動態の変化を報告し，使用前と使用後では有意な変化はなかったと報告している[2]．同薬の併用禁忌としてMAO阻害薬（抗うつ薬や抗結核薬の一部），併用注意として高血圧，冠動脈疾患，甲状腺機能亢進症などがあるため，問診時に注意が必要となる．

Ⅳ　鼻腔内の麻酔

ここではスプレー法とスティック法の2種類の麻酔方法を紹介する．いずれの方法でも塩酸リドカインを用いるが，過剰投与に注意する必要がある．塩酸リドカインの総投与量は200 mg以内に抑える必要があり，麻酔の追加投与の際には注意が必要である．表Ⅰ-3-3の塩酸リドカイン含有量を目安としていただきたい．

1. スプレー法

当院で行っている方法を紹介する[3]．硝酸ナファゾリン投与後に4％塩酸リドカイン液9 ml（4％キシロカイン液®）と0.1％エピネフリン液1 mlの混合液を両鼻に0.5 mずつジャクソン式スプレーを用いて噴霧する．噴霧の際は呼吸を止めて座位，もしくは仰臥位にて行う．側臥位にてこれを行うと，麻酔薬が耳管

表Ⅰ-3-3 塩酸リドカイン含有量一覧

塩酸リドカインの使用極量は200 mgであり，使用量には細心の注意が必要である．以下に代表的な塩酸リドカイン製剤とその含有量を記す．
2％塩酸リドカインビスカス（キシロカインビスカス®）
1m*l*当り，塩酸リドカイン20 mgを含有する． 通常使用量（スティック法）：4 m*l* → 塩酸リドカイン80 mgを含有
2％塩酸リドカインゼリー（キシロカインゼリー®）
1m*l*当り，塩酸リドカイン20 mgを含有する．
4％塩酸リドカイン液（4％キシロカイン液®）
1m*l*当り，塩酸リドカイン40 mgを含有する． 通常使用量（スプレー法）：1.8 m*l* → 塩酸リドカイン72 mgを含有
8％塩酸リドカインスプレー（キシロカインポンプスプレー®）
1回噴霧当り約0.1 m*l*であり，塩酸リドカイン8 mgを含有

に流れ込み，めまいを起こす原因となる．スプレーノズルの先端は鼻腔奥まで入れる必要はない．解剖学的には鼻腔は顔面に対し垂直となっているので，スプレーノズルを図Ⅰ-3-2aのように入れて噴霧する．

またスプレーノズルの先端は患者ごとに換えているが，その本数が少ない場合は先端に16Frのネラトンチューブを短く切ったものを付けて対応する方法もある（図Ⅰ-3-3）．その際，ネラトンチューブはスプレーノズルの先端から3 mmほど先に出しておく．また鼻腔から喉にたれ込んだ液体はそのまま飲み込んでかまわない．さらに検査3分前に再度0.5 m*l*ずつ噴霧し，前処置を終了とする．

この方法での塩酸リドカイン総量は72 mgであり，両方の鼻腔麻酔が行える．またなんらかの理由で経鼻挿入が不可能となり，細径スコープを経口挿入に変えて行う場合，咽頭麻酔の追加は不要である．

● 2．スティック法

本法にもさまざまな方法があるが，代表例を紹介する．通気の良いほうの鼻腔に2％塩酸リドカインビスカス（キシロカインビスカス®）を4 m*l*注入する．2分後に同鼻腔に12Frネラトンチューブを愛護的に挿入する．このチューブにはあらかじめ上記ゼリーを塗布し，8％塩酸リドカインスプレーを2回噴霧したものを用いる．なおこの製剤にはアルコールが添加されており，鼻涙管や耳管に流れ込むと目や耳に強い痛みが生じるため，直接鼻腔には噴霧してはいけない．チューブの挿入の角度は図Ⅰ-3-2bのように仰臥位で顔面に垂直な方向とする．さらに2分後に同じ処理をした18Frネラトンチューブに入れ替えを行い，前処置が終了となる．なおこの方法での塩酸リドカイン総量は約90 mgである．

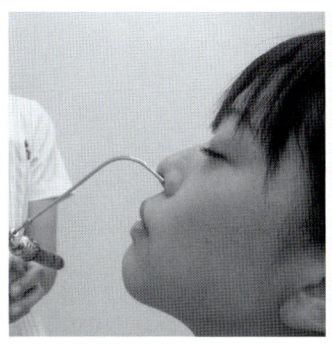

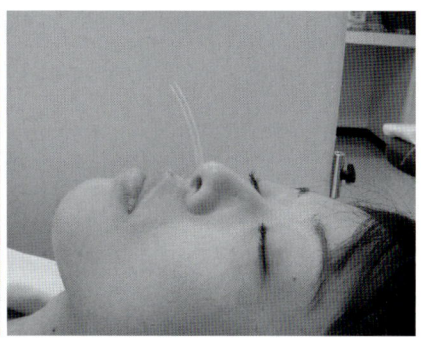

図Ⅰ-3-2 鼻腔麻酔法
a：スプレー法
b：スティック法

図Ⅰ-3-3 鼻腔麻酔の工夫
ネラトンチューブはスプレーノズルの先端から3 mm先に出しておくのがよい．この距離が短すぎると先端が不潔となる可能性があり，逆に長いとスプレーの際に麻酔薬がうまく霧状にならないからである．

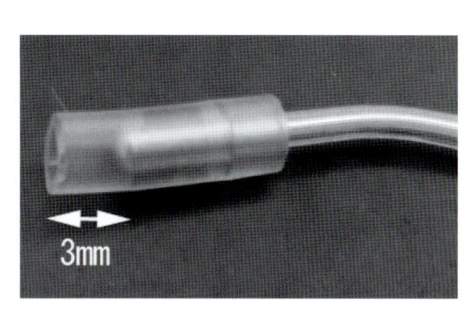

おわりに

　近年の報告では，二つの前処置での挿入率や鼻出血などの偶発症の差はあまり見られない[3),4)]．挿入時の痛みの比較に関しても，鼻腔当りの塩酸リドカイン使用量が異なっており，前処置による優劣はつけられないと考えている．今後も苦痛の少ない前処置をする努力が経鼻内視鏡検査の発展に関わっていくと信じている．

文　献

1) 田中利善，沖田　歩，加藤康弘：Acoustic rhinometryによる血管収縮剤の評価．日耳鼻 1994；97：207-212
2) 河合　隆，山岸哲也，湯川郁子，他：経鼻内視鏡検査のコツ（1）準備および前処置．臨牀消化器内科　2007；22：492-498
3) Abe K, Miyaoka M：Trial of transnasal esophagogastroduodenoscopy. Dig Endosc 2006；18：212-217
4) 宮脇哲丸，野瀬道宏，神津照雄，他：経鼻的上部消化管内視鏡検査の前処置法と挿入法の検討．Gastroenterol Endosc 2007；49(Suppl 1)：1021

（尾形高士，阿部公紀，宮岡正明）

第Ⅱ章 経口内視鏡と経鼻内視鏡の使い分け

☞ ポイント
- 経口内視鏡と経鼻内視鏡を行うにあたり，それぞれのメリット・デメリットを十分理解したうえで行う必要がある．
- 経鼻内視鏡検査は，患者にはメリットが多いが，医療サイドには，デメリットのほうが多い．
- 経鼻内視鏡の適応としては，原則スクリーニング検査であり，精密内視鏡検査として行うべきでない．

Ⅰ 経口内視鏡（通常径）と経鼻内視鏡（極細径）のメリット・デメリット

　経口内視鏡（通常径）と経鼻内視鏡（極細径）の使い分けを考えるうえで，それぞれを比較したうえでのメリット・デメリットを知っておくことが必要となる．さらにメリット・デメリットは医療側と患者側に分けて考える必要がある（表Ⅱ-1）．

表Ⅱ-1　経鼻内視鏡のメリットとデメリット

メリット		デメリット	
患者側	医師側	患者側	医師側
・会話可能 ・苦しくない ・画像が見られる	・身体負担が少ない ・リカバリールーム不要	・鼻の違和感 （鼻出血）	・経鼻内視鏡購入 ・前処置が面倒 ・鼻腔内通過煩雑 ・水切れが悪い ・画質が劣る ・検査時間が長い ・生検操作が困難

1. 患者側のメリット・デメリット

　まず患者サイドのメリットとしては，一番にあげられることは会話が可能なこ

とである．会話が可能なことが，検査中の患者の安心感につながる．一方，経口内視鏡検査では，マウスピースをくわえ，さらに口腔内に唾液も溜まってしまい検査中は「あー，うー」などの言葉しか発せられない．また経口内視鏡検査で患者がもっとも嫌がる嘔吐反射が生じる．これは別項にて詳細な記述があるが，スコープが舌根部に当たることにより生じることが多い．経鼻挿入では，鼻腔内から直接食道に挿入されるため嘔吐反射が起こりにくい．嘔吐反射が少ないことが患者に与える精神的・肉体的な苦痛を軽減させる．経口内視鏡では検査中余裕もなく見ることがほとんど不可能であった内視鏡画像を，経鼻内視鏡では落ち着いて見ることができるので，患者の満足度も高い．一方，経鼻内視鏡のデメリットとしては，鼻腔の違和感はほぼ必発である．時に痛みを訴えることもある．さらに鼻出血がある．鼻出血に関しては，「経鼻内視鏡挿入に伴う偶発症と対策」の項目で取り上げるのでここでは割愛する．

　以上より，患者側からみた場合，経口内視鏡に比べメリットが多く，患者が経鼻を希望するわけである．しかしながら決して経鼻内視鏡がまったく違和感もなく楽なわけではない．患者は，胃の症状がある，あるいは定期的に胃の検査をこれまでも受けたかったが，苦しくて敬遠していた．したがって我慢できる内視鏡検査として経鼻内視鏡を好んで選択する傾向にある．

心拍数×収縮期血圧×10^{-2}
（心筋酸素消費量）

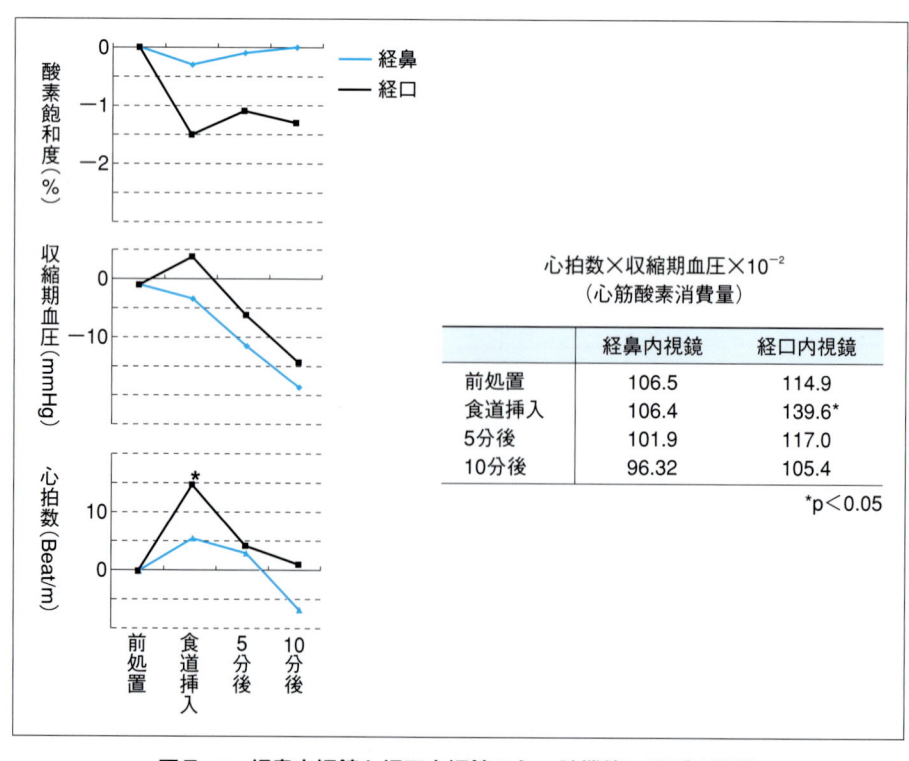

	経鼻内視鏡	経口内視鏡
前処置	106.5	114.9
食道挿入	106.4	139.6*
5分後	101.9	117.0
10分後	96.32	105.4

*$p<0.05$

図Ⅱ-1　経鼻内視鏡と経口内視鏡の心・肺機能に及ぼす影響
〔Kawai T, et al：Hepatogastroenterology　2007；54：770-774[1]〕

表Ⅱ-2　細径経鼻内視鏡 vs. Sedation 経口内視鏡

	細径経鼻内視鏡	Sedation 経口内視鏡	
満足度スコア	8.7 ± 1.8	9.1 ± 1.3	N.S.
次回検査も同じ方法を希望する割合	90 %	95 %	N.S.
全内視鏡検査時間			
内視鏡検査時間	3.5 min	5 min	$p < 0.0001$
リカバリー時間	12 min	75 min	
費用（$）	328 ± 70.3	512 ± 100.8	$p < 0.0001$

〔Garcia RT, et al: Gastroenterology　2003；125；1606-1612[2]〕

2. 医療側のメリット・デメリット

　一方，医療サイドからみた場合，もっともよいメリットは，図Ⅱ-1に示すように検査中，心・肺機能に与える負担が少ないことであろう．経口内視鏡では検査中，心拍数および収縮期血圧がともに上昇し，結果として心筋酸素消費量が増加するが，経鼻内視鏡では検査中，心拍数・収縮期血圧ともに上昇せず，心筋酸素消費量も変化しない．もう一つのメリットは，苦痛のない内視鏡の代名詞ともなっている sedation 下経口内視鏡検査では，検査後患者が眠くなるためリカバリーベッドが必要，さらに点滴セット，鎮静剤およびその拮抗薬を使用するとコストが高くなる（表Ⅱ-2）．これと比較して経鼻内視鏡では，看護師より検査後の注意事項の説明を受ければすぐに帰れることである．

　一方，医療側のデメリットとしては，①光源装置はそのまま使用可能であるが，新しい細径スコープを購入する必要がある（約250万円）．②前処置もこれまでの経口内視鏡とまったく異なる方法（「経鼻内視鏡での前処置」の項目にて記載されているので，詳細は割愛する）であり，新たな薬液，デバイスを用意する必要がある．③鼻腔内通過方法（「経鼻内視鏡の操作法および鼻腔内挿入法」にて詳細あり）を習得するための鼻腔内の解剖を学習すること．④内視鏡画像がスコープが細いため経口に比べ劣る（図Ⅱ-2）こと，さらには，画質の低下に伴う診断能が低下するという報告もある．⑤スペック機能であるレンズ面を洗う水切れ（図Ⅱ-3）機能および生検鉗子操作が経口に比べ劣る（174頁）こと．そして⑥以上のデメリットの結果として検査時間が長くなる（長くかけなくてはならない）こと，である．医療側のデメリットは非常に多い．

経鼻内視鏡（極細径）　　　経口内視鏡（通常径）

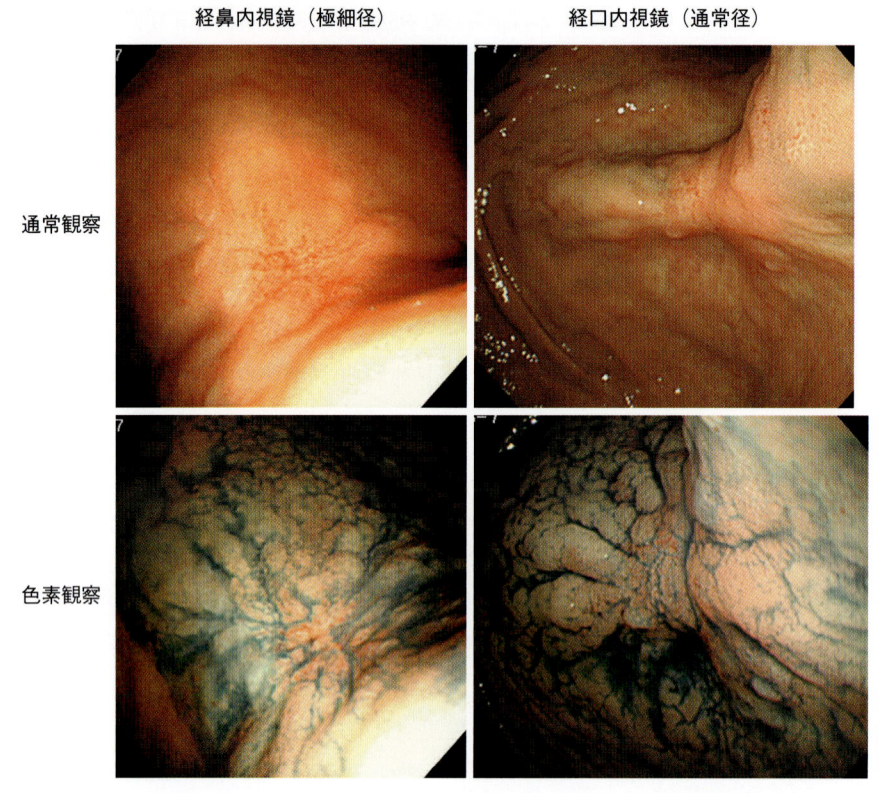

通常観察

色素観察

図II-2　経鼻内視鏡（極細径）と経口内視鏡（通常径）の内視鏡画像の比較
〔河合　隆：消化器外科　2008；31（5）〕

経口内視鏡（通常径）　　　経鼻内視鏡（極細径）

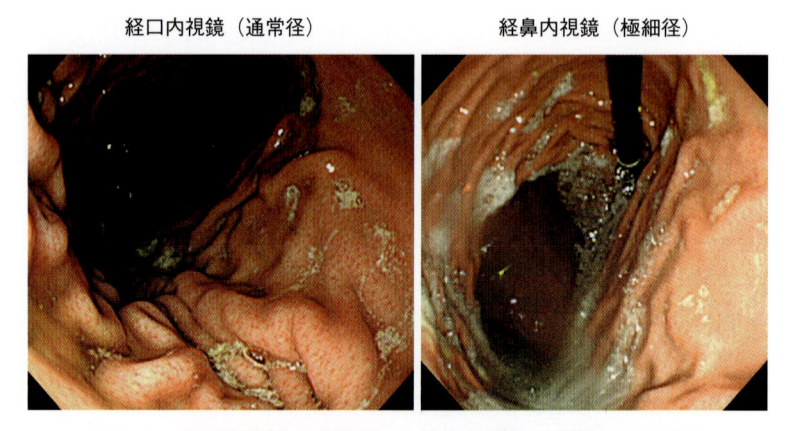

図II-3　経口内視鏡（通常径）と経鼻内視鏡（極細径）の比較
〔河合　隆：Gastroenterol Endosc　2008；50（7）〕

II　経鼻内視鏡と経口内視鏡の適応

　　　　　内視鏡検査は，スクリーニング検査，精密内視鏡検査，経過観察に分けられる．

1. スクリーニング検査

スクリーニング検査としては，経鼻内視鏡および経口内視鏡ともに当然のことながらよい適応である．経口と経鼻の違いとしては，とくに通常径の経口内視鏡検査を拒否される患者に対しては経鼻がよい検査であろう．高齢者で胃の症状がある人が検査を受けたくても胃カメラが怖いため受けることを躊躇してしまい，結果として進行胃癌で発見されるケースは少なくない．経鼻内視鏡は患者が内視鏡検査を受ける際の一つの選択肢として期待される．しかしながら内視鏡画像は明らかに経口内視鏡に比べ劣ることから，まずは経口内視鏡をすすめるべきであろう．**図Ⅱ-4**は実際に経口内視鏡が怖くて，医師に胃の検査をすすめられるも拒否していた症例である．テレビで経鼻内視鏡を見てこれならできるかもと思い検査を受けたら，体上部小弯後壁にtype 2の進行胃癌が発見された．

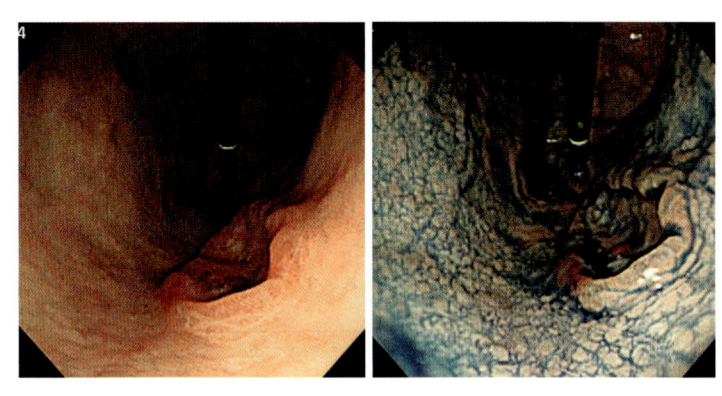

図Ⅱ-4 進行胃癌（70歳代，女性）

2. 精密内視鏡検査

1）X線検査後

健康診断などのX線検査にて胃の異常が指摘され要内視鏡検査とされた患者には，先に述べた経鼻内視鏡のデメリットから経口内視鏡をすすめるべきである．ただし患者の強い希望がある場合は，経鼻内視鏡のデメリット，検査中経口内視鏡に切り替える可能性に承諾していただければ，経鼻にて診断してもよいであろう．**図Ⅱ-5**は実際にバリウム造影検査にて初めて胃の異常を指摘され，内視鏡検査が必要といわれた．しかし経口内視鏡は苦しいとの評判にて経鼻内視鏡を希望されて当院を受診された．経鼻内視鏡にてバリウム造影検査にて指摘された部位に一致して0Ⅱaの早期胃癌が発見された（**図Ⅱ-6**）．

2）内視鏡再検や生検後

精密内視鏡検査，たとえば他院にて胃に悪性病変の疑いがあり再度内視鏡を行う場合，あるいは生検にてGroup Ⅲであったためもう一度内視鏡検査する場合には，経鼻内視鏡は行ってはならない．実際に**図Ⅱ-7**に提示するが，他院にて胃の異常を指摘され，経鼻内視鏡希望にて来院された．外来にて経口内視鏡をすすめるもかたくなに経鼻内視鏡を希望され，必要があった場合には，経口内視鏡

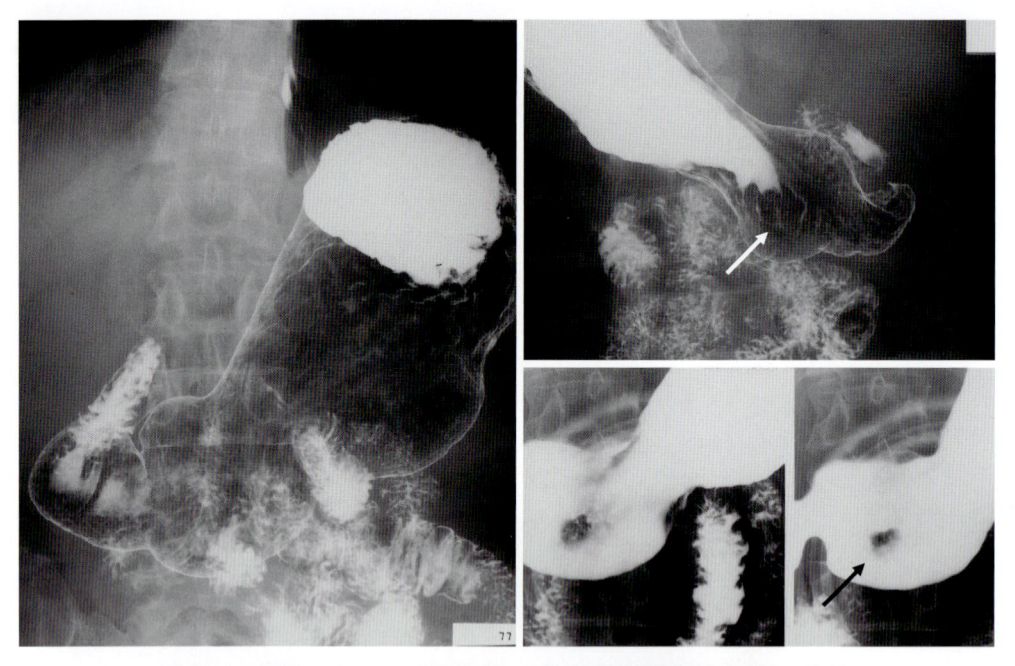

第Ⅱ章 経口内視鏡と経鼻内視鏡の使い分け

図Ⅱ-5 症例：バリウム造影検査にて胃体下部前壁隆起性病変を指摘

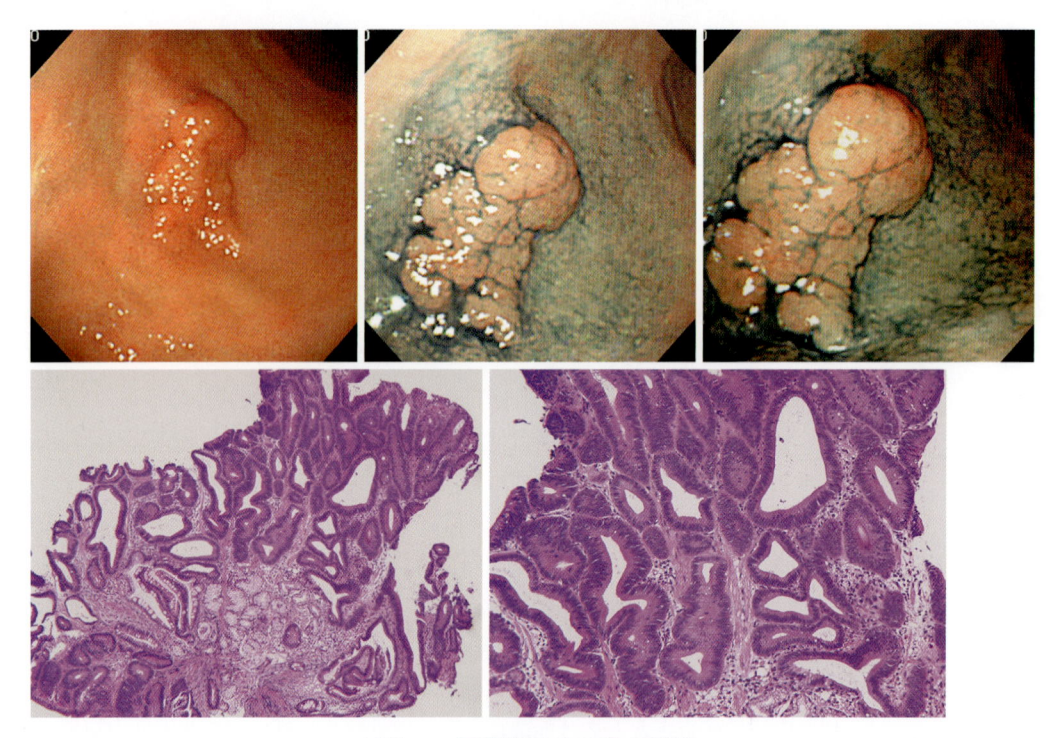

図Ⅱ-6 早期胃癌（56歳，男性）

経口内視鏡（通常径）

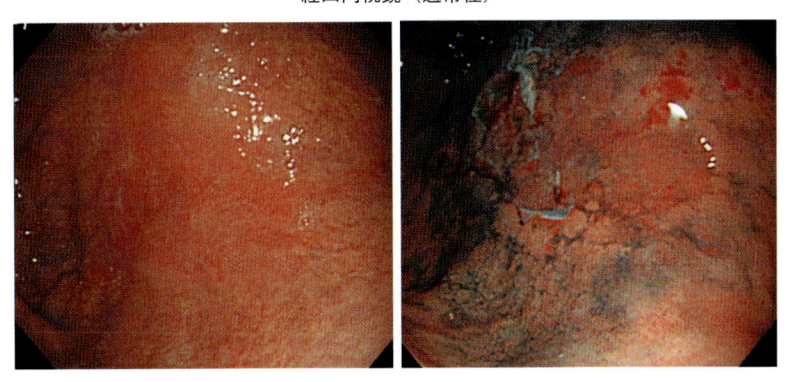

経鼻内視鏡（極細径）

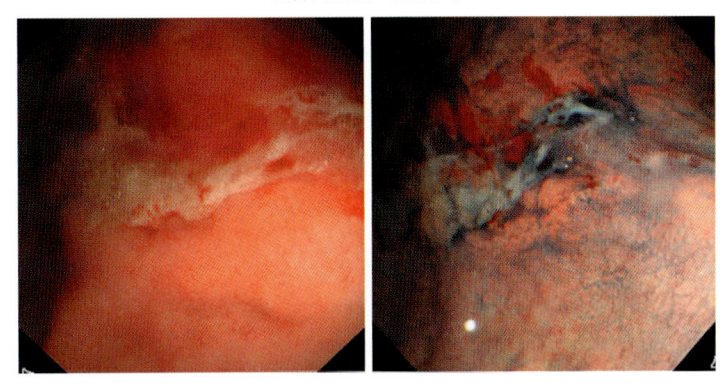

図Ⅱ-7 精密内視鏡検査症例における経口内視鏡（通常径）と経鼻内視鏡（極細径）の比較：早期胃癌（0Ⅱc）
〔河合　隆：Gastroenterol Endosc　2008；50（7）より引用〕

にて再検査すると約束し，経鼻内視鏡を施行した．術者が経鼻内視鏡に慣れていなかったことと，経鼻内視鏡では送気量が少ないため，穹窿部大弯の伸展がやや不良であった．内視鏡操作中に病変部にスコープがコンタクトし，一部出血したが，水洗後，色素内視鏡にて粘膜面不整を認め，同部位より生検を行った．病理結果はGroup Vであり，ただちに患者のインフォームド・コンセントを取得した後，経口内視鏡検査を施行した．同部位に粘膜表面は凹凸なく，顆粒状の発赤を認めた．広範囲の早期胃癌と診断した．生検では未分化胃癌であった．経鼻内視鏡は，確かに存在診断は可能であるが，病変により範囲・深達度診断が困難な症例がある．したがって精密内視鏡検査には経鼻内視鏡を用いてはいけない．

3. 経過観察

　経過観察の内視鏡検査においても，精密に見る必要があるため，原則として経口内視鏡検査がすすめられる．しかしたとえば*H.pylori*を除菌した場合，症状が軽減するとともに患者は除菌により安心するため苦しい経口内視鏡は受けたがらない．しかしながら*H.pylori*除菌しても胃癌の発生の危険は残っている．このような場合の経過観察の内視鏡検査として経鼻内視鏡は適応としてもよいであろ

う．実際に *H.pylori* 除菌 5 年後に経鼻内視鏡にて体上部前壁に早期胃癌（0Ⅱc）を発見することができた（**図Ⅱ-8**）．

以上，経鼻内視鏡検査は，あくまでも患者が選ぶ選択肢（医師が選ぶ選択肢ではなく）の一つであることを考慮いただきたい．

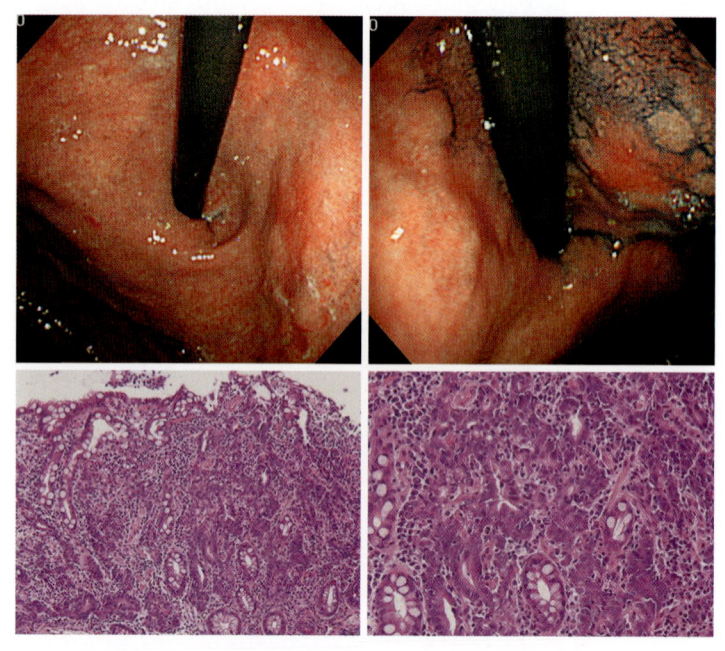

図Ⅱ-8　早期胃癌（*H.pylori* 除菌 5 年後，0Ⅱc）
〔河合　隆：消化器外科　2008；31（5）より引用〕

文　献

1) Kawai T, Miyazaki I, Yagi K, et al：Comparison of the effects on cardiopulmonary function of ultrathin transnasal versus normal diameter transoral esophagogastroduodenoscopy in Japan. Hepato-gastroenterology 2007；54：770-774

2) Garcia RT, Cello JP, Nguyen MH, et al：Unsedated ultrathin EGD is well accepted compared with conventional sedataed：A multicenter randomized trial. Gastroenterology 2003；125：1606-1612

（河合　隆）

第Ⅲ章　挿入と観察・撮影

1. 経口内視鏡の口腔・咽頭挿入法および操作法

> ☞ ポイント
> ☐ 咽頭の知覚神経は中咽頭後壁，舌根部，輪状披裂後部に多く分布している．スコープが同部位を刺激すると，咽頭反射が起こりやすい．同部位の十分な表面麻酔が必要である．
> ☐ スコープを口腔から食道入口部へ挿入すると，スコープは，最初に咽頭後壁，次いで舌根部を圧迫する．この刺激を最小限にするには，舌の形状と頸椎の彎曲に注意することが重要である．
> ☐ 輪状咽頭筋は上部食道括約筋であり，食道入口部でスコープ挿入時の抵抗となる．同筋は不随意筋であり，嚥下運動により弛緩する．また，ベンゾジアゼピン系鎮静剤も同筋を弛緩させる作用がある．
> ☐ スコープが食道入口部で抵抗を感じている時，輪状咽頭筋は収縮しており，Killian 脆弱部はスコープ先端のエッジにより伸展菲薄化している．このまま無理にスコープを進めてはならない．

スコープを苦痛なく安全に経口挿入するために重要なことは以下の3点である．

① 咽頭反射をなるべく起こさない．
② 咽頭部の解剖をよく理解する．
③ 内視鏡画面の情報から，その時のスコープの位置や状況を的確に判断する．

本章の前半では，咽頭反射と，これを予防するための咽頭麻酔法について述べる．後半では，咽頭の局所解剖に触れた後，もっとも重要な内視鏡画面とスコープ位置との関連について詳細に述べる．最後に，スコープの持ち方や被検者の体位について触れる．

I 咽頭喉頭部の反射

● 1. 咽頭反射（pharyngeal reflex）

　　　　咽頭後壁や舌根部の機械的刺激によって咽頭筋の収縮（絞扼）が起こる反射であり，口腔・咽頭内の有害物を体外へ排除する．催吐反射（gag reflex），咽頭絞扼反射とも呼ばれる．求心路は舌咽神経感覚枝で，延髄疑核からの迷走神経運動枝が遠心路となり咽頭諸筋に分布する．

● 2. 咳反射（cough reflex）

　　　　気道の有害物を排除する反射である．喉頭の上喉頭神経，気管の反回神経気管枝が求心路であり，延髄咳中枢が横隔膜や肋間筋を強く収縮させて，肺内空気を圧縮し，勢いよく上気道に呼出させる．

● 3. 嘔吐（vomit）

　　　　一度食道・胃内まで進入した有害物を，再度口腔まで逆流させ体外に吐き出させる反射である．咽頭反射に似ているが，以下の3点で異なる．①悪心（むかつき，顔面蒼白や冷汗などの自律神経反応）が先行する．②空嘔（retch）（食道括約筋は弛緩せずに胃内容物の逆流を伴わない横隔膜・腹筋の周期的収縮）がある．③横隔膜・腹筋収縮による腹腔内圧上昇と，食道括約筋の弛緩による胃内容物の逆流がある．

　　　　内視鏡挿入時に，スコープが咽頭後壁や舌根部に接触して起こる反射は，おもに咽頭反射である．スコープがさらに進んで喉頭に接触すれば，咳反射が起こることがある．スコープが胃内に挿入され，胃壁の伸展刺激があると，嘔吐が起こる．三つの反射が同時に起こることもある．

● 4. 嚥下反射

- 嚥下とは，口腔内で食物を咀嚼したのち，咽頭を経て食道まで送り込む一連の運動をいう．口腔期（咀嚼された食物が舌の運動により口腔から咽頭へ移動），咽頭期（食物が咽頭の収縮により食道入口部まで移動），食道期からなる．口腔期は随意的であるが，咽頭期以降は反射運動であり，随意的に始めることも止めることもできない．また，食道入口部を絞扼している上部食道括約筋（UES；upper esophageal sphincter）は，おもに**輪状咽頭筋（CPM；cricopharyngeal muscle）**であるが，この筋は1型横紋筋（収縮速度が遅く疲労しにくい）で構成され，安静時には持続的に収縮している．輪状咽頭筋は，内視鏡挿入時に食道入口部における最大の抵抗となるが，随意的に弛緩させることはできず，嚥下反射によってのみ弛緩させることができる．
- したがって，**内視鏡挿入時に輪状咽頭筋が収縮したまま弛緩せず，スコープを押しても抵抗がある時は，被検者に嚥下運動を促すと良い**．ただし，以下の2

点の理由により被検者が嚥下できないことがある．
① 咽頭の表面麻酔により咽頭粘膜の知覚神経が広範にブロックされていると，唾液を咽頭へ移動させても嚥下反射が誘発されないことがある．
② 嚥下反射時には，おもに下顎骨に起始をもつ舌骨上筋群が収縮して舌骨を上前方へ牽引し，この舌骨の動きに連動して喉頭全体も上前方へ移動し，食道入口部が開大する．マウスピースを噛むために開口していると，下顎骨が下制されているために，舌骨上筋群が収縮しても十分に舌骨を上前方へ牽引する距離がなく，嚥下ができないことがある．これを防ぐために，内視鏡挿入時はスコープを噛まない程度に軽く口を開けさせるのみで，マウスピースを噛ませない方法もある．
- **ベンゾジアゼピン系鎮静剤は輪状咽頭筋を弛緩させる作用を有している**．同筋の弛緩がどうしても得られない場合は，投与を一考すべきである．

Ⅱ 咽頭麻酔

- 通常は，内視鏡検査の前に，局所麻酔薬による口腔咽頭の表面麻酔を行う．適量のキシロカインビスカス®を口腔内に貯めるか，キシロカイン液®またはキシロカインポンプスプレー®を咽頭に噴霧する方法が一般的である．咽頭麻酔の場合，塩酸リドカインの総投与量は **200ミリグラムが上限** となっており，これを超えると局所麻酔薬中毒を起こす危険がある．
- 咽頭のどこを表面麻酔すれば，咽頭反射をもっとも効果的に予防できるかについては未だ定説はない．図Ⅲ-1-1は，MuらがSihler染色法を用いて，ヒト咽頭粘膜の知覚神経分布を調べた論文を参照して図示したものである[1]．知覚神経の分布密度は，大きい順に**咽頭側壁，喉頭蓋（喉頭面），披裂，輪状披裂後部（post cricoarytenoid region）＞舌根部，中咽頭後壁＞下咽頭後壁，梨状陥凹**となっている[1]．頸部食道は知覚神経が粗である．
- どの部位の知覚神経が実際に咽頭反射を惹起するかは不明であるが，少なくとも知覚神経の分布密度が高い部位のなかで，内視鏡挿入時にスコープが直接接触する部位については，十分な表面麻酔を行ったほうがよいと考えられる．すなわち，**中・下咽頭後壁，輪状披裂後部，舌根部**がこれに相当する．対照的に，喉頭蓋（喉頭面）や披裂の知覚は気道防御反射を担っており，誤嚥予防のためにむしろ維持しておく必要がある．
- 輪状披裂後部に密な知覚神経分布があることは，咽頭後壁や舌根部への刺激が少ない経鼻内視鏡においても，スコープが同部位を刺激すれば咽頭反射（咳反射）を惹起する可能性があることを示唆している．そのような場合は，同部位の表面麻酔の追加が必要と思われる．
- キシロカインビスカス®を口腔内に含んだときの表面麻酔範囲を図Ⅲ-1-2に示す．図Ⅲ-1-2aはキシロカインビスカス®5 mlを"のどの奥に貯めた"状態だが，キシロカインビスカスは咽頭内へは流入していないことがわかる（第Ⅵ項

図Ⅲ-1-1　ヒト咽頭の知覚神経分布図〔文献1〕より作成〕
赤丸で囲んだ部位は知覚神経が密に分布しており，スコープが接触した場合に咽頭反射を誘発する可能性が高い．

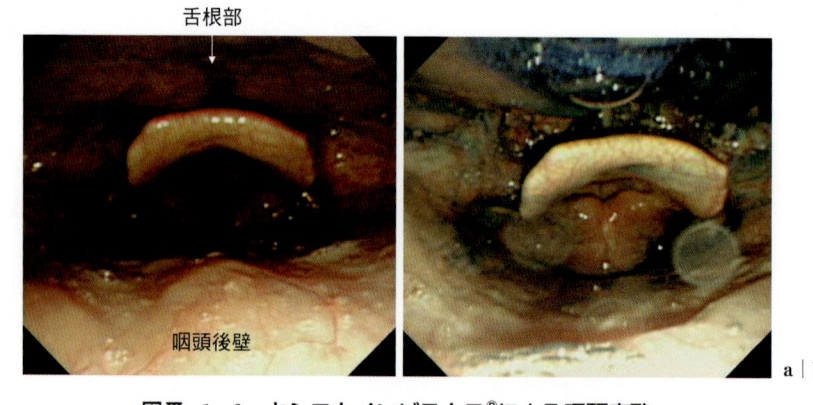

図Ⅲ-1-2　キシロカインビスカス®による咽頭麻酔
a：キシロカインビスカス® 5 ml（インジゴカルミン含有）を口腔内に含んでいるところ．軟口蓋と舌根により口腔と咽頭間は閉鎖されており，キシロカインビスカスは咽頭内へ流入していない．
b：キシロカインビスカス®を嚥下したところ．嚥下運動によってキシロカインビスカス®は咽頭内へ流入することとなる．ビスカスは舌根部から喉頭蓋谷に沿って梨状陥凹に流れ込んでおり，咽頭後壁にはあまり付着していない．

参照）．また，図Ⅲ-1-2bでは，嚥下したキシロカインビスカス®は，粘性のために舌根部から咽頭前壁に沿って咽頭内へ流れ込んでおり，咽頭後壁にはあまり付着していない．同部位の表面麻酔は不十分である．

- したがって，咽頭をしっかり表面麻酔するためには，キシロカインビスカス®は原則的に口腔内に含んだ後に嚥下させる必要がある．また，スコープ挿入による咽頭反射が強ければ，中咽頭後壁を中心にキシロカインスプレー®の噴霧を追加すべきと考えられる．

III 咽頭喉頭部の局所解剖

● 1. 頭頸部の矢状断面像（図III-1-3）

- 咽頭は大きく三つに区分される（図III-1-3a）．上咽頭（鼻咽頭）は後鼻孔から硬口蓋・軟口蓋移行部まで，中咽頭（口腔咽頭）は硬口蓋・軟口蓋移行部から舌骨上縁まで，下咽頭（喉頭咽頭）は舌骨上縁から輪状軟骨下縁までと定義されている．中咽頭は第2～3頸椎の高さ，下咽頭は第4～6頸椎の高さに相当する．舌根部は第3頸椎の高さにあり，味蕾を有する有郭乳頭がV字型に存在するが，前述したようにここには知覚神経が密に分布している．

- 舌の直下に舌骨があり，甲状舌骨膜を介して甲状軟骨へとつながっている（図III-1-3b）．舌骨とほぼ同じ高さに喉頭蓋が存在する．喉頭は甲状軟骨，輪状軟骨と披裂軟骨からなるが，披裂軟骨は輪状軟骨の頭側に位置し，甲状軟骨に覆われて外面からは見えない．

- 舌骨の背側には中咽頭収縮筋があり，甲状軟骨と輪状軟骨の背側には下咽頭収縮筋がある（図III-1-3b）．両者ともに筒状の咽頭壁を形成している．下咽頭収縮筋の最尾側には，輪状軟骨から水平方向に起始する白色調の**輪状咽頭筋**があり，その直下から頸部食道が始まる．この**輪状咽頭筋**が上部食道括約筋であ

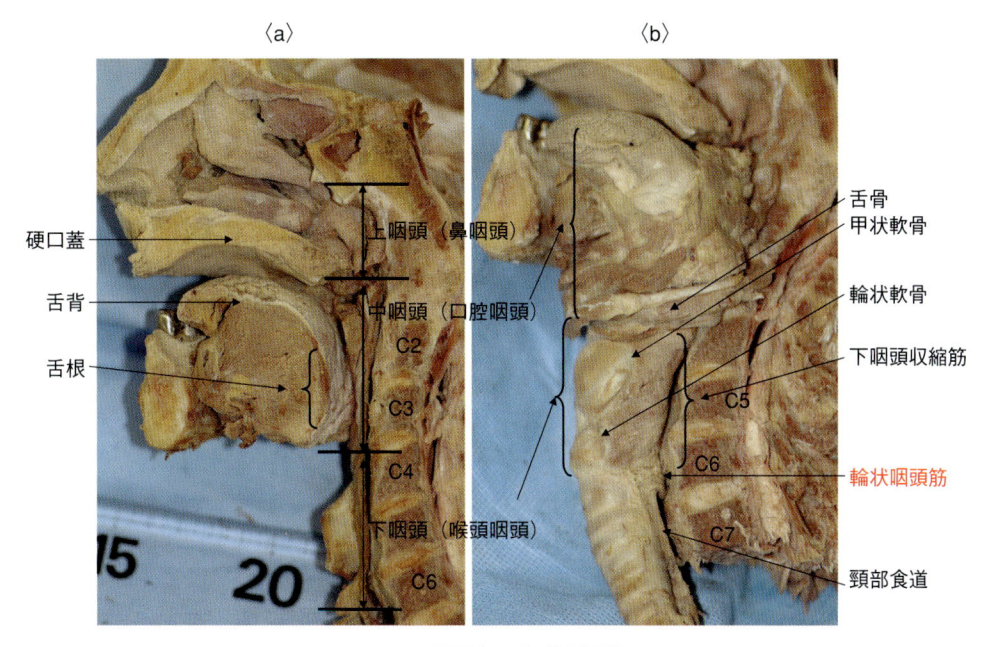

図III-1-3 頭頸部の矢状断面像

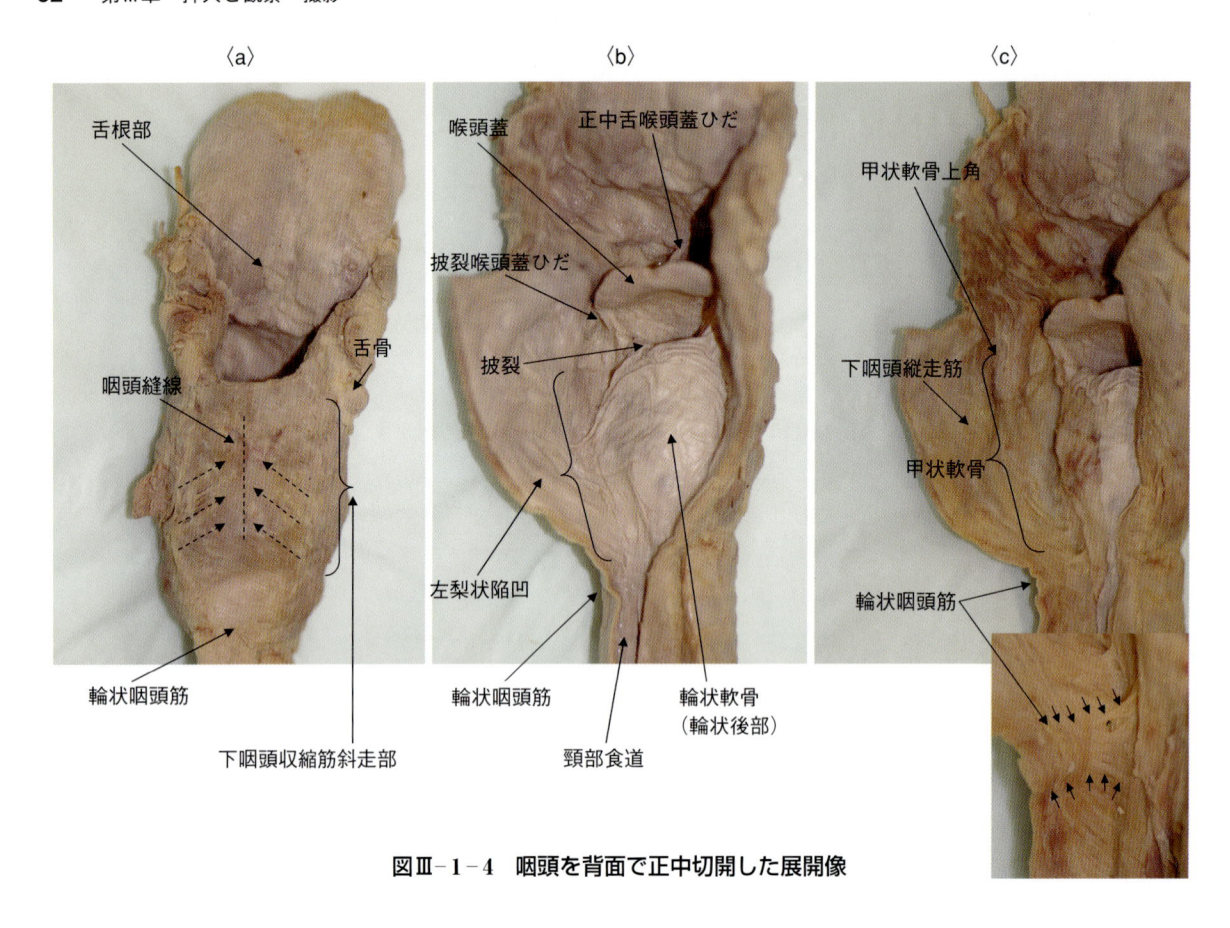

図Ⅲ-1-4　咽頭を背面で正中切開した展開像

り，内視鏡挿入時には**食道入口部**として認識される部位である．その高さは第6頸椎の高さである．気管は輪状軟骨の直下から始まり，頸部食道の腹側を占めている．

● 2．咽頭の解剖（図Ⅲ-1-4）

- 下咽頭収縮筋は，甲状軟骨・輪状軟骨の左右付着部から起始し，頭側方向へ斜走しながら背面の咽頭縫線で両者が合わさる（斜走部）（図Ⅲ-1-4a）．輪状軟骨から起始している一部は，斜走部とは異なって水平に走行し，咽頭縫線が欠落してそのまま反対側まで馬蹄形に連続し，**輪状咽頭筋**となっている．
- 咽頭背面を正中切開した像が図Ⅲ-1-4b である．喉頭蓋・披裂喉頭蓋ひだ・披裂があり，その尾側に輪状軟骨のなだらかな隆起がある．**梨状陥凹**は，披裂喉頭蓋ひだから食道入口部までの咽頭壁と喉頭に囲まれた部分を言い，内視鏡で見たとき窪みのように見えるが，解剖標本ではあまりその実感がない．
- 咽頭の粘膜を剝離して，筋層と甲状軟骨を露出したものが図Ⅲ-1-4c である．甲状軟骨は，その上角が披裂喉頭蓋ひだの高さから出現して，食道入口部に至るまで梨状陥凹の腹側半周を覆っている．下咽頭後壁は，下咽頭収縮筋から成るが，その最内側（粘膜側）には，軟口蓋から連続する咽頭挙筋群（口蓋咽頭

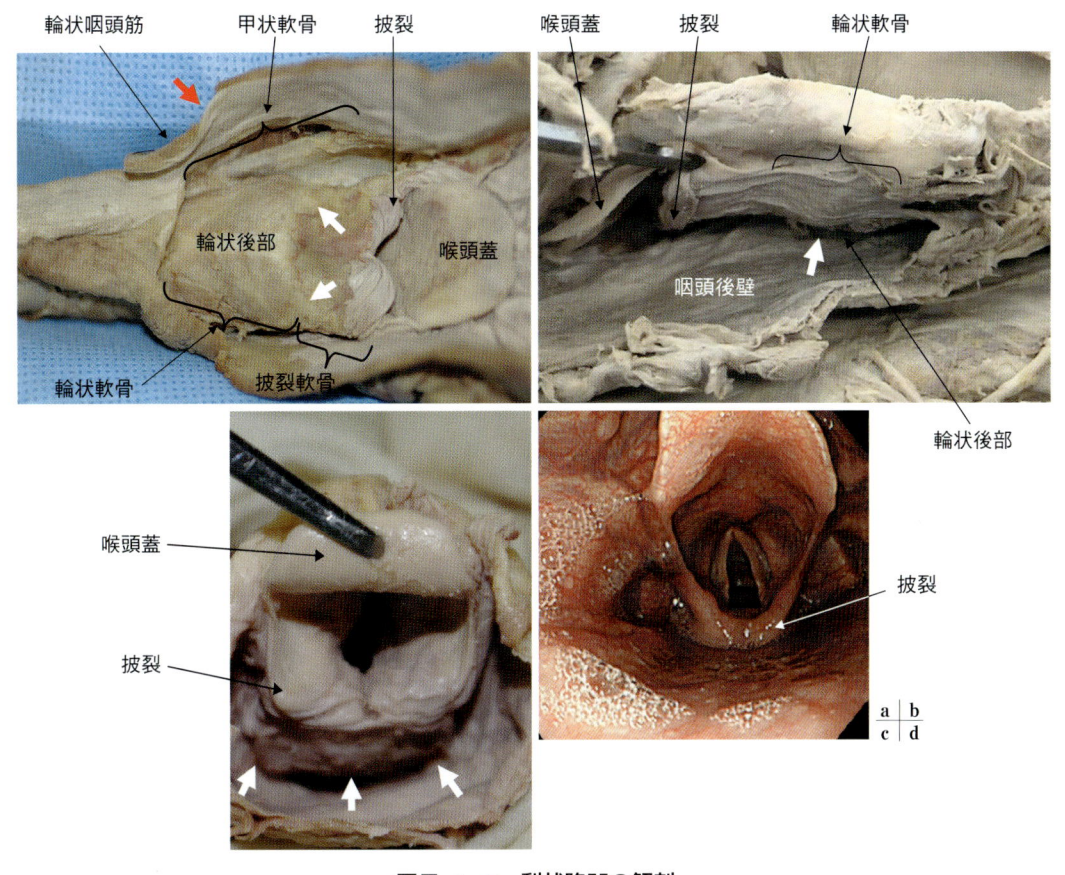

図Ⅲ-1-5 梨状陥凹の解剖

筋，耳管咽頭筋，茎突咽頭筋）が下咽頭縦走筋を形成している．食道入口部には，**輪状咽頭筋**が括約筋として明瞭に輪状に走行している．さらに，その表層を下咽頭縦走筋が頸部食道まで連続して縦走しており，スコープ挿入時に食道入口部粘膜の縦ひだ模様として見えることがある．

3. 梨状陥凹の解剖（図Ⅲ-1-5）

梨状陥凹を中心に輪状軟骨，甲状軟骨，輪状咽頭筋を剖出している．以下の2点に留意してほしい．

① **輪状軟骨（輪状後部）は披裂よりも咽頭後壁側に張り出している**．（図Ⅲ-1-5a～cの白矢印）．図Ⅲ-1-5bは同部位の側面像であるが，披裂に比して輪状後部が下方に張り出していることがわかる（白矢印）．図Ⅲ-1-5cは同部位を正面視しているが，やはり輪状後部が画面5時～7時方向にわたり，披裂よりも下方へ張り出している（白矢印）．実際の内視鏡画面（図Ⅲ-1-5d）では，披裂を越えると食道入口部に到達するように思えるが，この奥にある輪状後部がさらに下方へ向かって張り出しており，スコープ先端はこの張り出しにぶつかりながら食道入口部へ到達しているのである．この張り出しを

越えるために，スコープに若干のダウンアングルをかけることがある．
② スコープ先端が食道入口部に到達したとき，そのエッジに押されて下咽頭壁は伸展菲薄化する．その結果，伸展部は粘膜層だけが露出した状態になる（Killianの脆弱部，図Ⅲ-1-5aの赤矢印）．

Ⅳ 口腔から食道入口部へのスコープ挿入の原理（図Ⅲ-1-6）

- 口腔内に水平に挿入されたスコープは，咽頭で約90°尾側へ方向転換し，食道入口部へ向けて前進する．しかし，これは力学法則上は無理がある（図Ⅲ-1-6a）．
- スコープ先端が食道入口部直前にさしかかった状態が図Ⅲ-1-6bである．内視鏡医がスコープを進めるためにスコープを押しても，その力はスコープを咽頭後壁を強く押し付けることに大半が使われ（黒矢印），スコープの前進にはあまり使われていない（赤矢印）．
- スコープが咽頭後壁上を滑り始めて前進し，食道入口部を越えたあたりになると（図Ⅲ-1-6c），スコープの軟性部が適度なカーブを持ち始め（黄色線），これによりスコープの咽頭後壁を押す力が減少するとともに，スコープを前進させる力が大きくなってくる．しかしながら，今度はスコープ軟性部が舌根部を圧迫するようになる（青矢印）．
- つまり，スコープが咽頭を通過する際には，最初に咽頭後壁を圧迫する力が加わり，その力はスコープ先端が食道入口部の時点でもっとも大きく，食道入口部を通過後は小さくなるが，今度は舌根部がスコープ軟性部で圧迫され始めるのである．

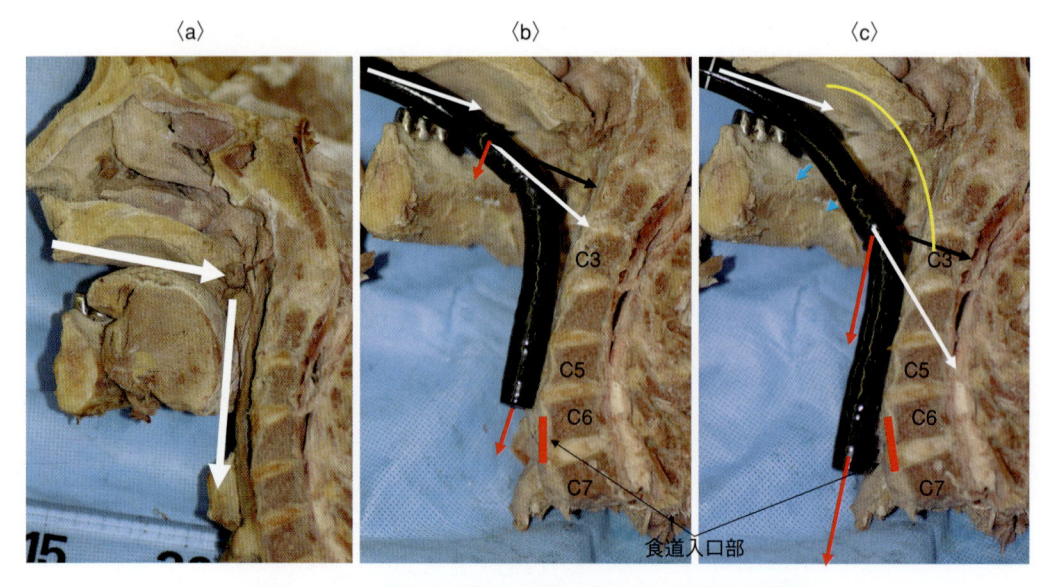

図Ⅲ-1-6 口腔から食道入口部へのスコープ挿入の原理

- したがって，スコープが食道入口部を通過する際には，**知覚神経が密に分布する咽頭後壁と舌根部の両者を圧迫することとなる**．中咽頭後壁は知覚神経が密だが，下咽頭後壁はあまり密ではないので，**咽頭反射を起こさないためには，いかにしてスコープの中咽頭後壁への接触を最小限にするかが重要であり，これには舌の形状が大きく影響する**．
- 舌根部への圧迫については，十分な表面麻酔を効かせる以外に対策はなく，舌根部への接触が皆無である点が，経鼻内視鏡の最大の利点である．
- もうひとつ注意すべき点は**頸椎（一部胸椎）の彎曲**である．図Ⅲ-1-6b，cを見てわかるように，スコープは咽頭後壁つまり頸椎に強く押し付けられ，その彎曲に沿って食道入口部の方向へ前進する．しかしながら，頸椎の彎曲が不適切であると，スコープがその彎曲に沿って進むことができず，挿入が困難になる可能性がある．

1. 舌がスコープ挿入に及ぼす影響（図Ⅲ-1-7）

スコープを口腔から咽頭へと挿入する際に，舌の形状は挿入の難易度に大きく影響する．

- 口蓋舌筋は，横舌筋（内舌筋の構成筋）から始まり口蓋腱膜（軟口蓋）に終わり口蓋舌弓を形成している．同筋が収縮すると，舌根部は挙上し軟口蓋は下がり口峡は狭くなる（図Ⅲ-1-11参照）．
- スコープ挿入時に，同筋が収縮し舌根部が挙上した場合を想定したものが図Ⅲ-1-7である．スコープ彎曲部は咽頭方向へ方向を変えようとしているが，挙上した舌根部（黄矢印）が邪魔になり十分に方向転換できず，さらに強いアップアングルをかけるとスコープ先端で舌根部を圧迫してしまう（図Ⅲ-1-7a，黒矢印）．

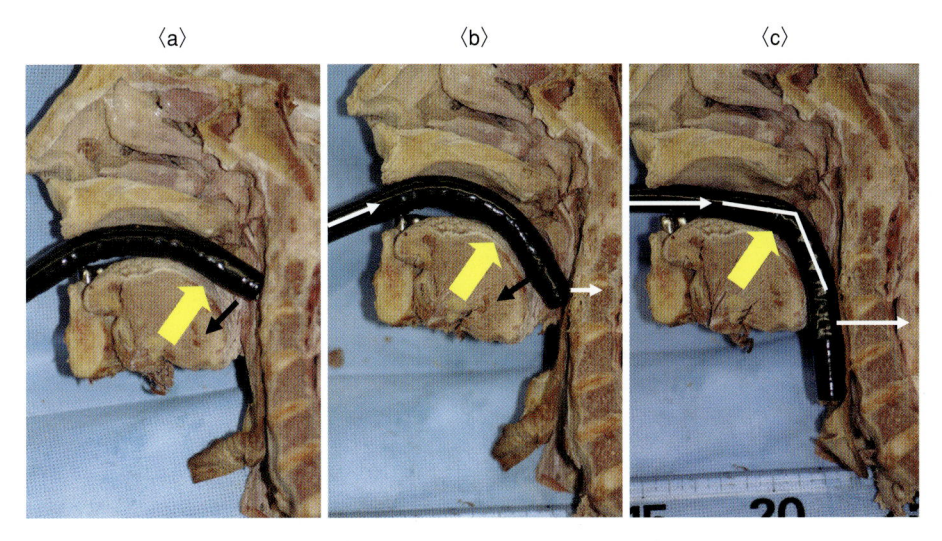

図Ⅲ-1-7 舌根部が挙上した場合のスコープ挿入経路

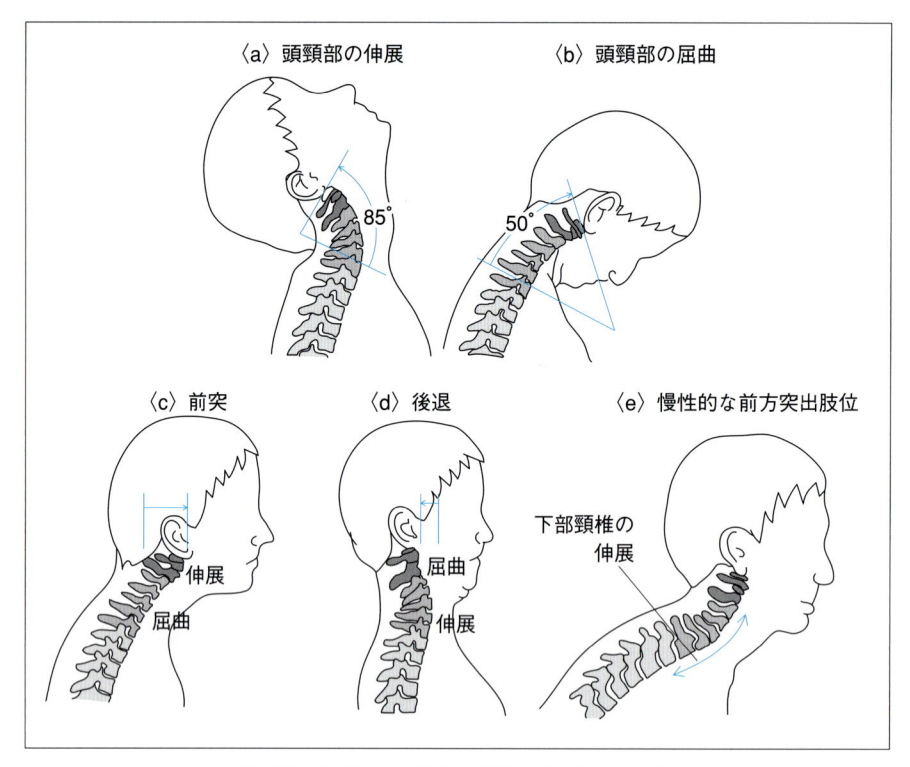

図Ⅲ-1-8 頭頸部の伸展・屈曲時の頸椎の模式図〔文献2) より引用〕
〈c〉と〈e〉は外見はどちらも頭部が前方に突出しているが，前者の下部頸椎が屈曲しているのに対して後者は伸展していることに注意．

- もしこのままスコープを押せば，その先端は中咽頭後壁を強く押し付けることになる（図Ⅲ-1-7b，白小矢印）．
- スコープ先端が舌根部を何とか越えて食道入口部近くまで到達しても，舌根部の挙上により，スコープ軟性部と彎曲部のなす角度が直角に近くなってしまう．このため，内視鏡医がスコープを押しても，その大半の力は咽頭後壁を強く押し付ける力として使われ，スコープ自身は食道入口部方向へ前進しない（図Ⅲ-1-7c，白矢印）．いずれの場合も，咽頭反射を誘発する可能性があり，挿入を難しくする．**スコープ挿入時には舌根部を挙上させないことが重要であり**，万一挙上している場合は，後述するように"口で深呼吸をさせる"などの工夫が必要となる（第Ⅵ項を参照）．

2. 頸椎の彎曲がスコープ挿入に及ぼす影響（図Ⅲ-1-8, 9）

- 頸椎は上部頸椎（環椎後頭関節 C0/C1 と環軸関節 C1/C2）と下部頸椎（C3〜C7）から成る．頭部の可動域（下部頸椎は固定したまま上部頸椎の関節運動のみで頭部を可動する）は約15°である．頸部の可動域（上部頸椎は固定したまま下部頸椎の関節運動のみで頸部を可動する）は伸展域70°，屈曲域35°であり，両者を合わせると可動域は伸展域85°（図Ⅲ-1-8a），屈曲域

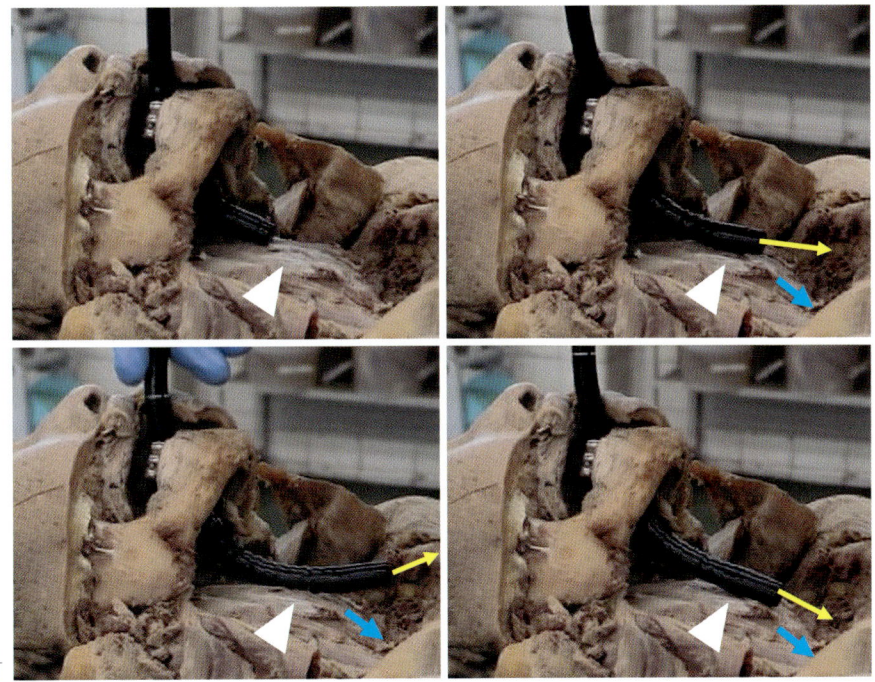

図Ⅲ-1-9　図Ⅲ-1-8〈e〉の肢位例にスコープを挿入した場合のスコープ挿入経路
青矢印：胸椎（食道）のある方向，黄色矢印：スコープが前進する方向
白矢頭：食道入口部（C6）

50°（図Ⅲ-1-8b）である[2]．

- スコープ挿入時にもっとも理想的な頸椎の彎曲は，**頭蓋を前方に突出した肢位（head forward position）**である（図Ⅲ-1-8c）[2]．上部頸椎は軽度に伸展し，下部頸椎はやや屈曲して，下咽頭から食道入口部（C6レベル）さらに頸部食道（胸椎レベル）までほぼ一直線上となる．ただし，上部頸椎の伸展は15°程度が限界であり，これ以上頭部を伸展させる（あごを上方へ反らせる）と，下部頸椎の伸展が始まり，理想的な下部頸椎の屈曲がくずれてしまうので注意を要する（極端な例が図Ⅲ-1-8aである）．

- 逆に，頭部を後退させた肢位が図Ⅲ-1-8dである．上部頸椎は屈曲し，下部頸椎は伸展している．スコープに対して恐怖感が強いと，自然にこのように頭部が後退してしまうことがあるが，スコープの挿入が難しくなることは一目瞭然である．

- 注意を要する症例は，慢性的に頭部が前突している症例である（図Ⅲ-1-8e）．高齢者や猫背の人に見られ，一見するとスコープ挿入に理想的に思えるが，このような症例では上部胸椎が屈曲しており，それを代償するために**下部頸椎はむしろ過伸展している**（図Ⅲ-1-8aに近い状態である）[2]．

- このような症例に，実際にスコープを挿入したのが図Ⅲ-1-9である（食道入口部に相当するC6を白矢頭で示す）．最初に，スコープ先端が伸展している頸椎に当たり（図Ⅲ-1-9a），ついで，スコープ彎曲部が同頸椎に当たって，

はじかれるような形で食道方向（青矢印）よりも腹側方向にずれていく（図Ⅲ-1-9b, 黄色矢印）．
- さらに上下アングルノブをフリーにしたままスコープを進めると，図Ⅲ-1-9c のように両者の進行方向のずれは，ますます大きくなる．図Ⅲ-1-9d は意識的にアングルノブにダウンアングルをかけた状態であり，スコープは何とか食道と同じ方向へ向いている．
- このように，スコープの進行方向が頸椎・胸椎の彎曲とずれると，たとえ嚥下運動を行っても，食道入口部を通過することは困難である．このような肢位の症例に挿入する際には，上記のような頸椎の彎曲に注意してほしい．

Ⅴ 口腔から食道入口部への実際のスコープ挿入法（図Ⅲ-1-10）

スコープを口腔から咽頭を経て食道入口部まで挿入したときの，内視鏡画面とスコープの位置関係およびアップダウンアングルノブ操作を図Ⅲ-1-10 に示す．左右アングルは使用せず中立位置とする．スコープ上の青丸印は彎曲部と軟性部の接続部である．

- 図Ⅲ-1-10a は舌根部，喉頭蓋，輪状軟骨，食道入口部の位置を示す．
- スコープは，被検者の体軸とスコープ長軸を一致させ，アップアングルが舌背方向にかかるように保持して挿入を開始する（図Ⅲ-1-10b）．**電子内視鏡では，アップアングル方向が内視鏡画面上の 0 時方向に表示される**ので，画面 0 時方向に舌背，6 時方向に硬口蓋が映る．舌背のカーブに沿わせるように，スコープに徐々に進めながら少しずつアップアングルをかけていく．
- スコープ先端が舌根部の手前に到達すると，口峡が開いていれば，舌背と軟口蓋の隙間から中咽頭が見えてくる（図Ⅲ-1-10c）．ここでさらにアップアングルを加えながらスコープを進める．
- 舌根部が 0 時方向に見えると，同時に喉頭蓋が見えてくる（図Ⅲ-1-10d）．さらにアップアングルをやや加えながらスコープを進めると，喉頭蓋を越えて披裂と喉頭口が見えてくる．このあたりから，スコープ先端が咽頭後壁に接触し始め，スコープを押すことにより咽頭後壁がスコープで圧迫されるようになる．咽頭反射は，このあたりから起こり始めることが多い．梨状陥凹の解剖で述べたように，披裂を越えると輪状後部が画面 5 時から 7 時方向へ張り出しているので，画面 6 時方向の正中部からスコープを挿入することは難しい．このため，原則的には左梨状陥凹へスコープを進める．
- スコープ先端は左梨状陥凹の奥に到達し，食道入口部の手前にある（図Ⅲ-1-10e）．このあたりから，アップアングルをダウンアングル方向へ少しずつ戻し始める．口蓋舌筋が弛緩し，広い口峡でスコープ彎曲部にスムースにアップアングルをかけることができれば，この図のように，スコープ先端は中咽頭後壁へほとんど接触せずに，下咽頭まで進むことができるので，咽頭反射が誘発されることは少ない．理想的なルートである．まだこの時点では，スコープによる

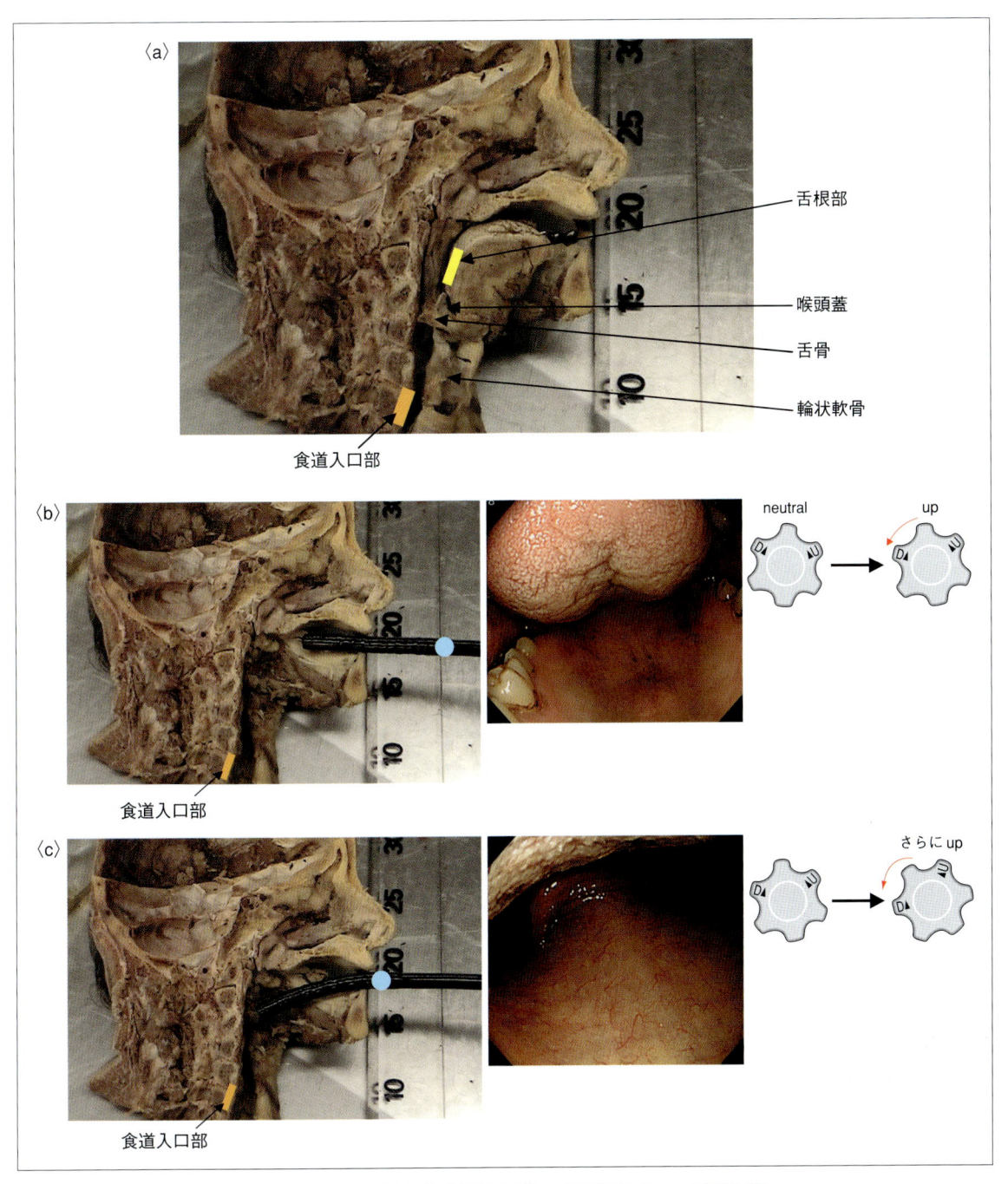

図Ⅲ-1-10 口腔から食道入口部への実際のスコープ挿入法

舌根部への圧迫は少ない．
- スコープ先端は，食道入口部から輪状咽頭筋を越えて頸部食道に進んでいる（図Ⅲ-1-10f）．アングルノブは引き続きダウンアングル方向へ戻している．スコープ先端はすでに頸部食道に到達しているが，スコープ彎曲部の大半はまだ梨状陥凹内にあり，**彎曲部全体が直線状になって下咽頭を圧迫していること**

70　第III章　挿入と観察・撮影

⟨d⟩

食道入口部

さらに up

⟨e⟩

食道入口部

down 方向へ戻す

⟨f⟩

食道入口部

down 方向へ戻す

⟨g⟩

食道入口部

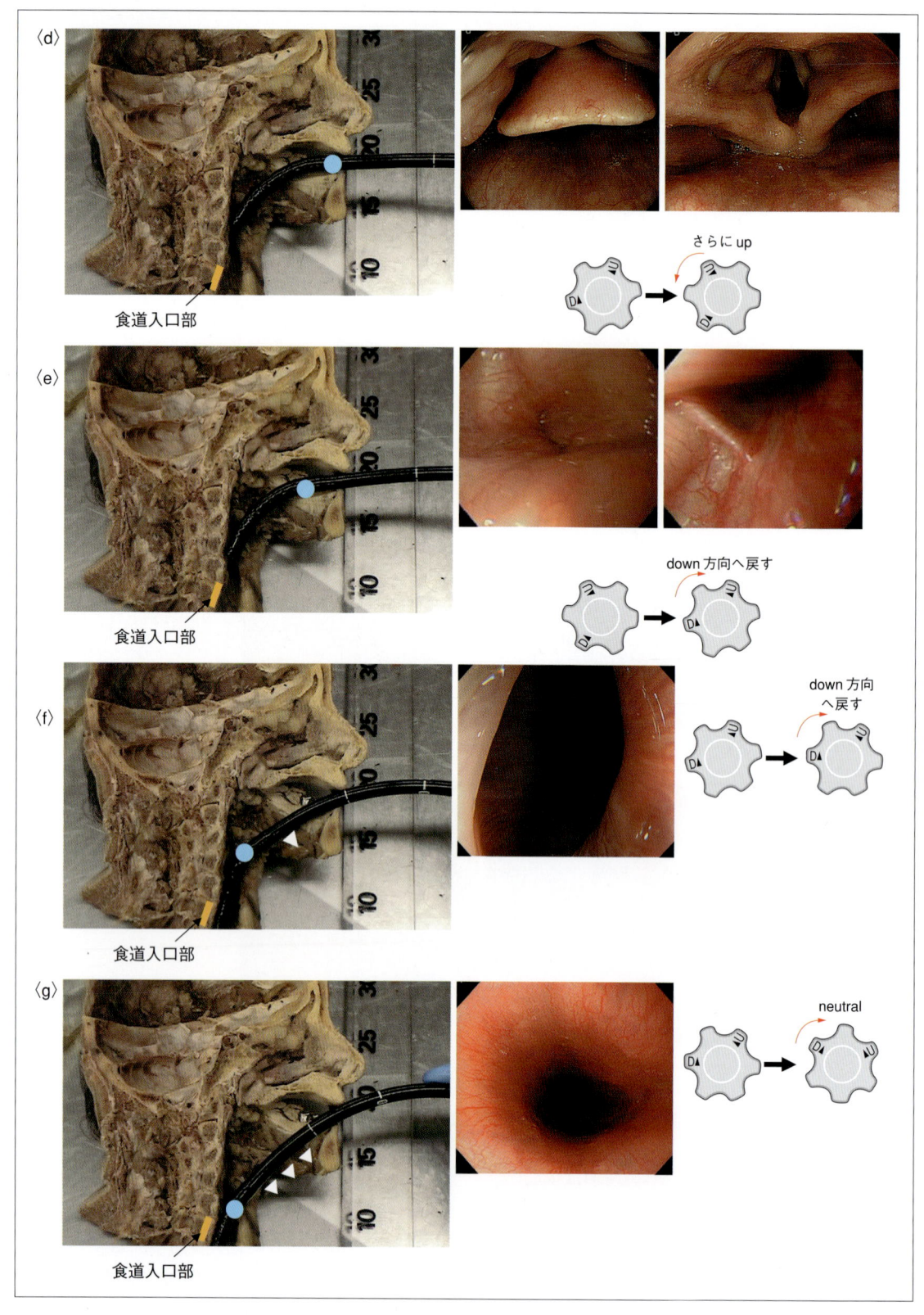

neutral

図III-1-10　（つづき）

に注意してほしい．スコープ彎曲部が完全に食道入口部を越えるには，さらに5センチほど進める必要がある．また，図Ⅲ-1-10e に比して舌根部の圧迫は強くなっている（白矢頭）．

- スコープ先端はさらに前進し，スコープ彎曲部全体がほぼ食道内に挿入されている（図Ⅲ-1-10g）．アングルノブは中立位置まで戻っている．この時点では，もはやスコープが咽頭壁に接触することはないが，こんどはスコープ軟性部が舌根部を含めた舌全体を強く圧迫していることがわかる（白矢頭）．スコープが頸部食道に挿入された後に起こる咽頭反射は，この舌への強い圧迫が原因と推測される．

Ⅵ 軟口蓋と舌を通過する際の注意点（呼吸との関係について）

- ヒトの呼吸には鼻呼吸と口呼吸がある．通常ヒトは口を閉じて鼻呼吸をするが，この時は口蓋舌筋などにより軟口蓋は引き下がり，舌根部は逆に引き上げられて，両者は密に接触し口峡は閉鎖している（図Ⅲ-1-11a）．口腔内で食物を

a：鼻呼吸
　軟口蓋と舌根は密着し口峡は閉鎖されている．

b：口呼吸
　軟口蓋は挙上して鼻咽頭を閉鎖し，舌根は前下方へ移動して口峡が開放され咽頭が見えるようになる．

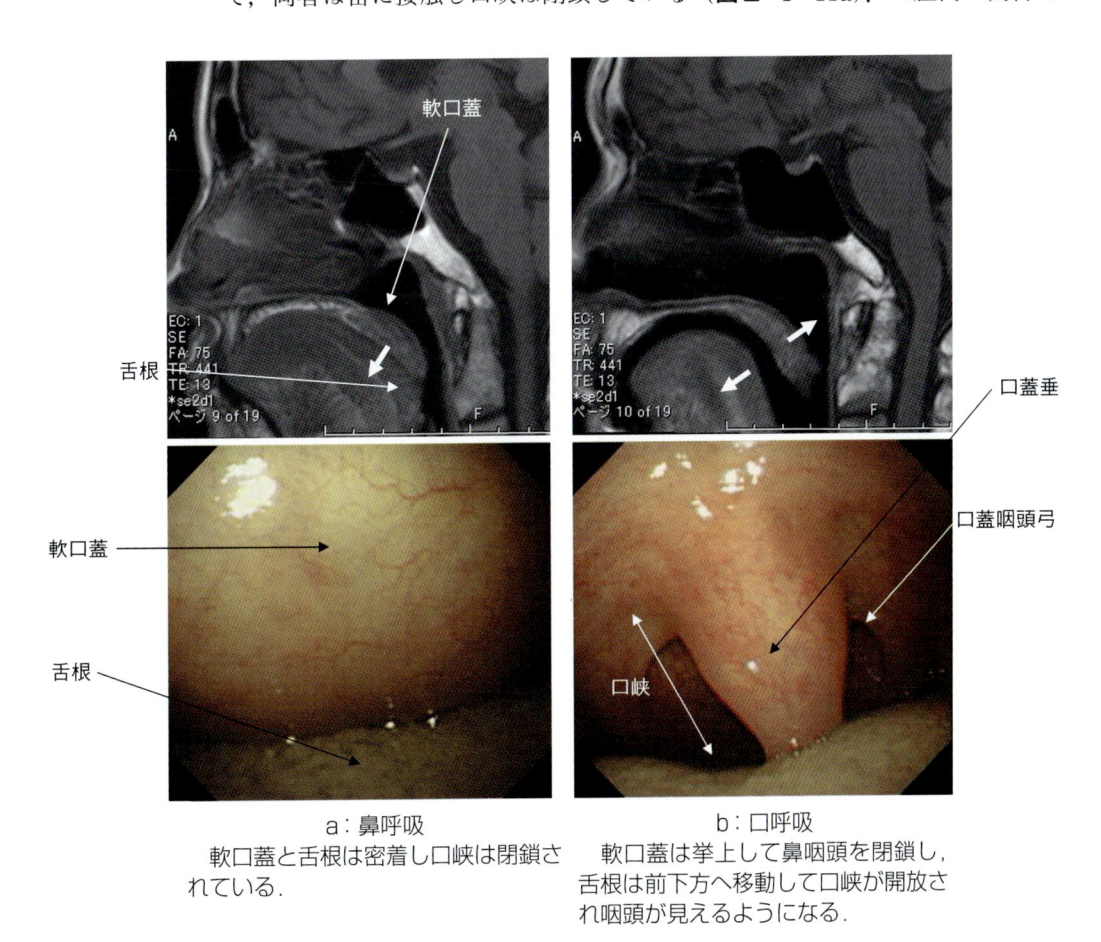

図Ⅲ-1-11　鼻呼吸と口呼吸
上段は MRI 像，下段は内視鏡を口腔内へ挿入したときの画像である．

咀嚼していても誤嚥せずに鼻呼吸ができるのは，この両者によって口腔と咽頭がほぼ完全に遮蔽されており，嚥下しないかぎり食物は咽頭内へ流入せず，鼻腔から咽頭を経て喉頭に連なる空気の通り道ができるからである．キシロカインビスカス®を口腔内に含んだときも同様であり，キシロカインビスカス®は咽頭内へ流入しないようになっている．

- 口呼吸では，軟口蓋は挙上して鼻腔と咽頭間を遮断し（鼻咽頭閉鎖），舌は全体に前下方へ移動して口腔から咽頭への空気の通り道が形成される（**図Ⅲ-1-11b**）．
- 図Ⅲ-1-11の下段には，鼻呼吸と口呼吸を行った時の内視鏡画面を示している．鼻呼吸をすると，軟口蓋と舌がぴったりと密着して咽頭が見えない．口呼吸になると軟口蓋が挙上して舌根が下がり，口峡が開放されて咽頭が観察可能となる．
- 内視鏡挿入時に緊張が強いと，舌根が挙上して図Ⅲ-1-11aのような状態になり，視野が取れないうえにスコープの挿入を物理的に阻むことがある．その際には"口で深呼吸"をさせたり（内視鏡挿入時はマウスピースを噛むと口を開けた状態になるので自然と口呼吸になることが多い），"口をぽかんと開けてください"などと指示すると，図Ⅲ-1-11bのように口峡が開放されて視野が展開できることが多い．
- 呼吸は，輪状咽頭筋の筋緊張に対しても影響しているようである．経験的には，大きく息を吸わせた後に"フー"と息を吐かせると，輪状咽頭筋を含めた咽頭全体の筋緊張が低下することが多い．息を吐かせたタイミングに，スコープを食道入口部へ挿入すると，スムースに挿入できることがある．

Ⅶ 梨状陥凹を通過する際の注意点（図Ⅲ-1-12, 13）

- スコープが，左梨状陥凹に挿入され食道入口部に到達するまでの解剖と，実際の内視鏡画面との対比を図Ⅲ-1-12に示す．図Ⅲ-1-12中段は軟骨，筋層を露出した左梨状陥凹標本にスコープを挿入したときの内視鏡画面であり，下段はこれに相当する実際の内視鏡画面である．
- 位置③では，スコープ先端が左梨状陥凹につきあたり，食道入口部が盲端様に見えている．
- **位置④では，さらにスコープ先端部が収縮した輪状咽頭筋にぶつかり，内視鏡医がスコープに抵抗を感じている状態を示している**．画面右上に食道につながる管腔が見えている．画面下半分は粘膜がそそり立っているように見えるが，これは収縮した輪状咽頭筋であることがわかる．
- スコープが位置④のときのKillian脆弱部の様子を図Ⅲ-1-13a, bに示す．スコープ先端が，収縮した輪状咽頭筋にぶつかって前進できず，スコープ先端のエッジによって下咽頭壁が伸展菲薄化している（赤矢印）．この赤矢印部位は下咽頭収縮筋斜走部と輪状咽頭筋の境界部分であり，同部位がスコープ先端で

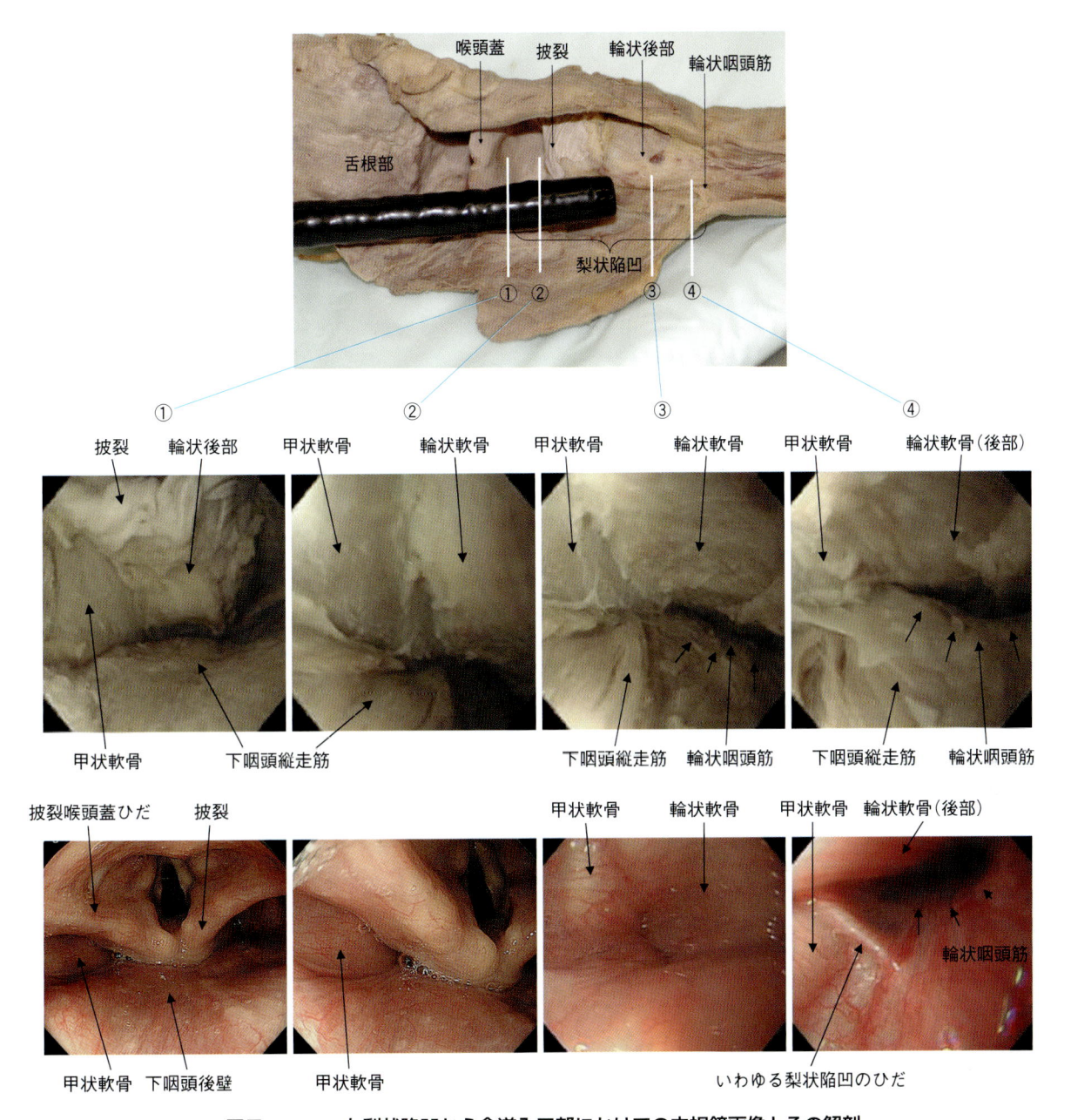

図Ⅲ-1-12 左梨状陥凹から食道入口部にかけての内視鏡画像とその解剖

伸展菲薄化すると，筋走行の方向が違うために，筋層がなくなり粘膜層だけになる．このため Killian の脆弱部と言われている．

- スコープを押しても抵抗があり，位置④のような内視鏡画面のときは，スコープ先端が収縮した輪状咽頭筋にぶつかっていることと，Killian 脆弱部が伸展菲薄化していることを思い浮かべほしい．このまま無理にスコープを押し続ければ，同脆弱部に裂傷をきたす危険がある．ここで，スコープを時計回り（右回し）に若干ねじると，スコープ先端が白矢印のように正中方向へ向いて，頸

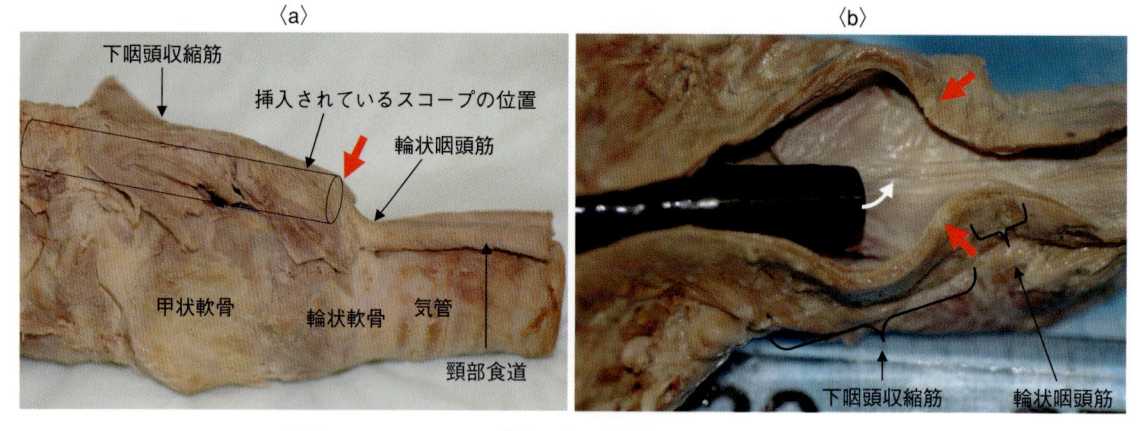

図Ⅲ-1-13 スコープ挿入時の梨状陥凹と Killian 脆弱部
スコープ先端は収縮した輪状咽頭筋によってせき止められ，スコープ先端部のエッジにより輪状咽頭筋直上の Killian 脆弱部は伸展している（赤矢印）．この時の内視鏡画像が図Ⅲ-1-12 ④に相当する．この画面の状態でスコープを無理に押し続ければ Killian 脆弱部が過伸展し損傷する危険がある．

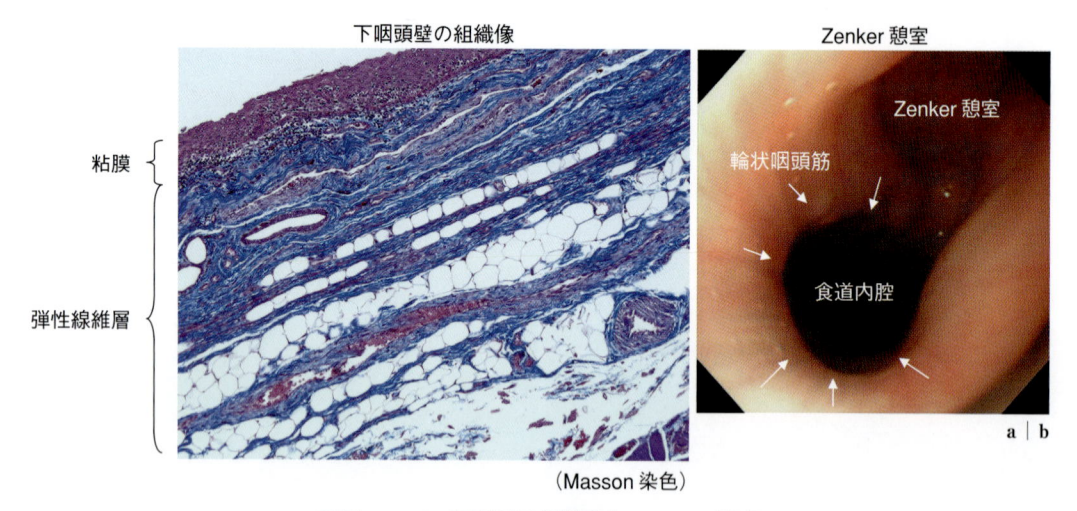

図Ⅲ-1-14 咽頭壁の組織像と Zenker 憩室
下咽頭壁は弾性線維層が分厚いため筋層は画面内に入っていない．

部食道へ挿入されることがある（図Ⅲ-1-13b）．あるいは，ややスコープを引き戻してから嚥下運動をさせても良い．
- 咽頭壁は，消化管粘膜と異なり，粘膜筋板がなく粘膜下層がはっきりしないが，著明に発達した弾性線維層があり強靱なので，一般的に同部位の穿孔は起きにくい（図Ⅲ-1-14a）．しかし，激しい咽頭・咳反射のために被検者自身が急激な加速度で体動した場合や，Zenker 憩室（筋層が欠落し粘膜層のみからなる仮性憩室で Killian 脆弱部が好発部位である：図Ⅲ-1-14b）がある場合は注意を要する．

VIII スコープの操作法

1. スコープ操作部の持ち方（図Ⅲ-1-15）

- 操作部とは，スコープのアングルノブや吸引用ボタン，送気送水用ボタン，フリーズ・レリーズボタンがある部分をいう．
- 操作部は左手で把持し，左手指でこれらの装置を操作する．操作部をあまり強く握ると手指が上手く動かなくなり，正確な操作が難しくなる．まず，第四，五指と手掌で操作部全体をしっかりと把持する．第一指は上下・左右のアングルノブとレリーズボタンを操作する．第二指でフリーズボタンと吸引ボタン・送気送水ボタンを操作する．第三指はアングルノブのダウンアングルをかける際などの補助として使用する．
- Twist操作で，強いアップアングルに加えてさらに左右アングルをかけるときには，右手による操作が必要になることもある．

2. スコープ軟性部の持ち方（図Ⅲ-1-16）

- スコープ軟性部は先端から20〜30cmあたりを右手で軽く把持する．これは，食道入口部が切歯から20cm前後にあり，ここまではなるべくスコープを持ち換えずに連続して挿入したいからである．
- 保持方法にはシェイクハンド（shakehand）型（握手に似た保持）とペンホルダー（pen holder）型（ペンの持ち方に似た保持）がある．どちらでも良いが，内視鏡先端部の抵抗感を手指が鋭敏に感知できるように，ソフトに保持することが大切である．強く棒握りしてはならない．ただし，あまり柔らかく保持すると挿入中にスコープがたわんだり軸がぶれるので注意する．

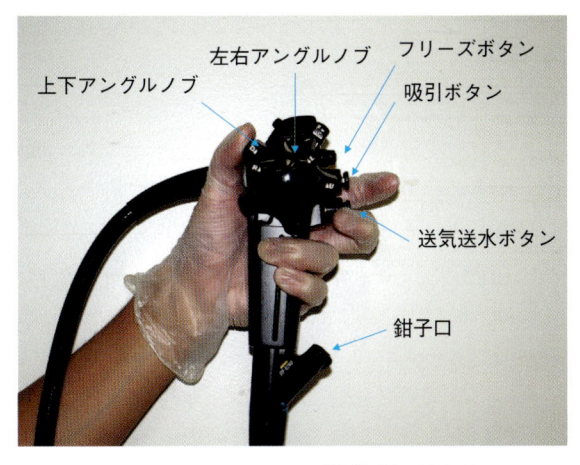

図Ⅲ-1-15 スコープ操作部の持ち方

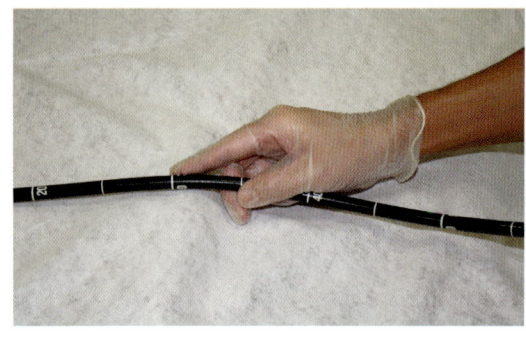

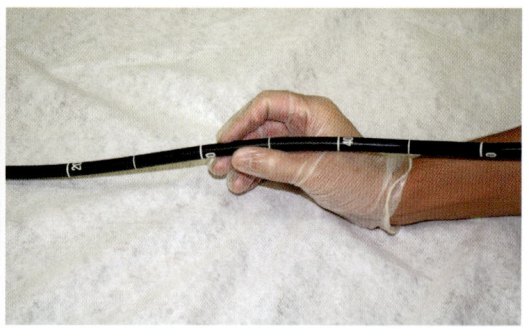

シェイクハンド shakehand 型　　　　　　　　ペンホルダー pen holder 型

図Ⅲ-1-16　スコープ軟性部の持ち方

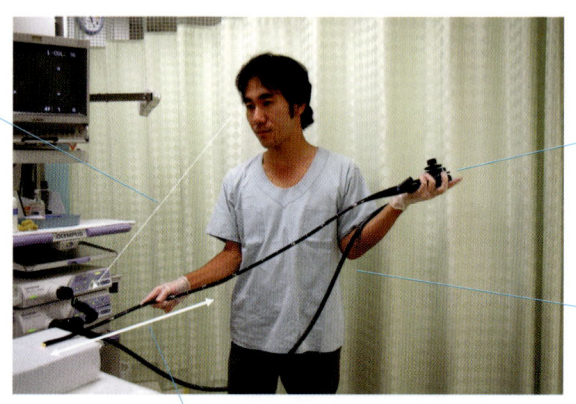

内視鏡画面だけでなく被検者の状態やスコープのたわみがないか確認する

操作部を把持する際に左手首が傾かないようにする

脇を締める

先端から 50 cm ほどはなるべく水平にする

図Ⅲ-1-17　スコープ全体の持ち方

● 3. スコープ全体の持ち方（図Ⅲ-1-17）

もっとも古典的でシンプルな持ち方について説明する．

- 原則的に，スコープは先端部から操作部に至るまでなるべく直線化して保持し，ねじれやたわみ，曲がりを極力作らないほうが良い．そのほうがスコープの軸がぶれにくく，手元の操作トルクがスコープ先端まで素早く正確に伝わるからである．スコープ重量を支えて正確なアングル操作を行うためには左肘関節を躯幹に添わせた，いわゆる"脇を締めた"状態が良い．
- スコープ先端部から 50 cm あたりまでは，なるべくスコープが水平となり被検者の躯幹長軸と一致するように保持する．この部分が水平に保たれないと，スコープ先端部が被検者の体軸からずれて，梨状陥凹に誤った進入角度でアプローチしてしまい，挿入が上手くいかないことが多くなる．
- 挿入時はどうしても内視鏡画面に集中してしまう．初心者は画面上で視野が展開できるようにスコープを色々と操作してしまうが，かえって軸がずれてしまい，スコープ先端部が誤った方向へ向いていることも多い．挿入が上手くいかないときは，視線を一度内視鏡画面からスコープに移して，スコープ軸のずれやたわみ，方向を再確認したほうが良い．

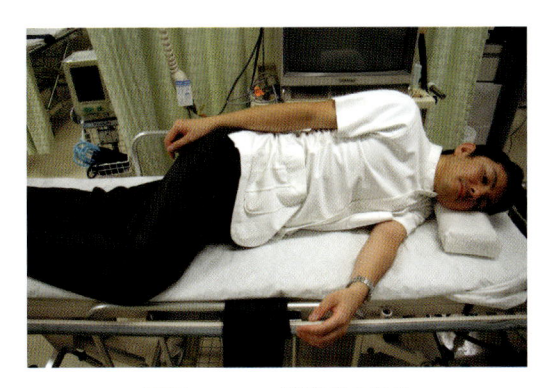

図Ⅲ-1-18　被検者の体位

Ⅸ　被検者の体位（図Ⅲ-1-18）

内視鏡挿入を成功させるうえでもっとも重要なポイントは被検者の体位である． スコープ挿入が上手くいかないときは，一度スコープを抜去して被検者の体位を再度確認してほしい．

① 脱着可能な義歯は取り外し，ぐらついている歯があればその位置と本数を確認する．
② 胸腹部を締め付けている下着やベルト類は脱衣するか緩める．
③ 被検者は検査台に左側臥位となる．両肩を結ぶ線は検査台面に垂直とする．
④ 頭部，頸部と躯幹を結ぶ体軸を一直線上にする．このためには検査枕の高さが重要であり，被検者の肩幅に合ったものを選ぶ．不適切な枕を使用すると，スコープの進入経路がカーブを描いてしまい，一直線上にならない．
⑤ 頭部・頸部と躯幹の前額面が，検査台面に垂直になるようにする．被検者に左側臥位になってもらうと，やや天井方向を見上げる斜位になることが多い．左下肢は伸展し右下肢は膝関節をやや屈曲させて左下肢の上にクロスさせ検査台面に接触させると体位が安定する．
⑥ 頭頸部については，前述したように頭部を前方へ突出させた体位（head forward position）とする．過度にあごを上方へ反らせないように気をつける．

補記：本章における解剖学的検討は，死体解剖保存法およびいわゆる献体法に則り，医学教育・研究について御遺体・御遺族の承諾が得られた御献体を用いて，本学解剖学講座教授の指導下に本学解剖室にて施行されている．

文　献

1) Mu L, Sanders I : Sensory nerve supply of the human oro- and laryngopharynx : a preliminary study. Anat Rec　2000；258：406-420
2) Neumann DA：第9章　体軸骨格：骨と関節構造．嶋田智明，平田総一郎 監訳：筋骨格系のキネシオロジー．2005, p.267-327, 医歯薬出版，東京

（荒川廣志，河合良訓）

2. 経鼻内視鏡の操作法および鼻腔内挿入法

> ☞ ポイント
> □ 経鼻内視鏡の挿入においては，鼻腔の解剖を十分理解する必要がある．
> □ 経鼻内視鏡の挿入においては，右手および左手の協調操作によるスコープの回旋が有効である．

I 鼻腔の解剖

　まず，当然のことではあるが，スコープを挿入する鼻腔の解剖学的特徴を把握することが必要となる．

●鼻腔内解剖学的な知識

　鼻腔は鼻中隔により左右に仕切られている．また，その外側壁には鼻腔内の加温・加湿機能および表面積を増やすために，屋根の軒のように見える最上鼻甲介，上鼻甲介，中鼻甲介，下鼻甲介がある．最上鼻甲介および上鼻甲介は通常の視診では見えない（図Ⅲ-2-1, 2）．それぞれの甲介の側壁側との間の通路を最上鼻道，上鼻道，中鼻道，下鼻道と呼ぶ（図Ⅲ-2-2）．さらに各鼻甲介の正中側と鼻中隔の間の共通の通路を総鼻道と呼ぶ（図Ⅲ-2-1）．
　鼻中隔側（正中側）には，前篩骨動脈，中隔後鼻動脈，大口蓋動脈，上唇動脈，蝶口蓋動脈が吻合し粘膜内に密な血管網をつくるキーゼルバッハ部位がある．粘膜の軽い損傷でも鼻出血を起こすので注意を有する（図Ⅲ-2-3）．

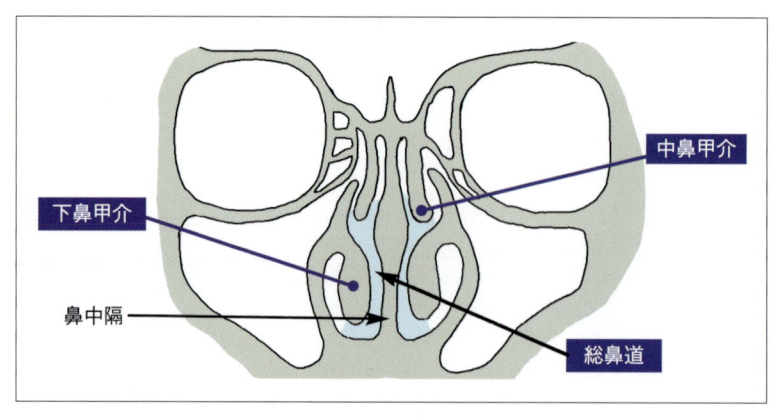

図Ⅲ-2-1　鼻腔の解剖 ①

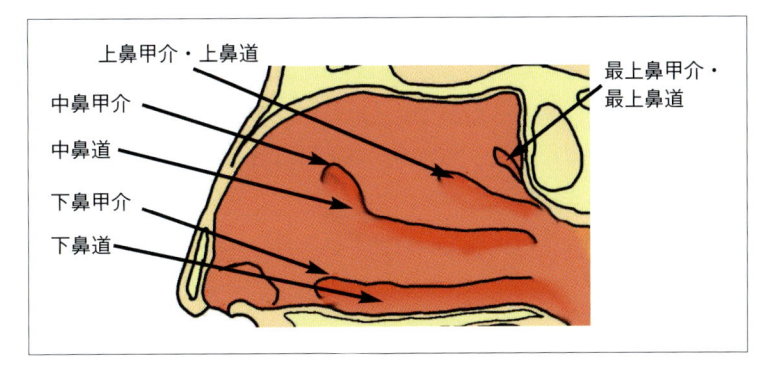

図Ⅲ-2-2　鼻腔の解剖②

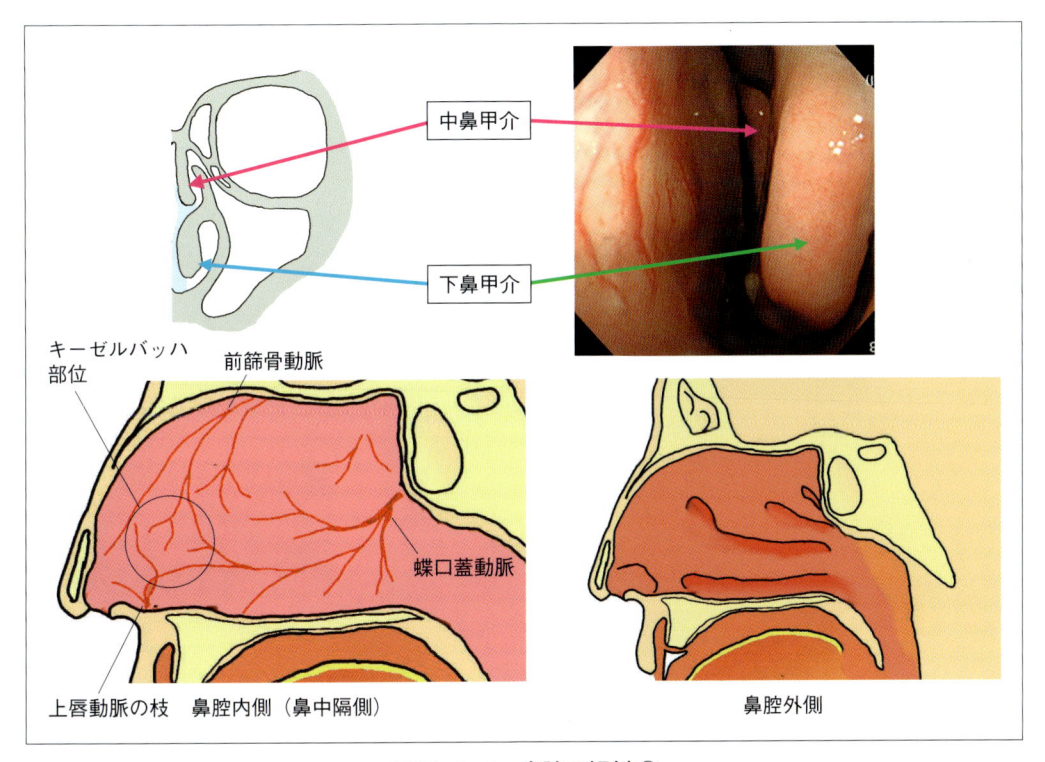

図Ⅲ-2-3　鼻腔の解剖③

Ⅱ　鼻腔の選択

　　私どもの施設では，前処置はまず
① プリビナ®点鼻（鼻腔を拡張，両側鼻腔）
② 4％キシロカイン®スプレー麻酔（両側鼻腔）
③ もう一度4％キシロカイン®麻酔（両側鼻腔）
④ 最後に咽頭麻酔の意味も含め，2％キシロカイン®ビスカス1.5 ml ずつ（両側鼻腔）を行う．

この最後に行うビスカスの鼻腔内へ入る様子で鼻腔を選択し利用する．つまり広い鼻腔側ではすぐにビスカスが咽頭に流れるが，狭い鼻腔側ではビスカスが外鼻孔に留まり，咽頭へなかなか流れない．著者は，ビスカスが流れのよい鼻腔側にまずスコープを挿入している．あとは患者に"どちらの鼻がいつも通りがよいか"を聞いて参考にしている．

前処置方法の違いにより，多少方法は異なる．

III 鼻腔通過法

基本的原則として，
・鼻腔内では内視鏡画像が上下左右に反転して見える（図III-2-4）．
・鼻腔内では，原則送気・送水は可能であり，これにより視野を確保することが重要．
・スコープの操作はゆっくり（スローモーションのイメージ）．
・ブラインド操作は絶対行わない．

1．鼻腔内挿入

挿入の前には必ずスコープを一直線にし，左右アングルはフリーにする．送気・送水機能を確認する．この症例では，先に述べたようにビスカスの通過が左

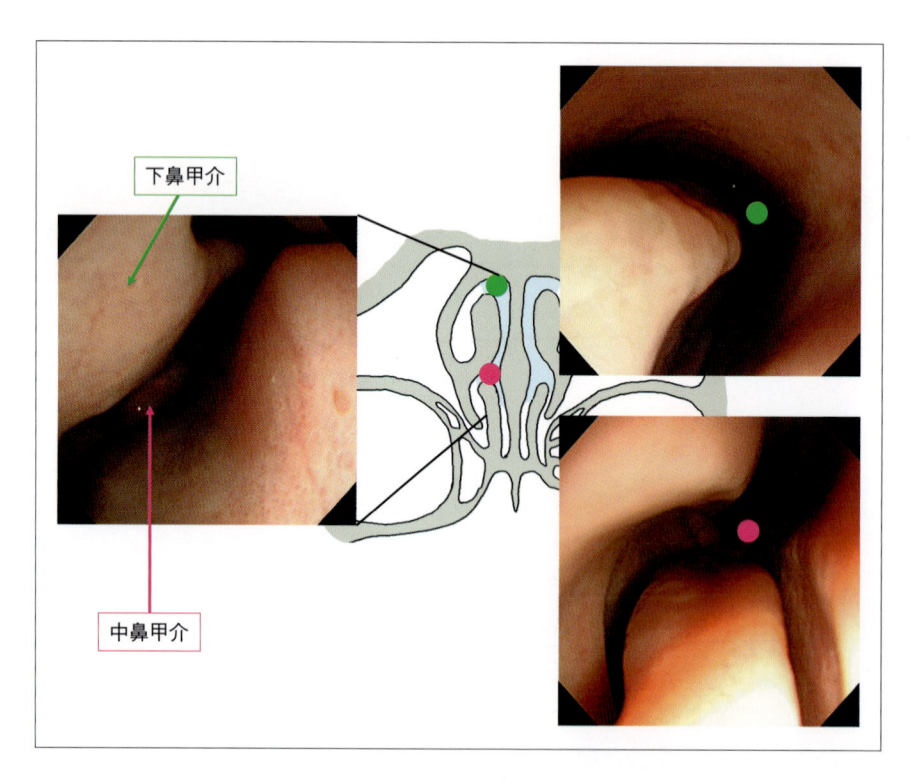

図III-2-4　鼻腔の解剖 ④

下鼻甲介　キーゼルバッハ部位

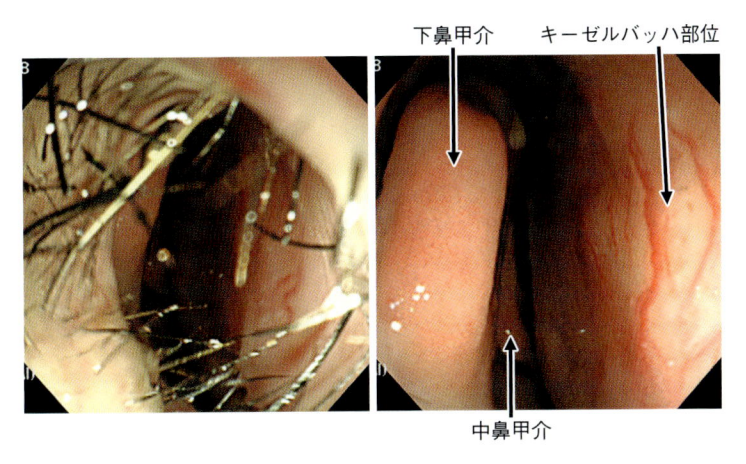

中鼻甲介

図Ⅲ-2-5

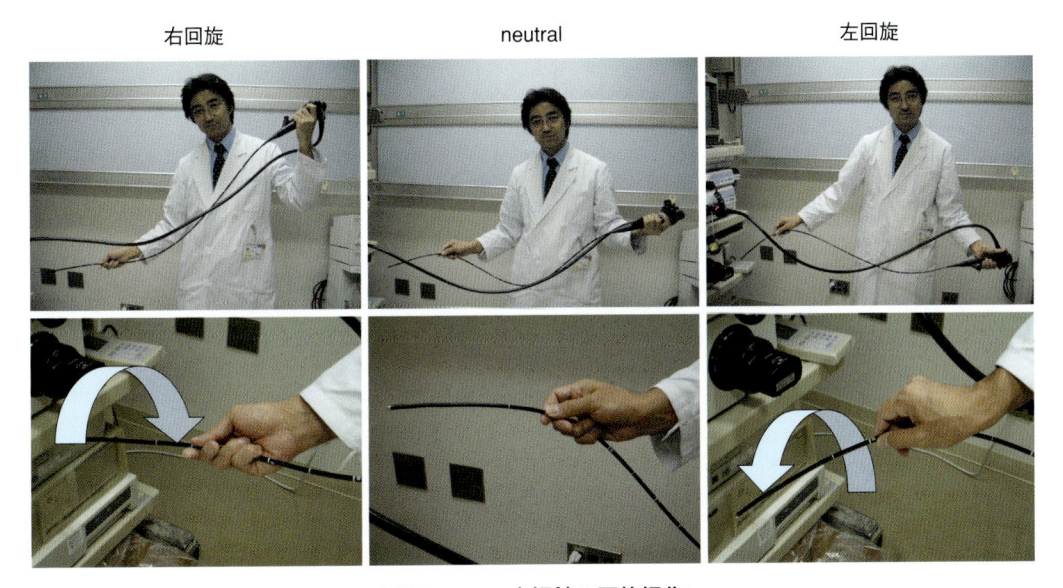

右回旋　　　neutral　　　左回旋

図Ⅲ-2-6　内視鏡の回旋操作

鼻孔のほうがよかったため，まず，左外鼻孔にスコープを挿入する．この際まず，鼻毛が見える（**図Ⅲ-2-5左**）．鼻毛を越えたら左手でスコープ操作部を水平位置から上方に動かし，右手は軽く右回転をかけスコープを鼻腔外側に進める（操作部の左右アングルはやや強く右アングルをかけるだけでもよいが，左手操作部を動かしたほうが楽である）．このときまっすぐ進めると鼻中隔に当たるので注意する．右にスコープを振るとこの部分が比較的広い場合が多い．この部位に先に述べたキーゼルバッハ部位が存在する（**図Ⅲ-2-5右**）．

1）スコープの操作方法

スコープの操作は，上方を見るアップアングル，下方を見るダウンアングル，左右へ平行移動する左右アングルがある．さらに鼻腔内を含めた操作においてスコープの回旋操作が重要である．右回旋操作は，スコープ手元操作部の左手を水

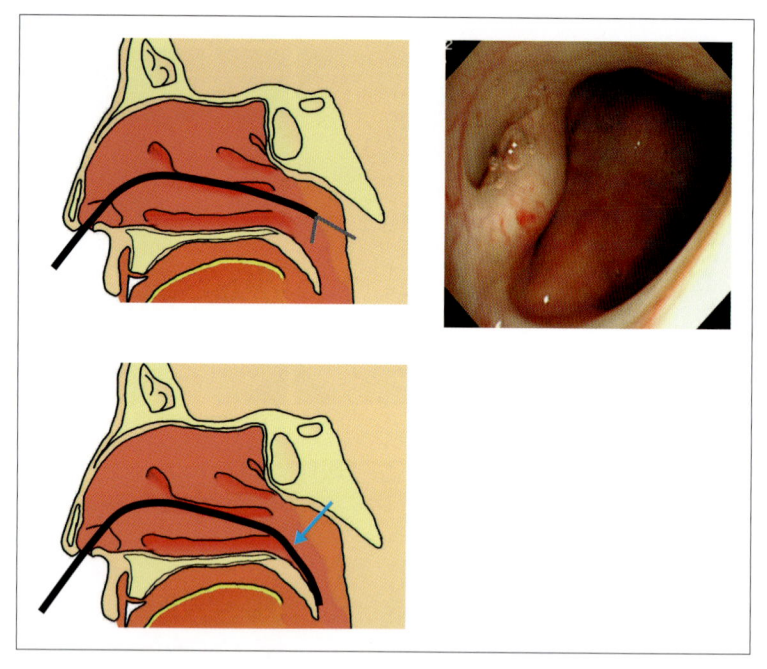

図Ⅲ-2-7　鼻腔ルートの選択（中鼻甲介ルート）

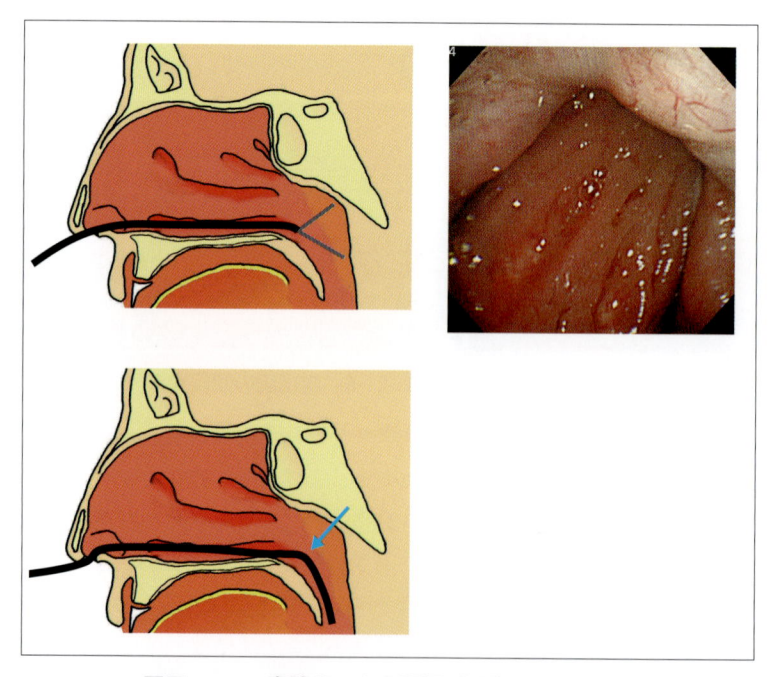

図Ⅲ-2-8　鼻腔ルートの選択（下鼻甲介ルート）

平位置から上方に動かし，右手は軽く右回転をかける（**図Ⅲ-2-6左**）．左回旋操作は，スコープ手元操作部の左手を水平位置から下方へ動かし，右手は軽く左回転する（**図Ⅲ-2-6右**）．左手と右手の共同操作で行うほうが微調節がきく．

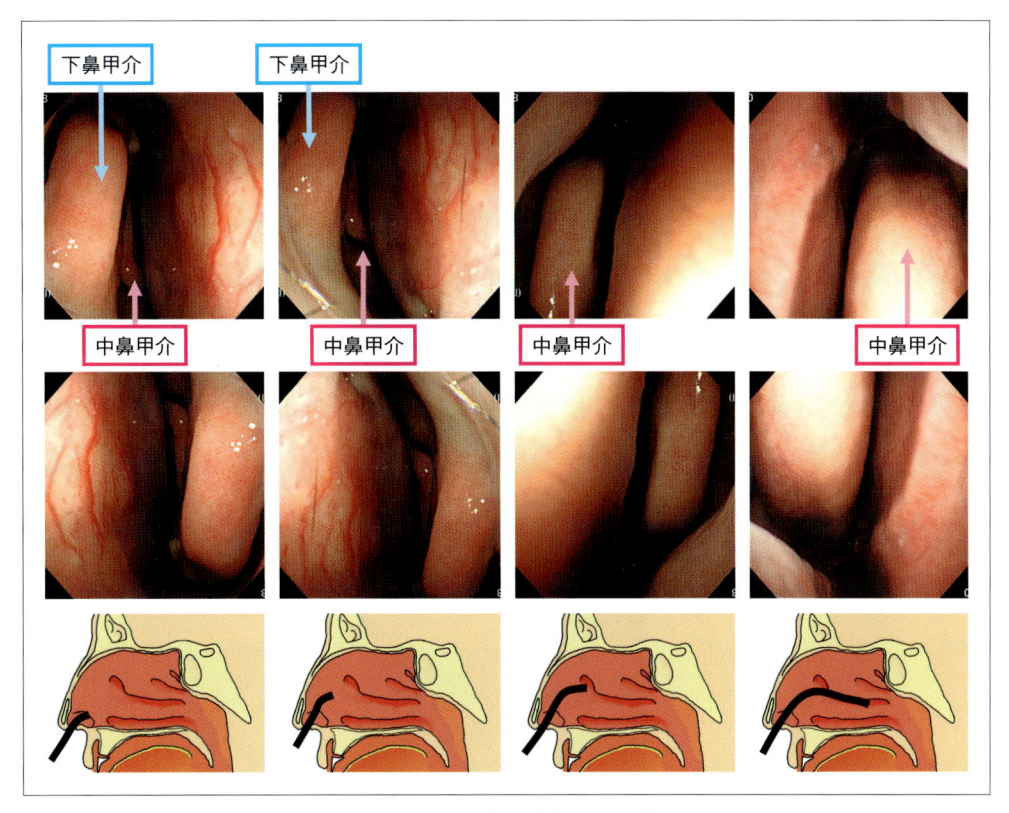

図Ⅲ-2-9　中鼻甲介ルート①

2）鼻腔ルートの選択

挿入は中鼻甲介ルート，下鼻甲介ルートいずれのルートを選択してもかまわないが，同じ患者で中鼻甲介ルートから上咽頭を見た場合（**図Ⅲ-2-7上段**）と，下鼻甲介ルートから上咽頭を見た場合（**図Ⅲ-2-8上段**）とでは，見え方が異なる．すなわち，中鼻甲介ルートではやや上方に上咽頭が観察できるが，下鼻甲介ルートではほぼ垂直に近く屈曲し，上咽頭に到達するため，下鼻甲介ルートから上咽頭を観察できない場合をしばしば認める．したがって，図Ⅲ-2-8下段に示すように下鼻甲介ルートは，鼻腔内から上咽頭へ抜ける部分でのスコープのアップアングルを強くかける．一方中鼻甲介ルートはアップアングルを軽くかけるのみで進める．この角度の違いで下鼻甲介ルートから挿入した場合，同部位の痛みを訴えることがあるため，著者はなるべく中鼻甲介ルートを選択している．

2. 中鼻甲介ルート

まず，中鼻甲介ルートにおける鼻腔内のスコープの位置と内視鏡画像の見え方を示す．

鼻腔内に挿入すると，前鼻孔からもっとも近くにある甲介である下鼻甲介が見えてくる．本来下鼻甲介は上から下に屋根の軒のようにせり出して存在するものなので，**図Ⅲ-2-9**の中段中央左のように見えるはずが，実際の内視鏡像では，

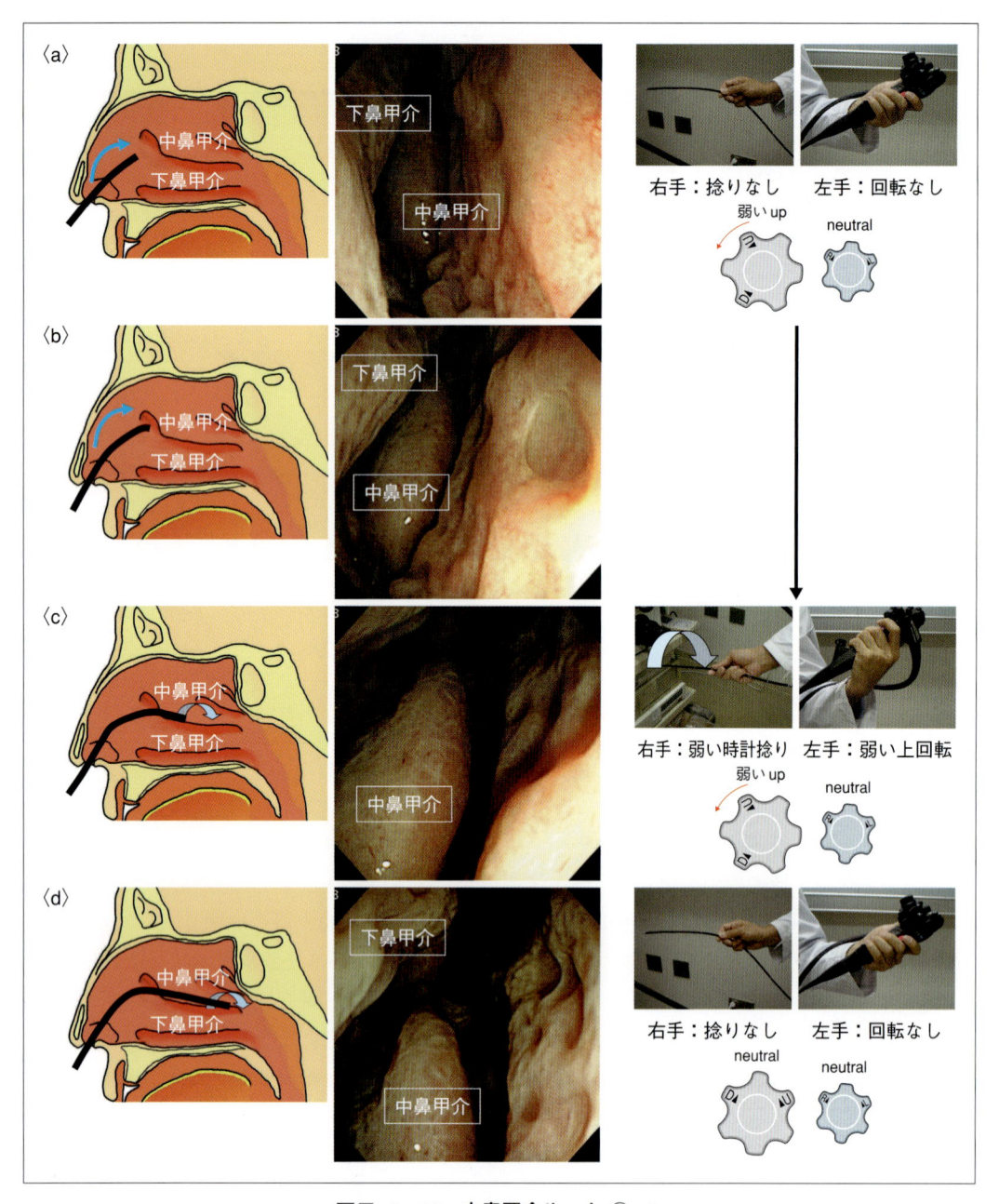

図Ⅲ-2-10 中鼻甲介ルート②-1

　図Ⅲ-2-9の上段中央左のように下から上方にせり出すように見える．中鼻甲介は，図Ⅲ-2-9中段に示すように下鼻甲介よりも前鼻孔からみるとさらに奥の上方に存在するため，鼻中隔と下鼻甲介の間をさらにスコープを進めると図Ⅲ-2-9右の中鼻甲介に達する．中鼻甲介も本来は図Ⅲ-2-1のように屋根の軒のように上から下にせり出す（図Ⅲ-2-9中段右）はずが，実際の画像は図Ⅲ-2-9上段右のように下から中央部にせり出して見える．

2. 経鼻内視鏡の操作法および鼻腔内挿入法　85

〈a〉

中鼻甲介
下鼻甲介

下鼻甲介
中鼻甲介

右手：捻りなし　　左手：回転なし
弱い up
neutral

〈b〉

中鼻甲介
下鼻甲介

下鼻甲介
中鼻甲介

〈c〉

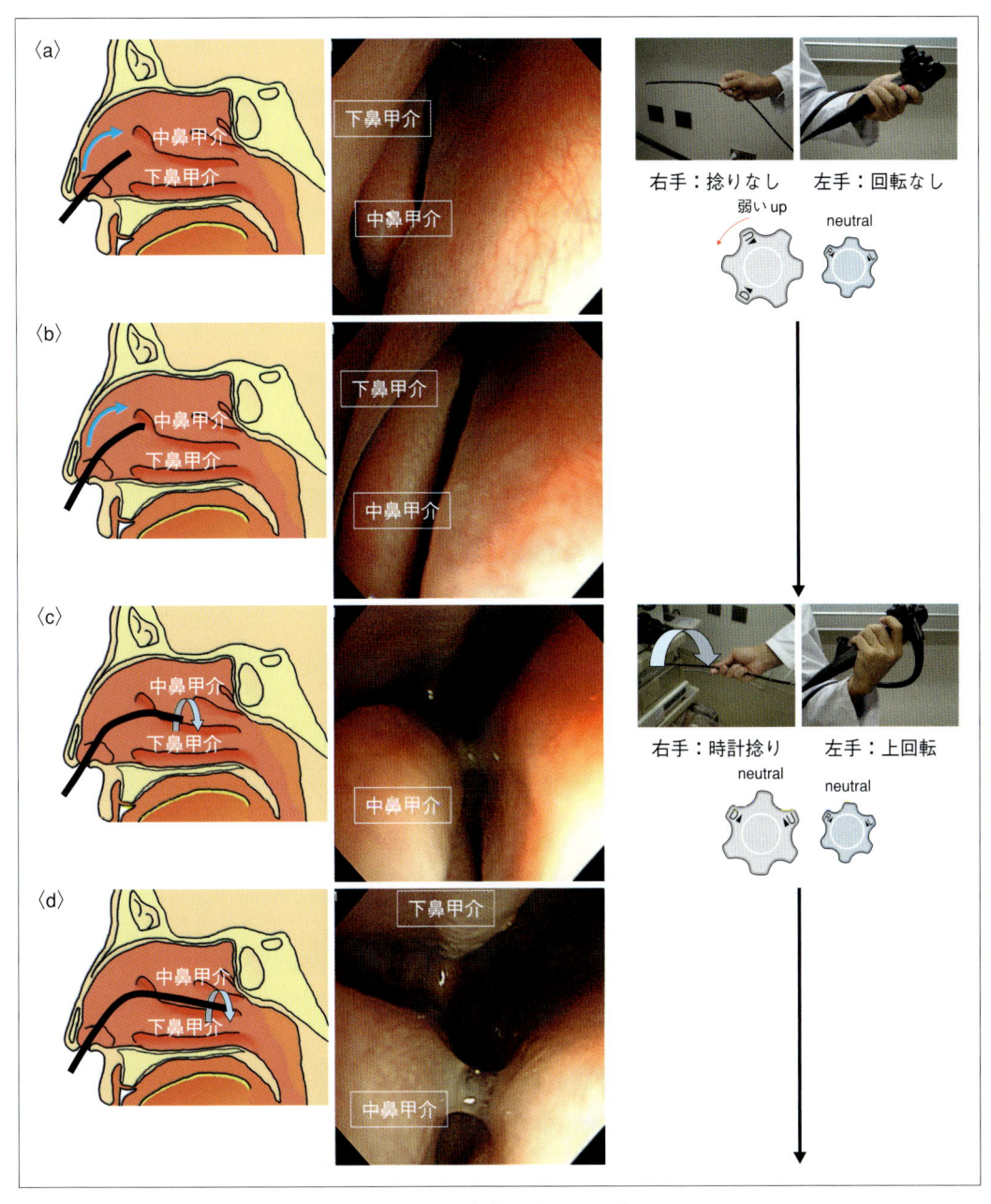

中鼻甲介
下鼻甲介

中鼻甲介

右手：時計捻り　　左手：上回転
neutral　　　　　neutral

〈d〉

中鼻甲介
下鼻甲介

下鼻甲介

中鼻甲介

図Ⅲ-2-11　中鼻甲介ルート②-2

　次に中鼻甲介ルートの通過方法を示す（**図Ⅲ-2-10**）．中鼻甲介は画面下方向に隠れて見えることが多く，左前方に下鼻甲介が見える．中鼻甲介を見つけたら，右回旋操作にて画面上，鼻中隔と下鼻甲介の間の中鼻甲介の真上に位置するようにスコープの位置を調節する（左右アングルを調節でもよい）．さらに上下アングルをややダウンあるいはアップアングルをかけ，画面上で中鼻甲介すれすれの上方にスコープをもってくる．続いて画面上，中鼻甲介の上方をすれすれにやや

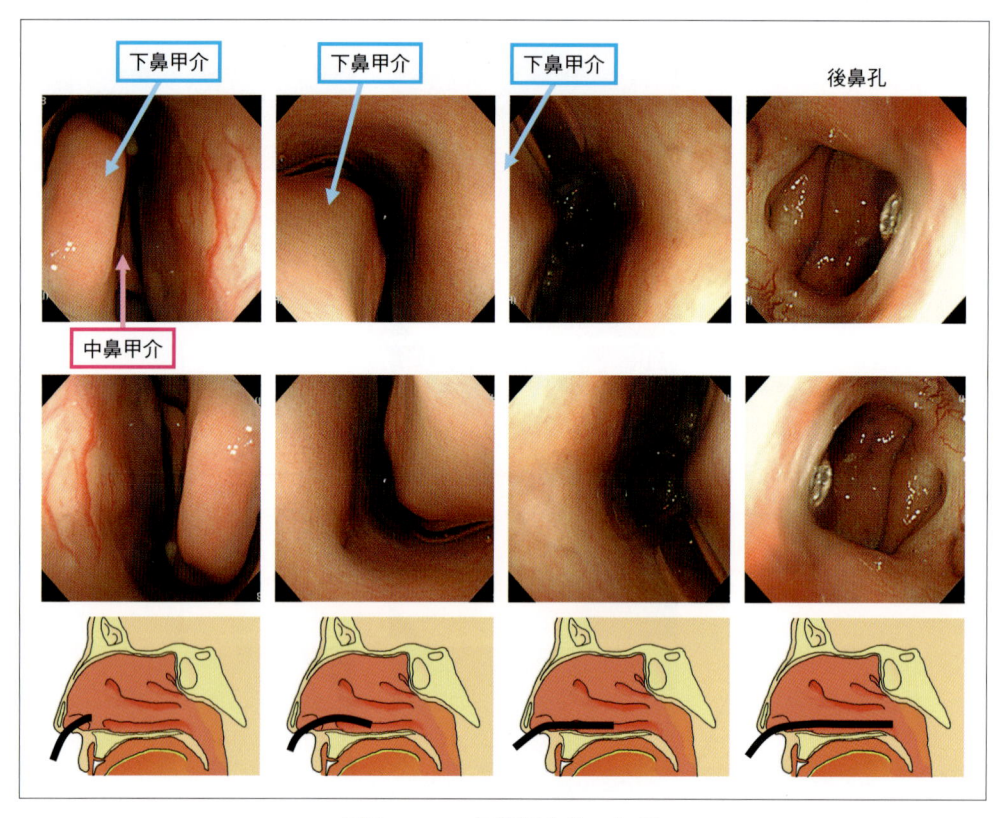

図Ⅲ-2-12　下鼻甲介ルート①

　アップアングルをかけながら，低空飛行をするようにスコープを進めていく．上咽頭に抜けるこの部分はもっとも狭く，鼻中隔，下鼻甲介および中鼻甲介が入り組んでいる．症例によってはスコープは入り組んだ部位をすり抜けるように進まなくてはならない（スネイクのようにくねくね進む）．そこでこの部位では，個々の症例に応じてスコープを左右に回旋しながら，少しでも広い部分を探し，スコープを上咽頭へと進めていく．

　実際のスコープの写真を示す．まずは，ストレートに上咽頭へ進める症例（図Ⅲ-2-10）である．先に述べたように，中鼻甲介の画面で上方すれすれを低空飛行するように，わずかにスコープを右に回転しながらほぼまっすぐ進めると上咽頭へ達する．一方，図Ⅲ-2-11は回旋を必要とする症例である．まず中鼻甲介の画面で上方すれすれにスコープを進める．そのまままっすぐスコープを進めると，下鼻甲介にスコープがぶつかってしまう．このような場合，そのまま無理に進めても上咽頭へ進むことは可能であるが，患者が苦痛を訴えるかあるいは同部位から出血を起こす．そこでこの症例の場合，スコープを右に約45度回旋した．すると抵抗なくスコープを進めることが可能となった．

● 3．下鼻甲介ルート

　下鼻甲介ルートの鼻腔内のスコープの位置と内視鏡画像の見え方を示す．

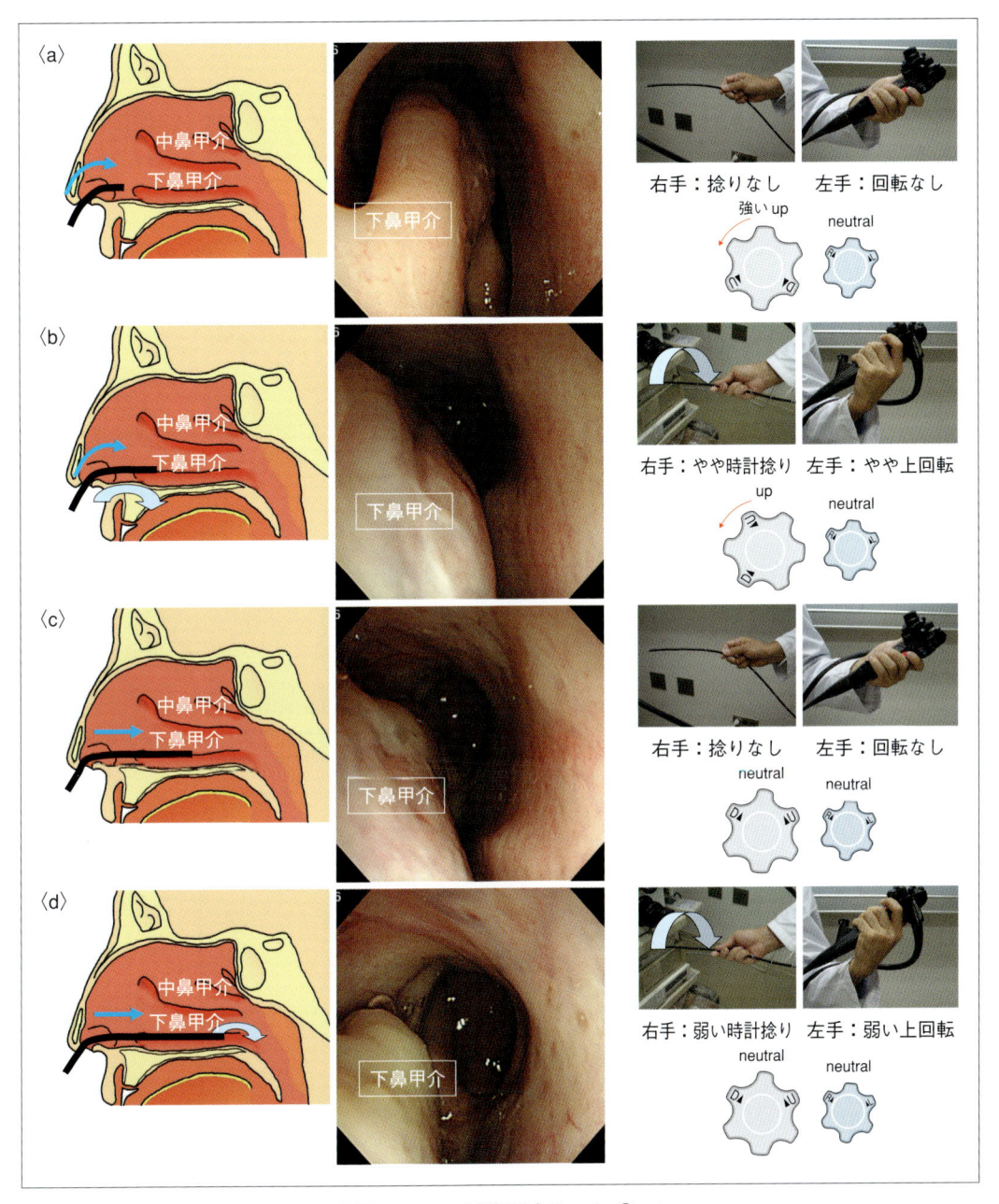

図Ⅲ-2-13 下鼻甲介ルート②-1

　下鼻甲介は先に述べたようにもっとも前鼻孔に近く上から下に向かって屋根の軒のようにせり出している（**図Ⅲ-2-12**，中段左）．実際の内視鏡画像では，図Ⅲ-2-12上段中央左のように下から上方にせり出すように見える．下鼻甲介ルートは本来，図Ⅲ-2-12の下段のように下鼻甲介下方にスコープを進めていくのだが，実際の内視鏡画像では，下鼻甲介上方（図Ⅲ-2-12上段，中央左・中央右）のもっとも内腔の広い部分を探しゆっくりスコープを進めていき，上咽頭

⟨a⟩ 中鼻甲介 / 下鼻甲介 / 下鼻甲介
右手：捻りなし　左手：回転なし
強い up　neutral

⟨b⟩ 中鼻甲介 / 下鼻甲介 / 下鼻甲介
右手：弱い時計捻り　左手：弱い上回転
up　neutral

⟨c⟩ 中鼻甲介 / 下鼻甲介 / 下鼻甲介
右手：時計捻り　左手：上回転
neutral　neutral

⟨d⟩ 中鼻甲介 / 下鼻甲介 / 下鼻甲介

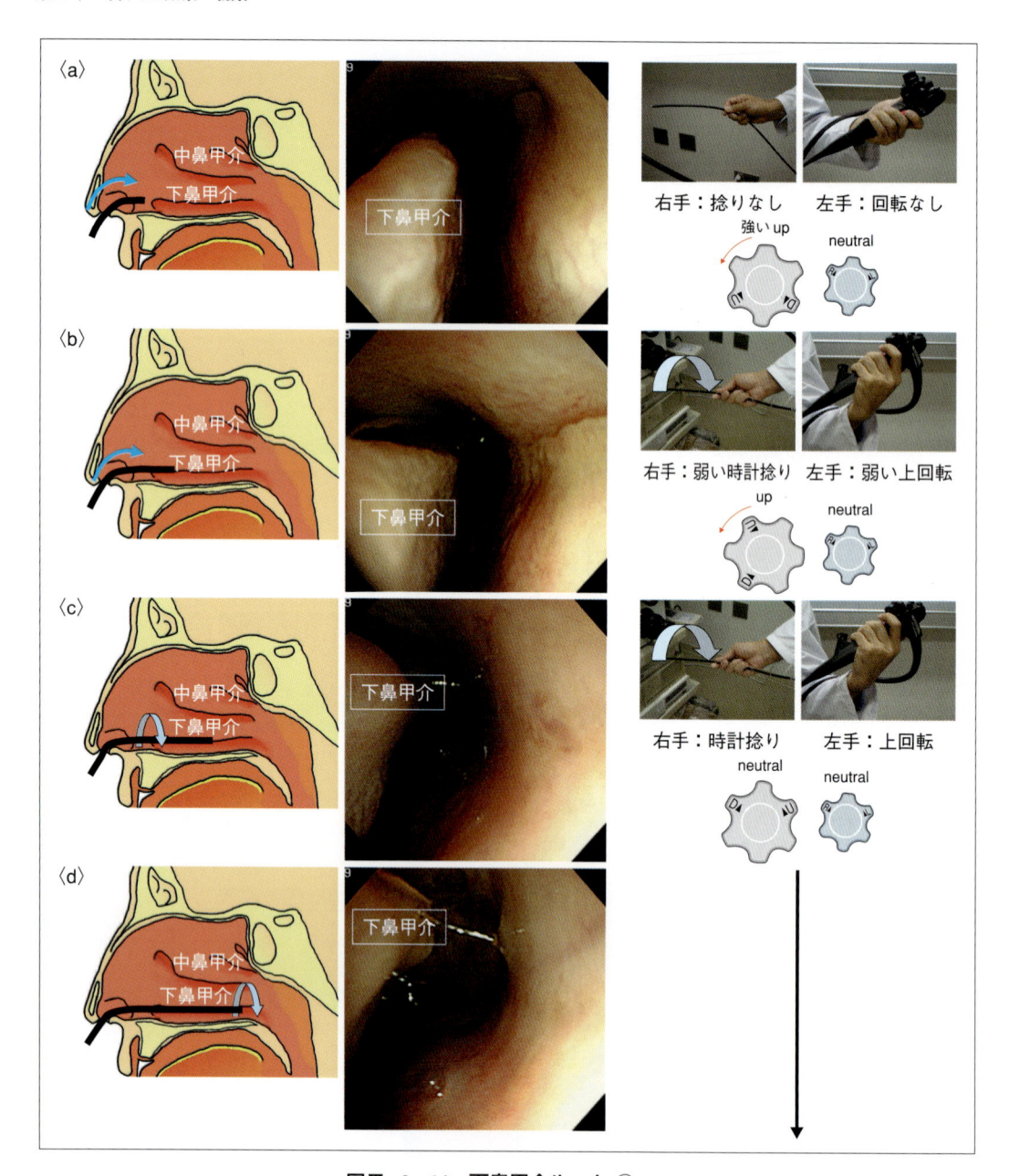

図Ⅲ-2-14　下鼻甲介ルート②-2

に達する．このとき中鼻甲介ルート挿入と同様にスコープを左右に回旋しながら少しずつ広い部分を探して進め，上咽頭へ到達する．

　中鼻甲介ルートと同様に鼻腔内に挿入された場所から解説する（図Ⅲ-2-13）．まず左鼻腔に挿入した場合，この下鼻甲介と鼻腔下端のスペースへ挿入するため，スコープのアップアングルを強くかけ下鼻甲介下端にスコープを置く．この症例では，図Ⅲ-2-13に示すようにやや画面上右側に広い部分があるため，軽く右回旋操作を行う．その後そのまままっすぐスコープを進め，上咽頭に抜ける部分

では，さらにアップアングルをかける．

　下鼻甲介ルートにおいてもこの上咽頭に抜ける部分はもっとも狭い．そこで中鼻甲介ルートの際と同様にスコープの回旋操作が重要となる．すなわち**図Ⅲ-2-14**に示すこの症例では，スコープのアップアングルをかけたまま，まっすぐ進めるとスコープが鼻腔下端に当たり抵抗がある．そこで右回旋操作を行うとスコープが広い内腔に移動し，スコープにアップアングルをかけるのみで容易に上咽頭に挿入可能となった．

> **Point** 鼻腔内は，決して直線でなく，蛇行していると考えてスコープを進めることが重要である．

Ⅳ 上咽頭から食道入口部

　上咽頭にスコープ先端が挿入された後，スコープの軸を垂直方向に戻す．通常このままスコープにアップアングルをかけるだけで下咽頭に進めることが可能である．

＊しかしながら時に上咽頭が狭い場合がある．このような場合は，口をあけていることが多く，口を閉じ"うーん"と鼻から音を出すようにすると上咽頭が広がる（**図Ⅲ-2-15**）．

　上咽頭に達したら，アップアングルを強くかける．さらに左回旋操作を行いやや上咽頭の左側を通過すると，中咽頭・口蓋垂が見えてくる（**図Ⅲ-2-16**）．さらにアップアングルをかけたまままっすぐ進め，口蓋垂の手前にて，ダウンアングルをかけ中咽頭後壁にスコープを近づけ，口蓋垂を越える．さらにスコープを進めながら左回旋操作を行うことにより左梨状陥凹に達する．

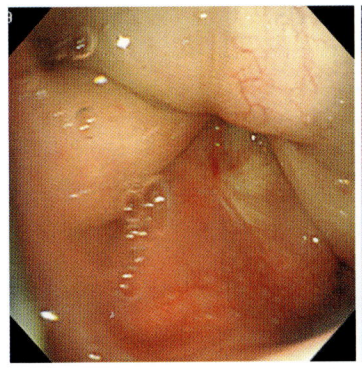

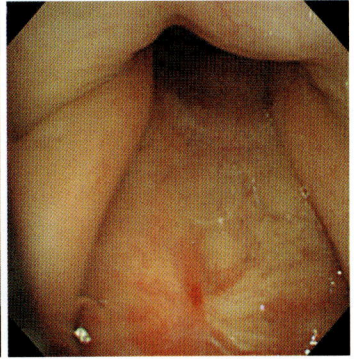

口をあけた状態　　　口を閉じ"うーん"と発声した状態
図Ⅲ-2-15　上咽頭の内視鏡的変化

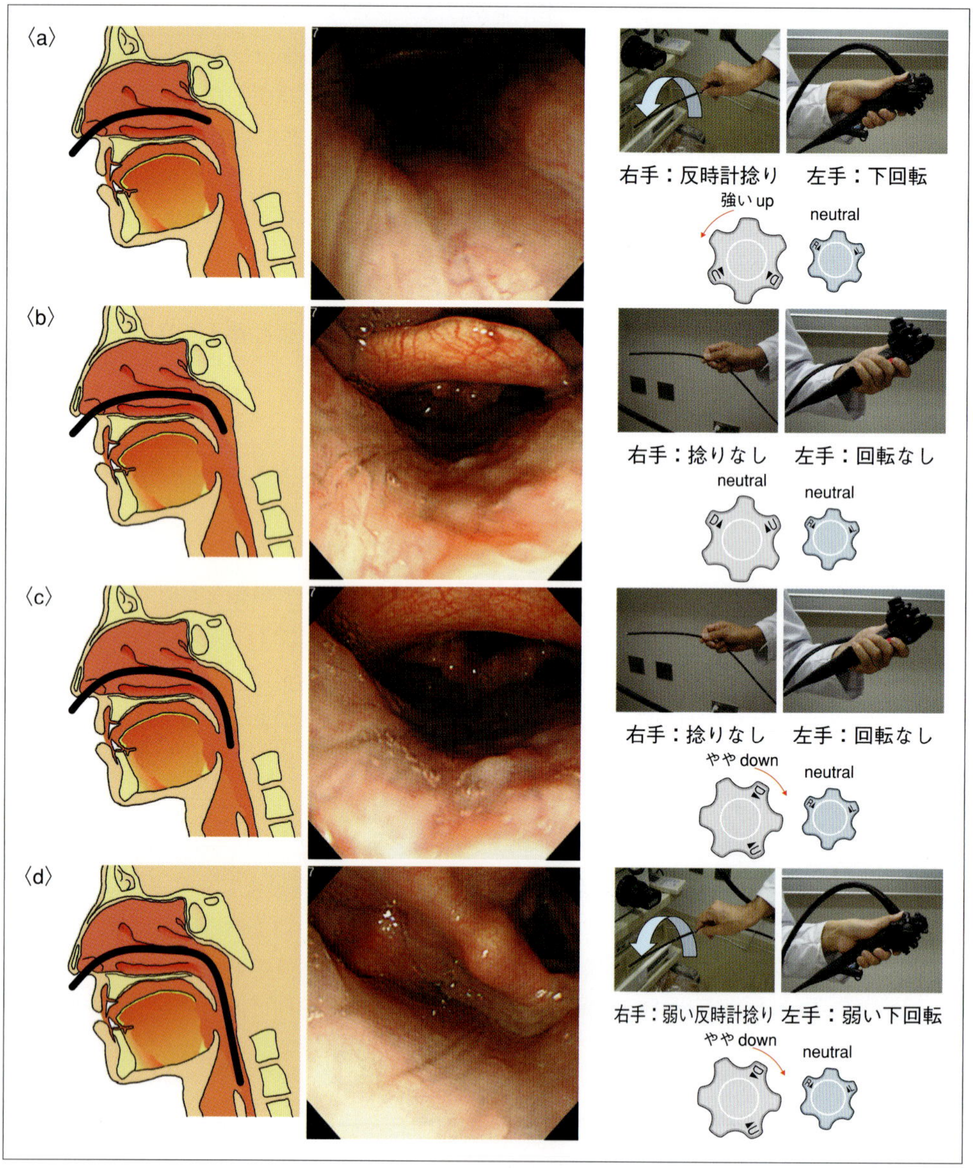

図Ⅲ-2-16　上咽頭から食道入口部

> **Point**
> ・スコープの先端が中咽頭に挿入されているにもかかわらず，スコープを進めようとすると抵抗を感ずることがある．この場合，スコープ先端硬性部と軟性部の接合部が中鼻甲介あるいは下鼻甲介ルートの狭い部分（蛇行している部分）に当たっている．この場合，スコープを右あるいは左回旋操作を行い，中咽頭の側壁に当たるくらいにすると抵抗なくスコープを進めることができる．
> ・このような症例では，スコープ抜去時も同じ部位にて，抵抗を感じることがある．いわゆる抜去困難症例である．この際も同様に右あるいは左回旋操作を行うことにより容易に抜去可能となる．

〔河合　隆〕

3. 食道の観察と撮影

> ☞ ポイント
> ☐ 咽頭・喉頭および食道の解剖・生理ならびに食道癌取扱い規約を理解して検査に臨む．
> ☐ 咽頭反射や嘔吐反射は嚥下動作に引き続いて起こることが多い．その原因となる大きな動作を慎む．
> ☐ 挿入時と抜去時の両者で食道全域がもれなく観察されるようにする．

　内視鏡検査の目指すものは，直視下観察を安全に，かつ質の高い次元で実現することにあるといえる．食道の観察と撮影においても，内視鏡医はこの原則を忘れてはならない．本稿では食道内視鏡の観察と撮影について，経口内視鏡（通常径）を中心に，経鼻内視鏡（極細径）を比較して概説する．また内視鏡医にとって重要な関連事項についても併記した．

I 食道の解剖・生理を理解する

　食道は咽頭から噴門に至る土管状の臓器である．「食道癌取扱い規約」の定義では，食道入口部（輪状軟骨下縁）から食道胃接合部（食道筋層と胃筋層の境界）までとされる．食道はその形状から解剖学的指標となる構造が限られる．入口部を過ぎてから内視鏡的に認識可能な構造は，第二および第三狭窄部である．内視鏡医はそれらが食道と隣接する正常構造の圧排であることを理解する必要がある．隣接臓器との位置関係を念頭におきながら検査を進めることは，壁外圧排が観察された場合などに病的所見なのか否かを鑑別するのに役立つ．また，蠕動・反射についてその特徴を理解して検査に臨む．これは被検者の苦痛軽減に配慮した検査の遂行に重要なことである．

II 内視鏡検査に関連する一般的事項を理解する

1. 観察視野を確保する

　内腔の中心を視野の中央に保持して検査を進めることが基本である．これは写真撮影でも同じである．食道は単純な構造と考えがちだが，隣接臓器の圧排などにより微妙に偏位して走行している．また，被検者の体型や裂孔ヘルニアの状況などにより比較的強い屈曲がみられることがある．このため良好な観察視野の確保には，内視鏡の軸回転や先端角の微調整が重要である．

> **経鼻内視鏡では？**
>
> 硬性不足と軸回転や先端角調整に対する追随性の悪さのため中心視野の確保に難渋することが少なくない．接線方向観察（図Ⅲ-3-1a）のみにならないよう努める．面倒がらずに視野角を微調整する（図Ⅲ-3-1b）ことが大切である．
>
> 図Ⅲ-3-1

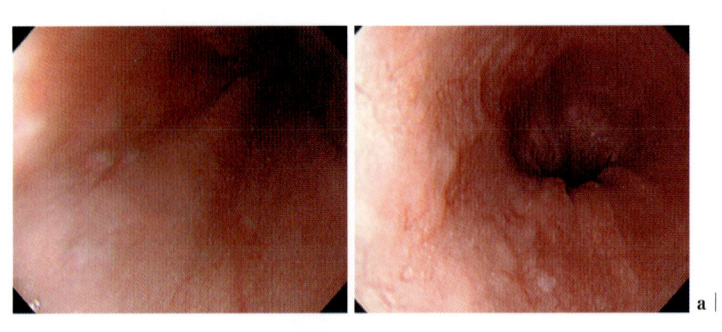

● **2. 画面が固定された状態で内視鏡操作をしない**

写真撮影の際など，画面が固定状態で，内視鏡先端を移動させない．これは病変の見落としを防ぐためにも有効な配慮である．

● **3. 視野が得られない状態では絶対無理をしない**

スコープ前面が消化管壁に全面的に接触した面壁状態（いわゆる"赤玉"画面）では内視鏡本来の視覚的情報は何もないことを意識する（この状態で内視鏡医に与えられている情報は手に伝わる感覚だけである）．食道への挿入から頸部食道を通過していく際には，一瞬視野が得られなくなることは避けられない．内視鏡軸を保持している指先の感覚に十分注意を払い，粗暴な動作（具体的には大きな動作や強い抵抗を感じるような操作）は厳禁であることを銘記する．このことを守らないと，食道入口部における穿孔事故などに繋がる．

● **4. 蠕動・反射について，その特徴を理解して検査に臨む**

咽頭反射や嘔吐反射は嚥下動作に引き続いて起こることが多い．その原因となる大きな動作を慎む．とくに，嚥下動作が起こっているときには，操作の手をいったん緩める工夫が有効である．検査に習熟すれば，被検者の嚥下動作に伴う抵抗が内視鏡軸を伝わる感覚は十分に認知できる．口腔・咽頭を通過するときから，同部をできるだけ動かさないようにすることが，円滑な挿入，ならびにその後の検査全体の完成度をより高いものとするのに役立つ（汎用機あるいはそれ以上の径の機器を用いて経口挿入する際には，可能なかぎり嚥下動作を自制していただくように誘導する）．一方，経鼻挿入や細径鏡を用いて経口挿入する際には，嚥

下動作はほとんど検査の支障とはならない．後期研修段階にある内視鏡医は，胃管挿入（初期研修で習得すべき基本手技の一つ）を想起することも有用と考えられる．

● 5．食道の観察は内視鏡検査の基本

模擬練習装置に習熟した研修医が最初に実際の検査を経験する際には，まず，抜去時における食道の観察と撮影を確実に実行できるようにする．次いで口腔・咽頭の観察から食道挿入に進む．指導医は適切な観察視野の確保などが忠実に履行できているかを見極める基準とする．

Ⅲ 食道内視鏡検査の実際

● 1．食道の内視鏡検査では観察が非常に重要である

管状の臓器である食道には，胃のように写真撮影をすべき場所が明確に決められない．観察下に正常と判断した場合，どのような写真を撮影すべきかについても定まったものはない．正常部の撮影にいたずらに時間を浪費するのは検査負担が増加するだけである．現況では，生理的狭窄部を指標に数枚の写真を撮影するのが妥当であろう．動画記録・保存の体制が一般化すれば，この点については，将来的に変わっていくかもしれない．

● 2．食道は上部内視鏡検査の往路と復路で 2 度観察されている

食道の観察と撮影を挿入時あるいは抜去時のどちらに重点をおいて進めるかは，経験的に，また状況に応じて使い分けられていると考えられる．挿入時と抜去時の両者で食道全域がもれなく観察されるようにする．さらに挿入時と抜去時の両者において多重的な観察が達成されれば理想的である．深部への到達を急ぎすぎるあまりに挿入時の観察が疎かにされる，あるいは，胃や十二指腸の検査中に不用意に反射を誘発してしまい余裕なく抜去するといったことは避けたい．

● 3．食道へ戻る前に胃に残留した空気はできるだけ回収しておく

往路での送気は，適正量であれば，蠕動で遠位側に移動しても挿入時に噴門直下で視野の確保に利用できる．ただし，過剰になり噯気（おくび）を誘発して被検者の不快にならないように注意する．復路での送気は，検査終了後に腹満感の原因となる．過剰な送気を避けるとともに，胃の観察を終了する際には十分に脱気しておく．残留する空気の総量をなるべく少なくする配慮は，上部内視鏡検査に伴う被検者の不快感の軽減に有効である．

● 4．食道粘膜の正常所見

重層扁平上皮で構成されている食道粘膜は，透明感のあるわずかに赤味がかった白色調に観察される．食道腺が散在性に分布するが，胃や小腸のような分泌・

吸収機能を有する腺上皮と異なり粘膜層は薄く，このため表在性の血管が透見できるのが特徴である．観察の際には血管透見像に常に着目する．この低下ないしは消失が認められる領域には，なんらかの要因により粘膜上皮が肥厚あるいは欠損していると考える．

5. 食道の写真撮影と病変部位の表記法

食道の内視鏡写真は，原則として，画面の上方が前壁に位置するように撮影する．観察画面における位置情報は，慣用的に，観察画面の上方を0時として時計回り方向で表記する（図Ⅲ-3-2）．

異常所見を疑った場合，近接撮影の前に，軸を中立に保持した写真を撮影する．発見した観察対象の部位を特定する手段として，上切歯列からの長さ（経鼻内視鏡では鼻孔からの長さ）とともに重要であり，報告書に記載する．

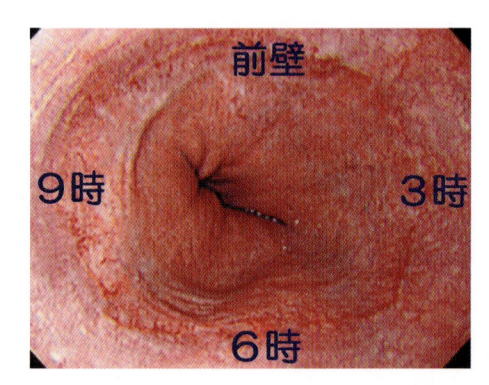

図Ⅲ-3-2

> **経鼻内視鏡では？**
>
> 食道では，前述したような観察視野を確保するために内視鏡の軸回転操作が重要である．また病変の近接視野を得る際や生検鉗子を狙撃部位へ誘導する際にも軸回転が必須となる．しかし，とくに経鼻挿入の際には，不必要に大きな回旋操作を多用すると鼻腔・上咽頭領域の違和感や疼痛に繋がることに留意しなくてはならない．

Ⅳ 食道各領域の観察

1. 食道入口部（図Ⅲ-3-3）

輪状軟骨の下縁とほぼ同高位である．括約筋に囲まれ，第一生理的狭窄部に相当する．通常挿入では直視下観察されない．内視鏡先端に回収フードを装着して施行される異物処置等の際には同部が認識可能となる（図Ⅲ-3-4）．

入口部は比較的侵襲度が低いとされる上部内視鏡検査にあって，事故が起こり

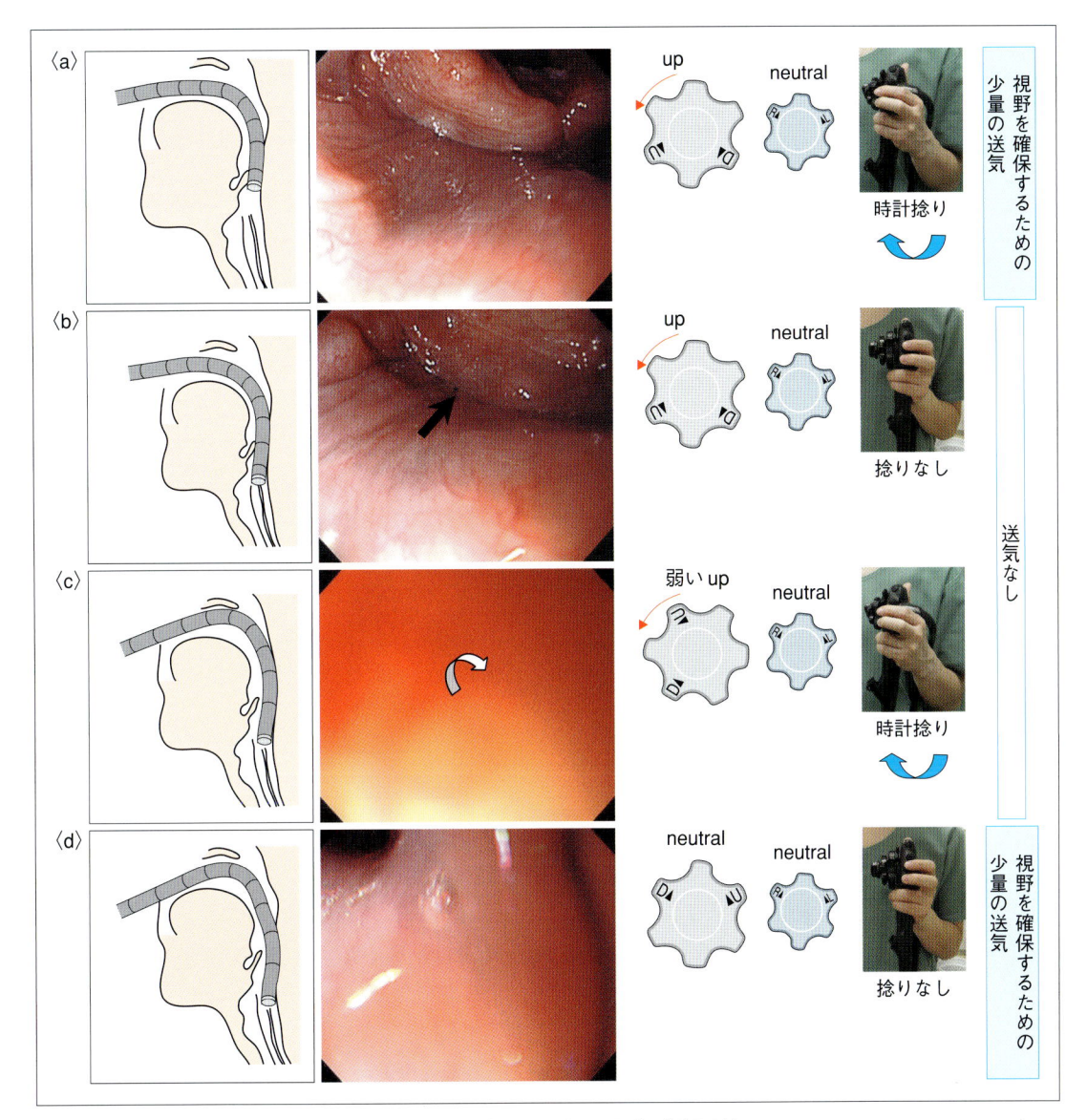

図Ⅲ-3-3　食道入口部通過時（挿入時）

a：上切歯列から約15cm．展開した下咽頭腔．ここでは嚥下動作を自制してもらう．視野が失われて挿入困難の原因となる．

b：上切歯列から約17cm．入口部直上へ近接．食道は矢印の方向である．先端を左側方へ向けすぎると梨状窩へ迷入するおそれがある．ここから頸部食道の視野が展開するまでは，咳嗽を誘発することがあるため，送水は厳禁．

c：上切歯列から約19〜22cm．一瞬視野が得られなくなる．この状態では挿入感覚に意識を集中する．食道入口部は左下咽頭に対しては右方（正中側）に位置している（MRI画像：図Ⅲ-3-7, 8を参照）ため，微弱であるが時計方向への回転力を加える．押し操作は可能なかぎり少ないことが望ましいが，押し操作が皆無で通過することはありえない．内視鏡医は被検者への苦痛を最小限で通過する技術を会得する必要がある．

d：入口部通過時の押し操作により口腔〜下咽頭部で内視鏡軸にたわみが生じるため，括約筋の抵抗が減じて，頸部食道の観察視野が得られた時点で，上切歯列から約22〜25cmを要していることが多い．

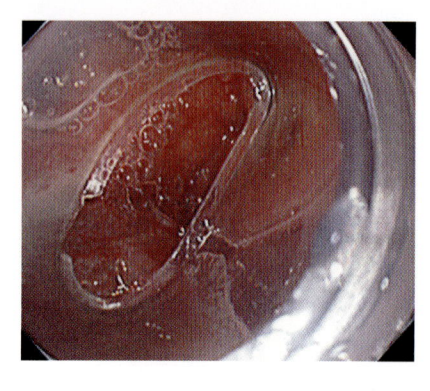

図Ⅲ-3-4　食道入口部内視鏡像（異物回収フードを装着した状態で観察）
入口部（括約筋部）の粘膜面が見通せる．画面 6 時方向に誤嚥された PTP が透見される．同部は異物嵌頓の好発部位の一つである．撮影速度が増大した最新の機器を用いても通常では内腔の静止画像を得ることは困難である．内視鏡医は咽頭・喉頭および入口部へ向かう三次元的解剖を理解し，無理なく挿入する技術に習熟する必要がある．

やすい領域であることを忘れてはならない．この部位から頸部食道にかけて穿孔が起こった場合，頸部皮下気腫，さらには縦隔炎等の重篤な病態に至る可能性がある．また，逆に押し操作を極端に回避しようと下咽頭部でもたついたり，不用意に送水操作をしたりすると，不意に起こった吸気動作の際に咳嗽反射が誘発されてしまうために注意を要する．挿入時に随意的な嚥下動作を利用するかしないかは，内視鏡医によって経験的に，あるいは状況に応じて使い分けられていると考えられる．どちらの方法を用いる場合においても，粗暴な操作をしないということがもっとも重要である．

● 2．頸部食道（Ce）領域の観察（図Ⅲ-3-5, 6）

　入口部の括約筋機能は比較的強固である．このため愛護的挿入によっても，若干は押し操作が加わっている．上切歯列から 20～25 cm 程度挿入されて食道内腔の視野が確保される．抜去時に上切歯列から入口部までの長さは 15～20 cm 程度であり，上記よりやや短いのが普通である．頸部食道，とくに上切歯列から 25 cm より口側は，挿入時には十分に観察できていないと考えるべきである．緩徐に抜去しながら観察するように留意する．

　飲酒，喫煙，熱いものを好むなど，嗜好や生活習慣から食道病変の高危険群と判断される場合では，とくに注意して観察する必要がある．「食道癌取扱い規約」では胸骨上縁までが頸部食道と定義されている．内視鏡的には胸部食道との境界は認識できない．

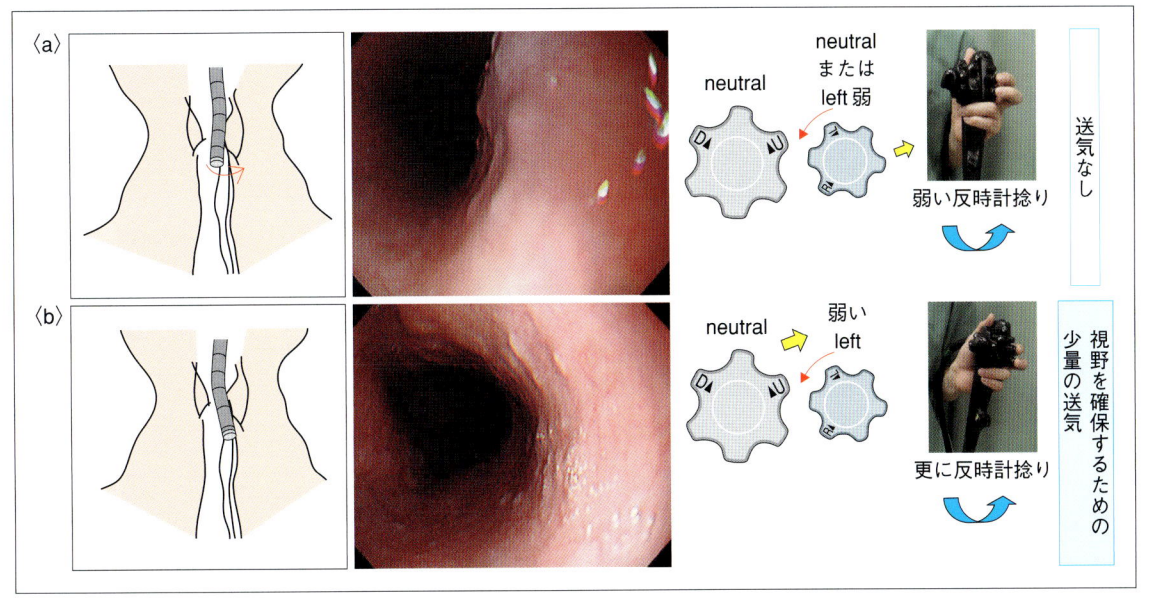

図Ⅲ-3-5　胸部上部食道（挿入時）：上切歯列から約 25 cm

a：括約筋部の抵抗が減じて内腔の視野が展開してくる．頸部食道が体軸正中やや左側へ走行していく（MRI 画像：図Ⅲ-7，8 を参照）ため，視野が開けた時点で内視鏡先端は右側壁に近接している．

b：約半周弱の反時計方向への回旋により内腔の中心を視野中央に移動させる．先端角はほぼ中立に保持した状態で緩徐に軸回転させる．頸部食道には分泌物が貯留していることが多く，レンズ面を素早く水洗し，少量の送気で良好な視野確保に努める．

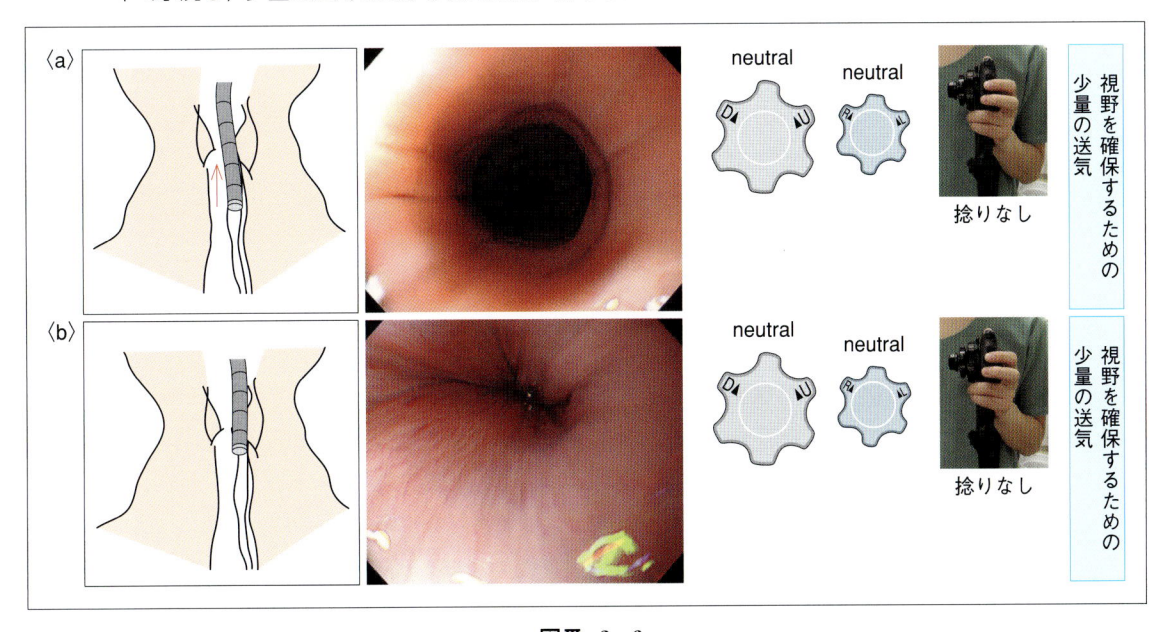

図Ⅲ-3-6

a：入口部直下の頸部食道（抜去時）．上切歯列から約 17 cm．括約筋の律動的な収縮輪が認められる．同部に生理的狭窄が存在するため，入口部の直下は挿入時に十分な観察ができずに通過していることが多い．抜去前に少量の送気を追加して確認する．この領域に注意が向けられることなく漫然と通り抜けてきてしまうことは避ける．なお，同部は噴門直上とともに迷入胃粘膜の好発部である．

b：入口部直上（抜去時）．体格によっても異なるが，上切歯列から約 17〜14 cm 付近に位置していることが多い．素早く粘膜裂傷などがないかを確認して検査を終了する．

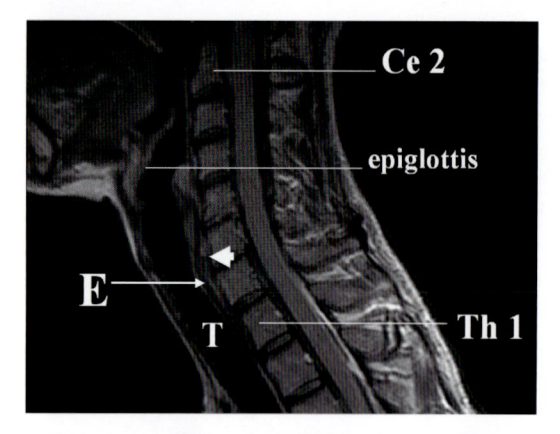

図Ⅲ-3-7 頸部MRI矢状断像（T2強調画像）
　頸部食道（E）は気管（T）のすぐ背側に帯状構造として描出されている．食道後壁は椎体前面と密に接し，内視鏡で観察される規則的な圧排構造に相当している．食道入口部を白矢印で示す（第6頸椎とほぼ等高位である）．頭側に隣接して脂肪髄化した輪状軟骨の淡い高信号が認められる．頸部食道長は2～3椎体分と短く，生理的状態では内腔は潰れていることがわかる．

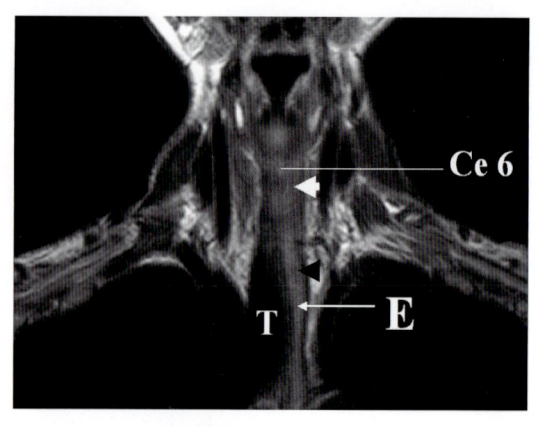

図Ⅲ-3-8 MRI動画像で捉えた下咽頭・上部食道（正面像）
　食道（E）の内腔に嚥下された気泡（黒矢頭）と分泌物（高信号）が描出されている．嚥下運動で内腔が開大するのは一瞬である．食道入口部は輪状軟骨下縁で正中やや左側に位置する（白矢印）．頸部食道は左方へ走行していく（このため挿入された内視鏡の先端は食道の右側に向かうことになる）．頸部食道への椎体前面（Ce）からの生理的圧排が冠状断像でも明瞭である．気管（T）は第二狭窄部近傍まで食道腹側を走行するが，接しているのは膜様部であり食道内腔方向からは圧排構造として認識されない．

> **経鼻内視鏡では？**　　　　　　　　　　　　　　　　　　　　　頸部食道領域
> 　細径ゆえの制約により吸引・送水管路ともに細い．このため経口内視鏡の感覚で操作すると両機能ともに術者の意図したとおりには追随してこない．時間をかけてレンズ面を洗浄し，良好な視野確保に努める配慮が必要となる．

3．胸部食道（Te）領域の観察

　横隔膜（食道裂孔）より手前は胸腔陰圧領域であり，少量の送気で伸展するため内腔視野は得やすい．蠕動を利用して送気量を最小限に抑えて観察と撮影を進める．流下する唾液など分泌物を避けて良好な視野を確保する．第二生理的狭窄部である左主気管支との交叉部は内腔側から認識が容易な解剖学的指標である（図Ⅲ-3-9～11）．上切歯列からの距離と同様に，食道における位置を知る指標として重要である．

3. 食道の観察と撮影   99

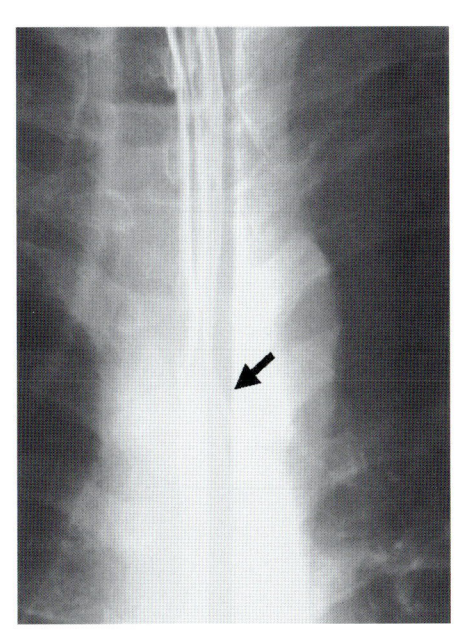

図Ⅲ-3-9 食道造影
切痕様の壁外圧排（矢印）が第二狭窄部である．左主気管支との交叉部に相当する．

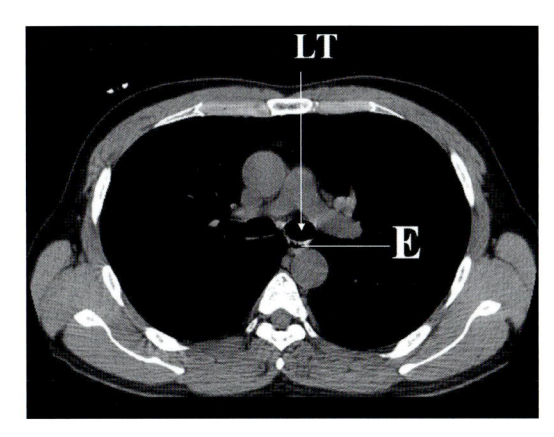

図Ⅲ-3-10 胸部 CT（食道第二狭窄部を通る断面）
左主気管支（LT）が，食道（E）の前方を右上から左下に横切る．

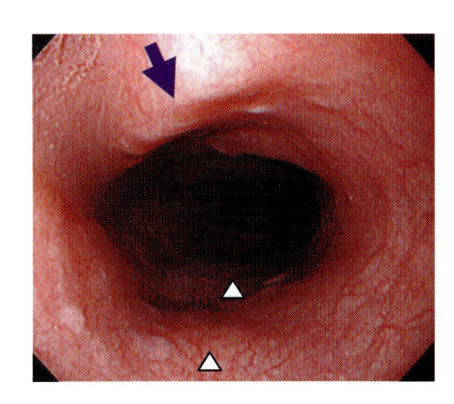

図Ⅲ-3-11 食道第二狭窄部（図Ⅲ-3-10と同一症例）
左主気管支は食道の右上から左下に斜走する滑らかな圧排として認識される（矢印）．この面が前壁である．食道癌取扱い規約における胸部上部食道と胸部中部食道の境界に相当する．やや口側左方向には弓部大動脈による圧排が認められる．頸部から胸部食道の背側には椎体による規則的な圧排がしばしば認められる（矢頭）．痩せ体型の高齢女性などではこの壁外圧排が顕著である．頸椎変形など退行性変化の強い場合では通過に注意を要することがある．

4. 胸部中下部食道の観察

左主気管支の交叉部より遠位は胸部中部および胸部下部食道である．左心房と接する領域で心拍動が認められるが，指標となる明瞭な解剖学的構造がないために，連続した土管状構造として認識される．時に，入口部で起こった生理的な反射が持続し，胃上部が食道内腔方向に翻転するような嘔吐反射が強い症例（図Ⅲ-3-12）に遭遇することがある．このような場合，中部食道で，いったん，操作の手を緩め，嚥下動作を控えていただく，また，呼吸を整えていただくなどの配慮により，多くの場合で反射は終息する．術者にこのような余裕があれば，大多数の症例では検査の続行は可能である．ただし，どうしても咽頭反射や嘔吐反射が続く症例では無理はすべきでない．このような症例で，経鼻内視鏡による検査は有力な代替方法となる．

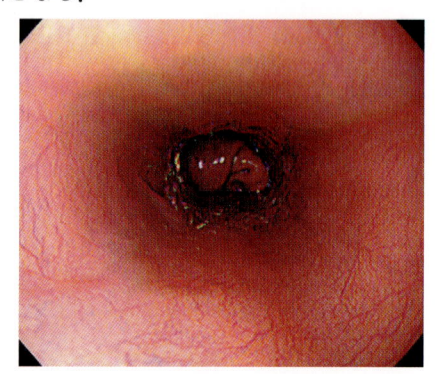

図Ⅲ-3-12 胸部中下部食道（嘔吐反射が起こるとき）
経口内視鏡（通常径）による検査．心拍動が観察される側が左である（同部で食道は左心房と広く接している）．穹窿部が噴門部を通り先進してくる様子が観察される．いったん，挿入操作を止めて被検者に嚥下動作を避けて脱力するよう誘導する．これで反射が終息するのを待つ．経鼻内視鏡を使用するとこのような場面に遭遇する頻度は少ない．経鼻内視鏡により上部内視鏡検査に伴う侵襲度が低減できることは確実である．

5. 胸部下行大動脈による圧排と屈曲部の通過（図Ⅲ-3-13）

胸部下部から腹部食道には胸部下行大動脈による外方圧排や裂孔ヘルニアなどのため蛇行や偏位がみられることがある．

6. 腹部食道（Ae）領域・横隔膜食道裂孔部の観察

下部食道には括約筋機構（lower esophageal sphincter；LES）が存在するが，入口部と比較すると，この領域で内腔を伸展状態で観察することは容易である．横隔膜食道裂孔を通過する部は多くの場合，滑らかな狭小化として内視鏡で認識される（ピンチコックアクション；PA）．同部は造影検査で認識されるHis角にほぼ同高位で，食道は軽度に左側へ屈曲して胃内腔へと連続する．扁平上皮-円柱上皮境界（squamocolumnar junction；SCJ）と食道胃接合部（esophagogastric junction；EGJ）の観察がバレット食道評価に必須である．食生活の欧米

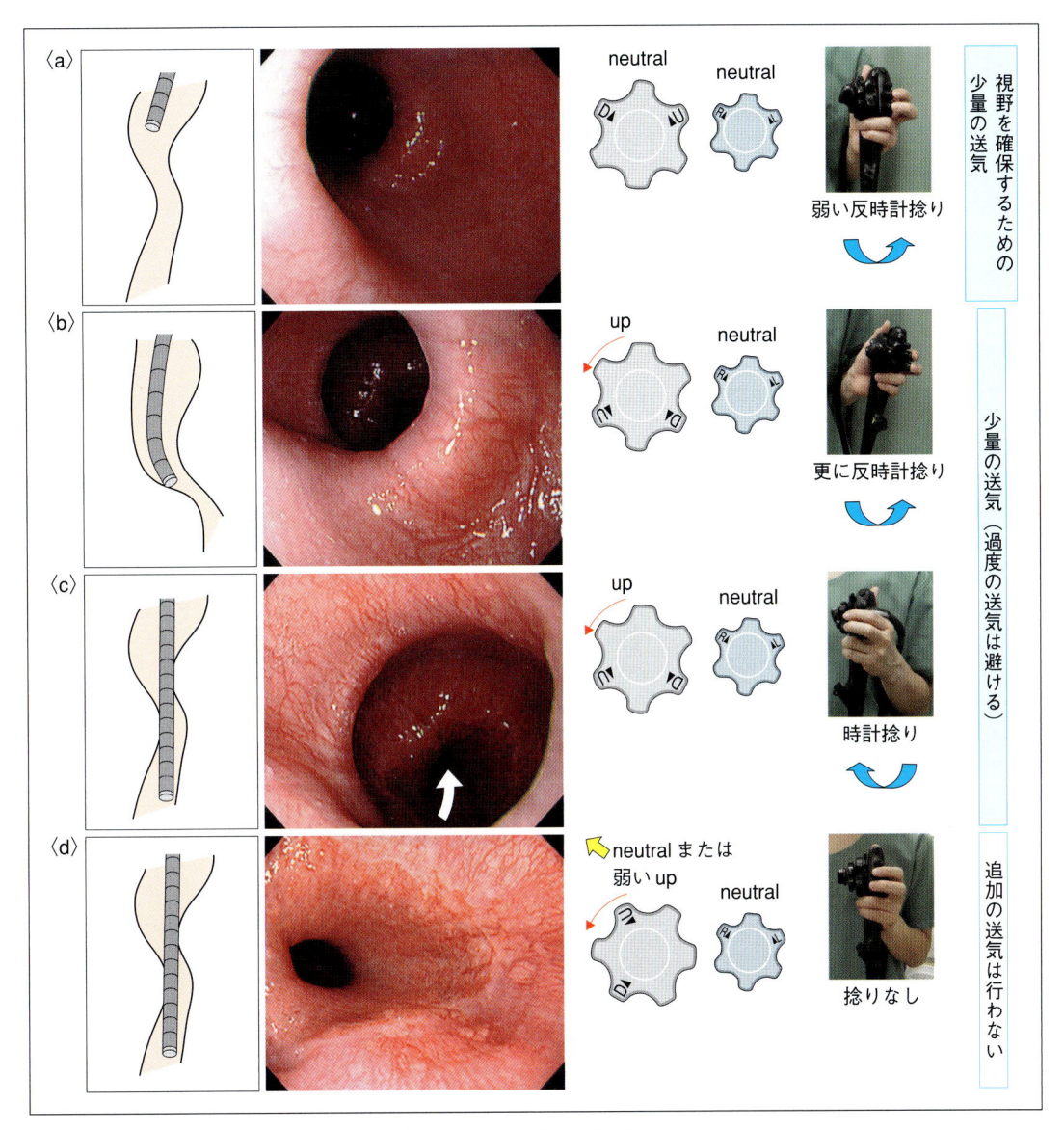

図Ⅲ-3-13 屈曲部の通過

a：横隔膜部で拡張した下行大動脈による壁外圧排と内腔の狭小化が認められる．

b：狭小化した領域へ近接．進むべき管腔が展開する方向を見極める．

c：内腔は矢印の方向である．追従するように内視鏡先端を誘導する．この場合は軽い先端角の挙上と時計方向への軸回転を併用する．

d：圧排構造のために死角となっていた管腔が直視下に確認されるようになる．裂孔ヘルニアによる深いひだ弯入がある食道胃接合部近傍の通過に応用できる技術である．

化などにより増加が予測される食道腺癌の発生母地として重要である．

7. 食道胃接合部の判定方法および扁平上皮-円柱上皮境界部の認識

　食道胃接合部は食道筋層と胃筋層の境界である．食道癌取扱い規約により内視鏡的に食道下部の柵状血管が観察できる場合は，その下端をもって食道胃接合部とする．柵状血管が観察できない場合は，胃粘膜ひだの口側終末をもって食道胃接合部とする．一方，食道上皮と胃上皮が接する扁平上皮-円柱上皮境界部は，内視鏡的に白色調の食道側の粘膜と赤色調の胃側の粘膜との境界線として認識される．

　食道胃接合部の上下2 cmの部位を食道胃接合部領域とする．腹部食道はこれに含まれる．正常ではEGJではSCJはずれることなく一致している（図Ⅲ-3-14，15）．胃液逆流などで扁平上皮が傷害された場合，耐酸性に富む胃粘膜様の円柱上皮に置換される．化生円柱上皮は食道腺癌の発生母地となる（バレット粘膜）．食道癌取扱い規約により，全周性に3 cm以上のバレット粘膜を認める場合をlong segment Barrett esophagus（LSBE），一部が3 cm未満あるいは非全周性の場合をshort segment Barrett esophagus（SSBE），またバレット粘膜の存在する食道はバレット食道と呼ばれる（図Ⅲ-3-16）．

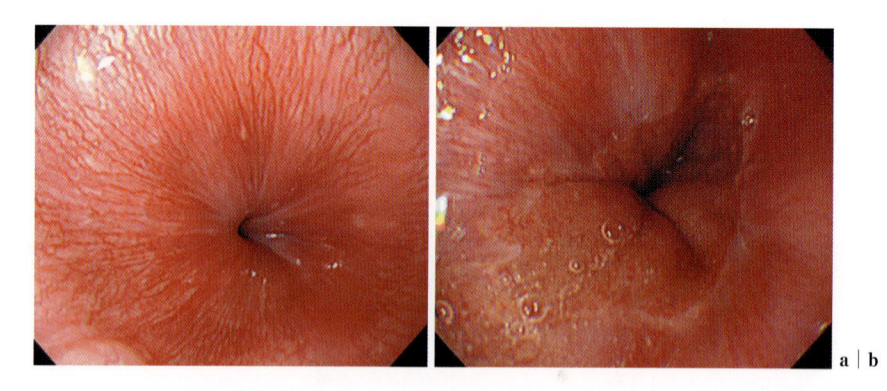

図Ⅲ-3-14　呼吸性変動を利用した食道胃接合部：EGJの観察・撮影（正常例）
a：呼気位で撮影．画面中央で巾着状に窄まる部が内視鏡的に認識される横隔膜-食道裂孔部（ピンチコックアクション：PA）である．EGJとSCJはずれることなくPAにほぼ一致している．
b：内視鏡先端の位置を保持して深吸気位で撮影．横隔膜位の変化によりPAは尾側に移動する（食道は裂孔部において横隔食道間膜により緩く固定されている）．この状態ではSCJが全周性に追認可能となる．胸腔陰圧の増大により食道は相対的に拡張し内腔が充満した状態であるが，PAの収縮状態は良好である．よく見るとSCJにごく短い粘膜断裂（胃・食道逆流症の微小変化に相当）が認められる．

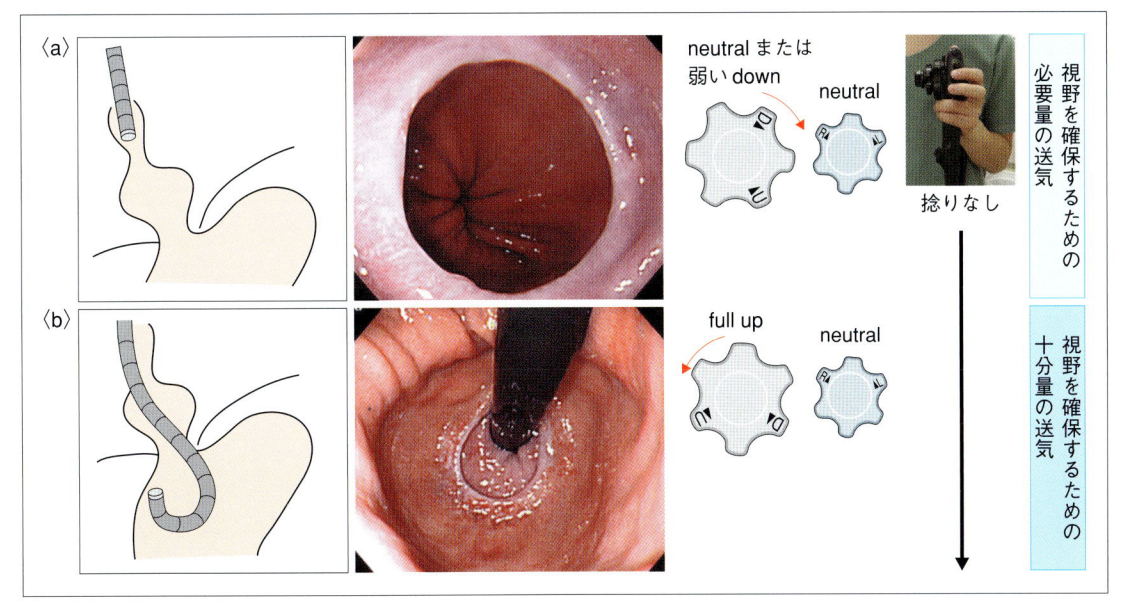

図Ⅲ-3-15　食道胃接合部（裂孔ヘルニア例）

a：内視鏡的に認識される横隔膜-食道裂孔部（ピンチコックアクション：PA）が画面中央に認められる．手前に白色調の食道扁平上皮が，遠位側に胃粘膜上皮が認められる．SCJ が PA から胸腔方向に滑脱している．見下ろし方向からの観察では SCJ と EGJ は一致しているように見える．

b：反転観察．必要に応じて反転観察も併用する．この際，不用意に反射を誘発しないように注意する．胃液逆流による二次的な円柱上皮化生が認められる．胃・食道逆流症の好発部位であり注意深い観察が要求される．

経鼻内視鏡では？　　　　　　　　　　　　　　　　　　　食道胃接合部

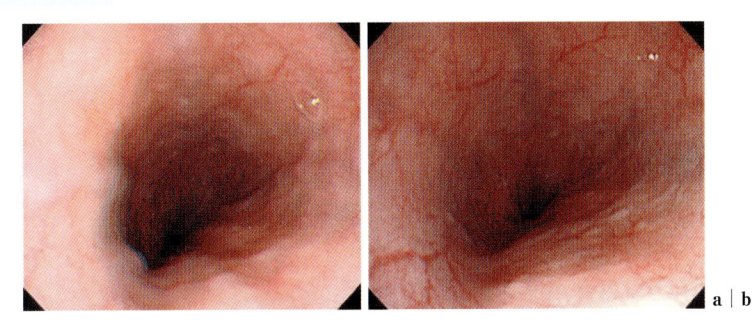

図Ⅲ-3-16　食道胃接合部

a：嚥下運動に伴う画像劣化が認められる．レンズ面，粘膜面ともに洗浄し，できるだけ正確な情報が盛り込まれた写真を撮影する必要がある．蠕動運動に伴って嚥下される唾液がレンズ面に付着した場合，送水機能により除去して良好な写真を撮影する．経鼻内視鏡は吸引および送気・送水機能ともに劣るために時間をかけて除去する必要がある．

b：ピンチコックアクションは弛緩傾向である．SCJ（白色調の食道扁平上皮境界部）およびその遠位の EGJ（柵状血管構造の肛側境界・胃粘膜襞の口側終末）が視認できる．短いバレット上皮（SSBE）である．バレット食道は食生活の欧米化などの影響で増加しつつある．経鼻内視鏡では同部の評価に注意深い観察が欠かせない．

V 内視鏡機器の違いによる画質の比較 (図Ⅲ-3-17)

　構造強調条件や使用した光源は同一．血管模様の鮮明度の差は歴然としている．現行の経鼻内視鏡の限界である．さらに，経鼻内視鏡では条件のよい画像を得るためには頻回に送水機能を作動させる必要があるなどの問題が残されている．この点を認識して検査機器を使い分ける必要がある．また構造上の制約のため画質が劣ることや検査に時間がかかることをあらかじめ被検者に説明することが必要である．

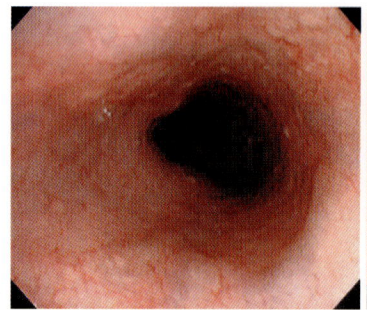

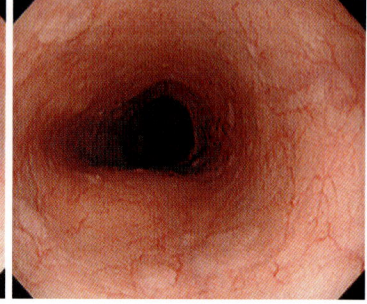

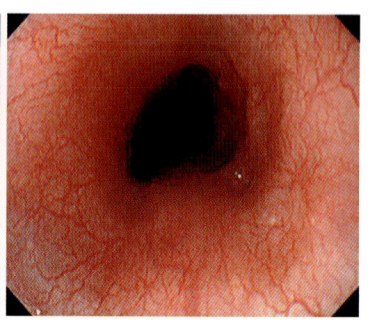

経鼻内視鏡 XP260N　　　経口内視鏡 Q260（汎用機）　　　H260（高解像度機）

図Ⅲ-3-17　内視鏡機器の違いによる画質の比較（同一症例，ほぼ同部位の画像を並列）

おわりに

　内視鏡検査の本質は直視下に管腔臓器の状態を評価することである．迅速にかつもれなくこの目的が達成されるよう内視鏡医には求められる．上部内視鏡検査は内視鏡専門医のみならず一般内科・外科，さらに総合診療科や放射線科などに所属する後期研修医にとっても経験すべき手技となりつつある．前方直視鏡による食道の検査は，研修を開始して間もない医師にとって，基本的技術が確立されているかの見極めになりうる．食道のみならず上部内視鏡検査すべての領域の観察が良好に完結するためにもっとも重要な技術は，不用意に被検者の反射を誘発しないことに尽きるといえる．経鼻内視鏡の使用，鎮静下内視鏡検査の意義も，被検者の苦痛に配慮した措置であることを忘れてはならない．

文献

1) 豊田圭子，他：下咽頭・喉頭の解剖と病変．臨床放射線　2006；51，497-513
2) Understanding Upper Endoscopy, Advancing the Practice of GI Endoscopy, American Society for Gastrointestinal Endoscopy (ASGE)：www.askasge.org
3) Yamagishi T, et al：Safety management of unsedated esophago-gastro-duodenoscopy (EGD)：Four-point scoring as a predictor of gag reflex. Endoscopy　2007；39（Suppl.）：A-361

（山岸哲也）

4. 胃・十二指腸の挿入と観察

> ☞ ポイント
> □ 適正な内視鏡観察には見落とし原因の理解が不可欠である．
> □ さまざまな方向・距離・胃内空気量・光量で多重的な観察を心掛ける．
> □ 内視鏡の種類，鎮静剤の有無などの状況に応じて，複数の挿入・観察法バリエーションを駆使する．

I 目指すべき内視鏡観察とは

　目指すべき内視鏡観察とは，「病変の見落としのない診断精度の高い内視鏡観察」であり，かつ「患者の苦痛を伴わない安全な観察」と要約できる．後者を実現するためには，もちろん内視鏡手技の洗練は不可欠であるが，併せて鎮静剤や経鼻内視鏡（または極細径内視鏡）によって解決しうる．前者を実現するためには経験の蓄積が必要で一朝一夕にはいかないが，その出発点として内視鏡診断における見落としの実態とその原因を認識する必要がある．

II 内視鏡観察における見落としの実態とその原因

　内視鏡診断における病変の見落としの原因は大きく三つに大別できる．すなわち，① 不適切な内視鏡操作によって内視鏡観察していない部位（ブラインド）が発生していること（内視鏡観察法の誤り，図Ⅲ-4-1），② 病変部位を観察しているが病変として認識できていないこと（存在診断の誤り，図Ⅲ-4-2），③ 病変の存在には気づいているが病変診断が誤っていること（質的診断の誤り），である．

　もちろん，内視鏡研修を開始したばかりの医師は，見落とし原因①が発生しないような基本的な内視鏡操作を身につける必要があるが，これで見落としは解消できるのであろうか．胃腫瘍内視鏡診断能に関する前向き臨床試験を行ったところ，臨床情報をまったく知らない内視鏡専門医は表在性胃腫瘍の約25％を見落としていた[1]．その多くが病変存在診断の誤りによる見落としであった．われわれは内視鏡を胃内で操作して一通り観察するとすべてのものが見えているような錯覚に陥るが，実際には肉眼的変化の乏しい胃癌の1/4を見落としうることを認識し，内視鏡の研鑽に励む必要がある．

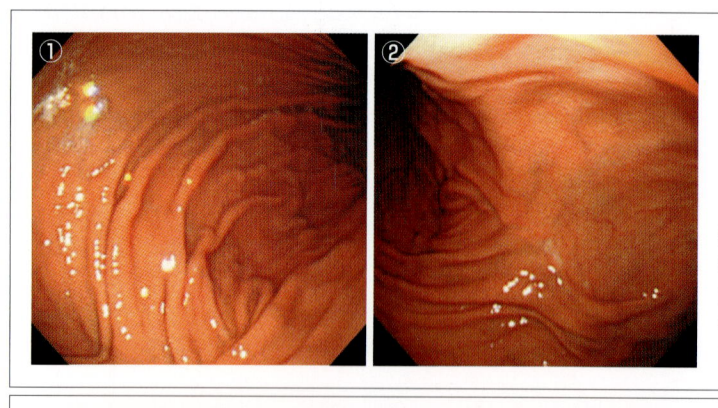

症例1：①では胃体上部後壁大弯の観察ができていないが，②では同部を正面視しており，ひだ集中を伴う瘢痕の存在が明瞭である．

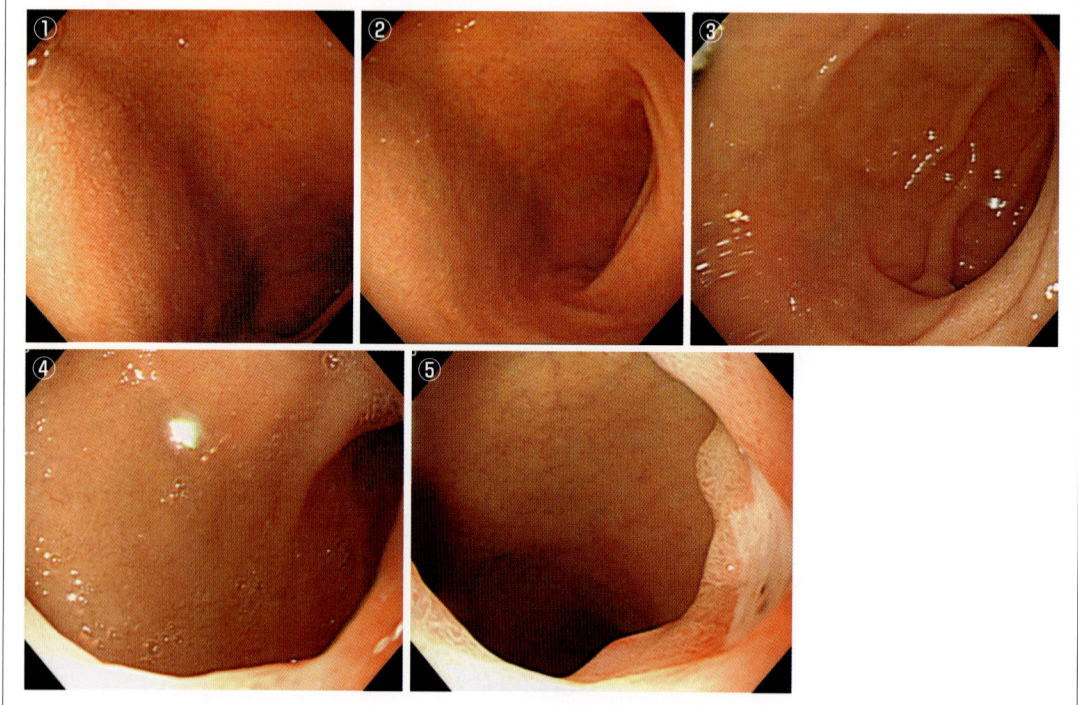

症例2：タール便精査のため行った初回内視鏡（図①，②）では十二指腸球部には病変がないと診断しているが，タール便が続くため再度内視鏡を実施した（図③〜⑤）．十二指腸球部挿入直後の撮影では病変を認めず（③），スコープを引きながら幽門輪越しに観察してもまだ病変は見えない（④）．さらに down アングルを使いながらスコープを操作すると，幽門輪に接するように存在する活動性十二指腸潰瘍が観察でき（⑤），同病変が出血源と診断した．

図Ⅲ-4-1　内視鏡観察方法の誤り（ブラインドとなる部位の存在）による見落とし

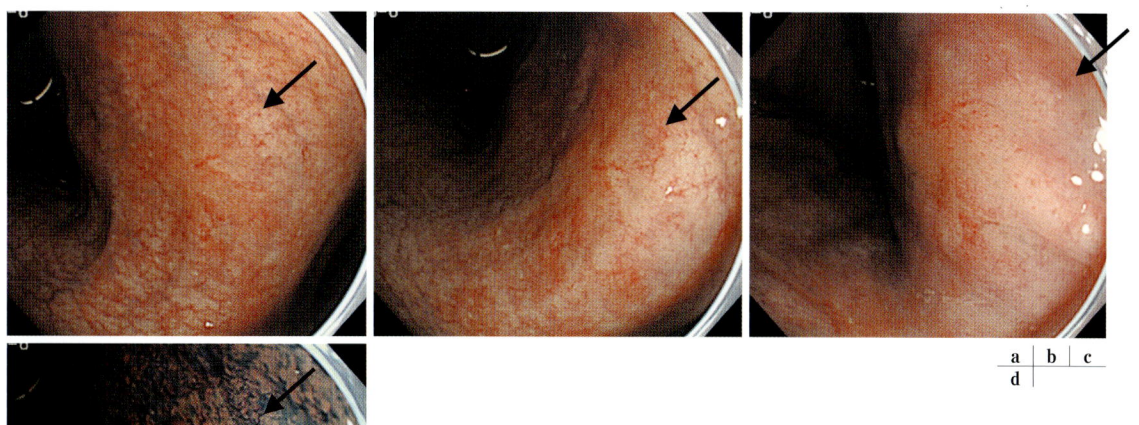

a	b	c
d		

図Ⅲ-4-2 病変部位を観察しているが病変として認識できていないことによる見落とし（存在診断の誤り）

胃体下部小弯を観察撮影しているが病変の存在に気づいていない（a）．観察する角度を接線気味に変えると，血管透見が乏しい褪色調局面が見えてくる（b）．さらに胃内空気を吸引して粘膜がたわみやすくすると，同部に褪色調のわずかな隆起病変があることに気づく（c）．インジゴカルミン色素内視鏡によって同部に丈の低い隆起病変が存在することが明瞭となる（d）．ESDの結果，同病変は胃腺腫内癌であった．

Ⅲ 見落としのない診断精度の高い内視鏡を行うための方策

1. 内視鏡観察していない部位（ブラインド）をなくすには？

ブラインドをなくすためには，スコープを自在に操作できる技量とともに，適正な内視鏡観察手順を身につける．併せて，直視鏡でブラインドとなりやすい部位（胃体部後壁，噴門周囲，胃体部大弯ひだ内，幽門直後の十二指腸球部：図Ⅲ-4-3①〜④）を念頭においた観察を行う．胃体部後壁は見下ろし観察では接線方向，反転観察ではスコープの陰となりやすい（図Ⅲ-4-4）．噴門直下は胃内挿入時に一瞬で通り過ぎ，反転操作で十分な胃内空気量にて近接観察をしないとブラインドとなる．また，胃体部大弯のひだが目立つ giant fold（このような症例ほど癌のリスクが高い）では，十分送気して胃壁を伸展しないと病変が見えない（図Ⅲ-4-5）．

胃粘液の付着による見逃しもブラインドの一種といえる．胃癌の高危険群である慢性胃炎ほど粘稠な粘液が付着しており，丹念に洗浄・除去しないと見逃す可能性がある（図Ⅲ-4-6）．また，水洗で誘発される出血が胃癌発見の契機となることもあり，面倒くさがらずに胃粘膜の洗浄を行う必要がある．

2. 存在診断の誤りによる見落としをなくすには？

病変の存在を疑って内視鏡観察を行うと，"病変が浮き上がってくる"ことをしばしば経験する．これは病変形態が頭の中でイメージ化されることと，病変の実際の見え方が変化することによる．内視鏡観察する方向（正面視や接線方向視），

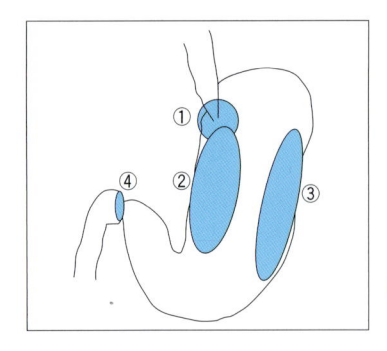

図Ⅲ-4-3 直視鏡による内視鏡観察でブラインドとなりやすい部位

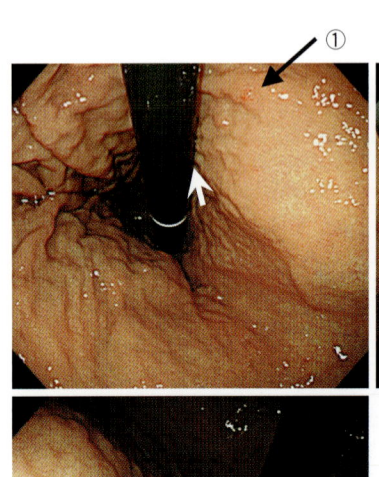

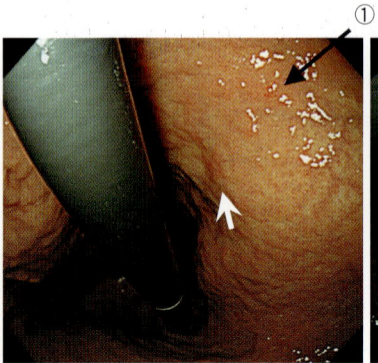

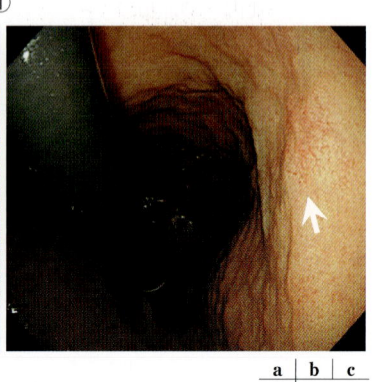

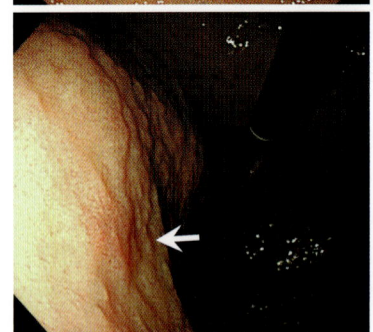

図Ⅲ-4-4 内視鏡観察法の誤り（胃内空気量の調節が足りないこと，不適正なアングル操作）による見落とし
a：空気量が少ない内視鏡反転（Jターン）による胃体部の観察では，体中部後壁の小ポリープ（黒矢印，①）は観察できているが，とくに体上部後壁側がスコープの陰となりブラインドである．
b：胃内空気量を増やして左アングルを用いて体上部後壁を正面視すると，白矢印の部分に発赤した病変が観察できる．
c，d：さらに空気量を増やして病変に近づくと，発赤したわずかに隆起する病変（白矢印）が観察できる．

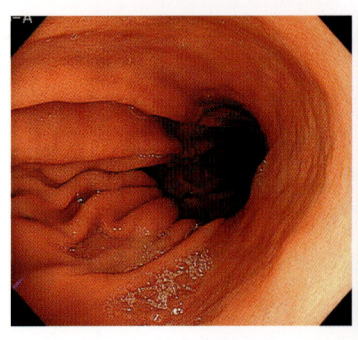

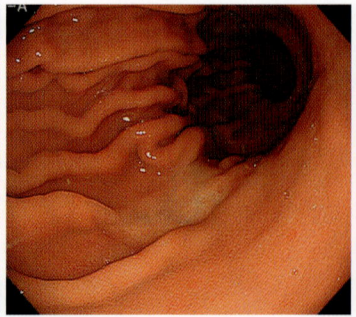

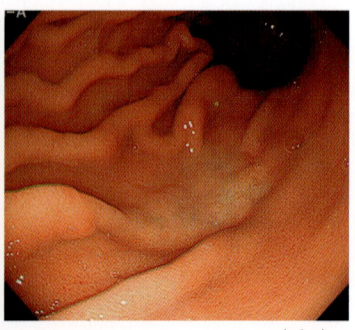

図Ⅲ-4-5 内視鏡観察法の誤り（ブラインドとなる部位の存在）による見落とし
　胃体中部大弯のOⅡc病変．aでは胃内空気量が少なく，また粘液が除去されていないため，病変の認識ができていない．粘液を除去して空気量を増やすと，同部に褪色した陥凹性病変が見えてくる（b）．さらに空気量を増やすと明瞭なOⅡcが観察可能である（c）．

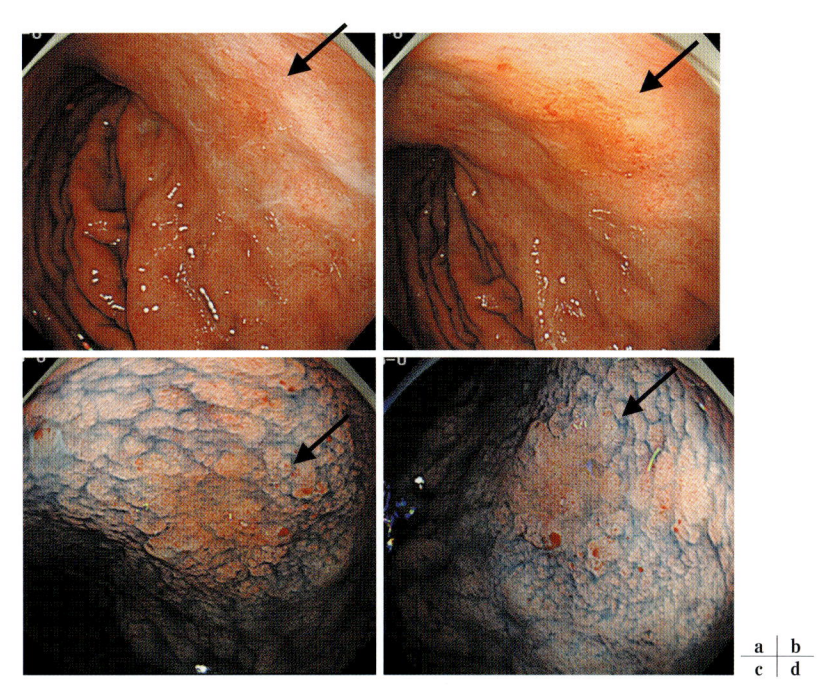

図Ⅲ-4-6　胃粘液除去によって胃癌が認識された症例
a：粘稠な粘液が付着する胃体上部後壁には，わずかに発赤した局面を認めるのみである．
b：粘稠な胃粘液を十分洗浄除去すると，発赤した粘膜内にわずかに陥凹した部位を認める．
c, d：インジゴカルミン色素内視鏡によって，同部に0Ⅱc病変が明瞭となる．

距離（遠景，近接），空気量（胃壁の伸展度），光量の相違によって病変がまったく異なって見えることによる．

図Ⅲ-4-2にわれわれの行った前向き臨床試験において見逃しのあった胃腺腫内癌の症例を示す．図Ⅲ-4-2aでは比較的正面視に近い角度で観察しているが，病変の存在に気づいていない．病変の存在を知ったうえでよく見ると矢印の先に血管透見が乏しい領域があるが，この時点で病変の存在を認識するのは困難である．図Ⅲ-4-2aの状態で右アングルをかけると接線方向視となる．矢印の先にある血管透見が乏しい領域がより明瞭となり，粘膜に厚みのある褪色調の領域に気づく（図Ⅲ-4-2b）．図Ⅲ-4-2bの状態で，胃内空気を吸引して胃壁の過伸展を解除すると，丈の低い隆起性病変がより明瞭に浮き上がってくる（図Ⅲ-4-2c）．インジゴカルミン色素を散布すると丈の低い隆起性病変をはっきり認識できる（図Ⅲ-4-2d）．

図Ⅲ-4-6に早期胃癌（0Ⅱc，分化型腺癌）例を示す．胃体部後壁全体に白っぽい粘液が付着しており，一見病変があるように見えない（図Ⅲ-4-6a）．胃体上部後壁の粘液の合間にわずかな発赤があるため，水洗すると周囲と粘膜性状の異なるわずかな陥凹の存在に気づく（図Ⅲ-4-6b）．インジゴカルミン色素を散布し，同部を正面視すると，粘膜模様や胃区域が異なる領域があるように見え

る（図Ⅲ-4-6c）．さらに，接線方向視すると病変が浮かび上がってくる（図Ⅲ-4-6d）．

　以上の症例からわかるように，通り一遍の内視鏡観察では病変を見逃す可能性があり，多重的な内視鏡観察によって病変存在診断の精度を上げることが可能となる．多重的な観察とは同一部位や同一病変をさまざまな方向・距離・胃内空気量・光量で丹念に観察することである．

3. 質的診断の誤りによる見落としをなくすには？

　存在診断はできているが質的診断の誤り，たとえば癌をびらんや潰瘍と診断してしまうといった見落としを解決するためには，より多くの病変を観察して内視鏡診断（とくに早期胃癌）の経験を積み重ね，内視鏡診断能力を高める必要がある．また，通常内視鏡観察には質的診断に限界があり，optical biopsy を実現しうる NBI 併用拡大内視鏡[2),3)] を駆使する必要がある．

Ⅳ 胃・十二指腸の内視鏡挿入・観察を行う場合の手技的留意点

1. スコープの反転・回転操作について

　胃はもっとも管腔の大きな消化管である一方，生理的狭窄部（噴門・幽門）がある．同部は，順行性観察（肛門側方向に観察すること）だけではブラインドとなる部分が多く，反転観察が必要となる．噴門部ではスコープを反転させ，かつ少なくとも 180 度以上（必要に応じて 360 度近く）スコープを回転させないと十分な観察ができない．手先によるシャフトの捻りでは 90 度程度の回転が限度であり，それ以上スコープを回転させるには内視鏡術者の身体回転や前腕部の抱え込み操作が必要となる（**図Ⅲ-4-7a**）．また，スコープ先端の十分な反転も反転観察に必須である．**図Ⅲ-4-7b** のように通常径内視鏡では up アングルのみだと 180 度程度しか反転しない．full up アングルで固定して左右アングルを 2〜3 回繰り返すと（twist 操作），210 度程度の反転が得られる．経鼻内視鏡に用いられる極細径内視鏡は反転の曲率半径が通常径内視鏡よりかなり小さいため up アングルのみで十分噴門部を観察できることが多く，極細径内視鏡の特徴の一つといえる（図Ⅲ-4-7b ③）．極細径内視鏡では十二指腸球部がある程度大きければ球部内反転操作が可能となり，幽門直後の十二指腸側の観察が可能となる（129 頁，図）．

2. 胃の形態や胃壁伸展度を変化させる手技

　胃は"胃袋"といわれるように，胃内空気量の多寡によって管状ともなるし，袋状にもなる．このような胃の形態的特性を理解し，意図的に胃の形態や胃壁伸展度を変化させることで，多重的な内視鏡観察が可能となる．胃の形態を変化させるもっとも手軽で頻用される手技は，送気・吸引操作による胃内空気量の調整である．胃体上部から噴門小弯の反転観察（J ターン）では，胃内空気量を増加

4．胃・十二指腸の挿入と観察　111

〈a〉左手前腕の抱え込み動作によるスコープ反転操作

Jターン　　Uターン

〈b〉スコープの反転法（twist操作について）

① upアングル操作のみのスコープ反転
② twist操作によるスコープ反転
③ 極細径スコープupアングル操作のみのスコープ反転

① full up　neutral
② full up　neutral
③ full up　neutral

twist操作　　neutralに戻す

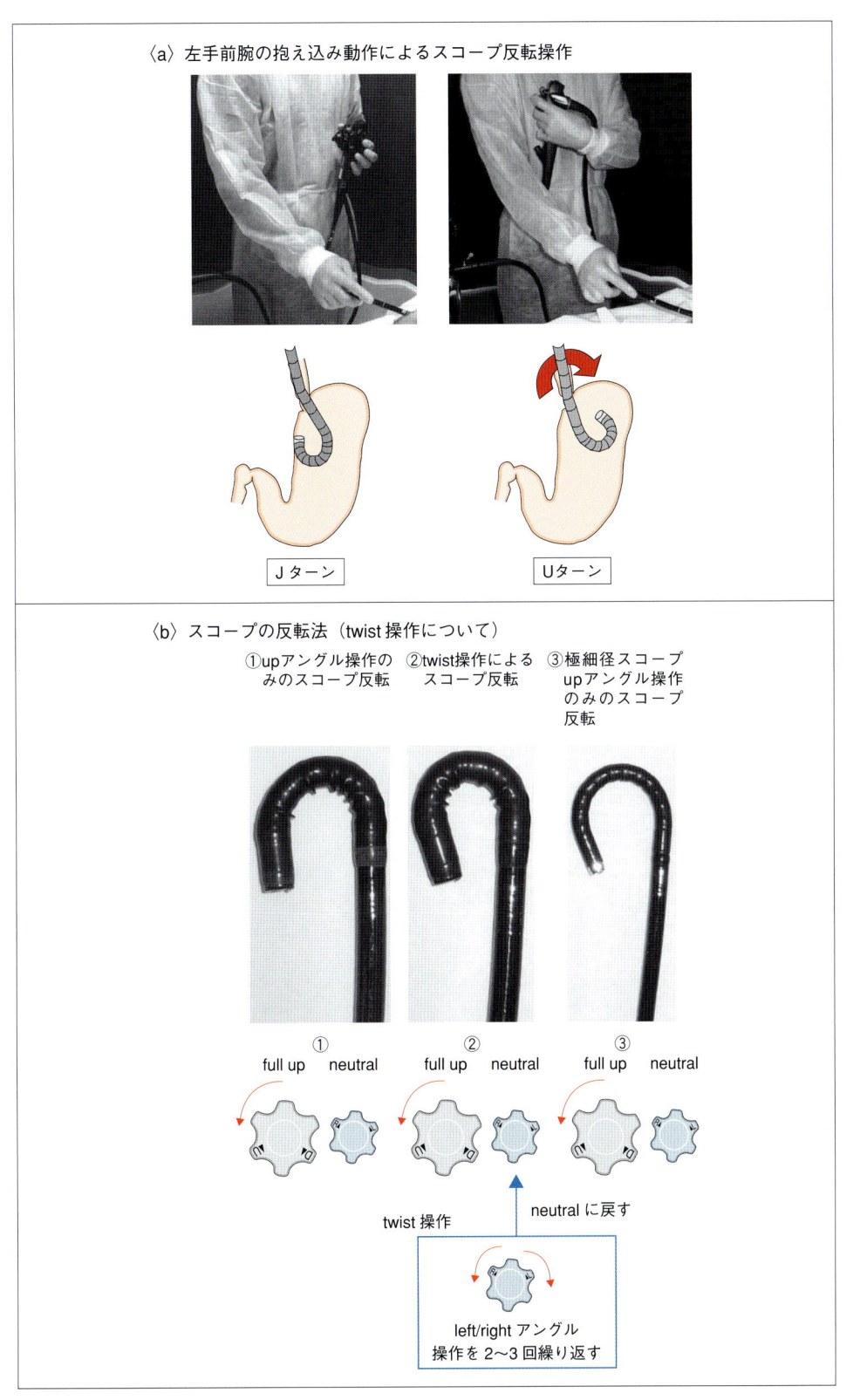

left/rightアングル操作を2〜3回繰り返す

図Ⅲ-4-7　スコープの反転・回転操作

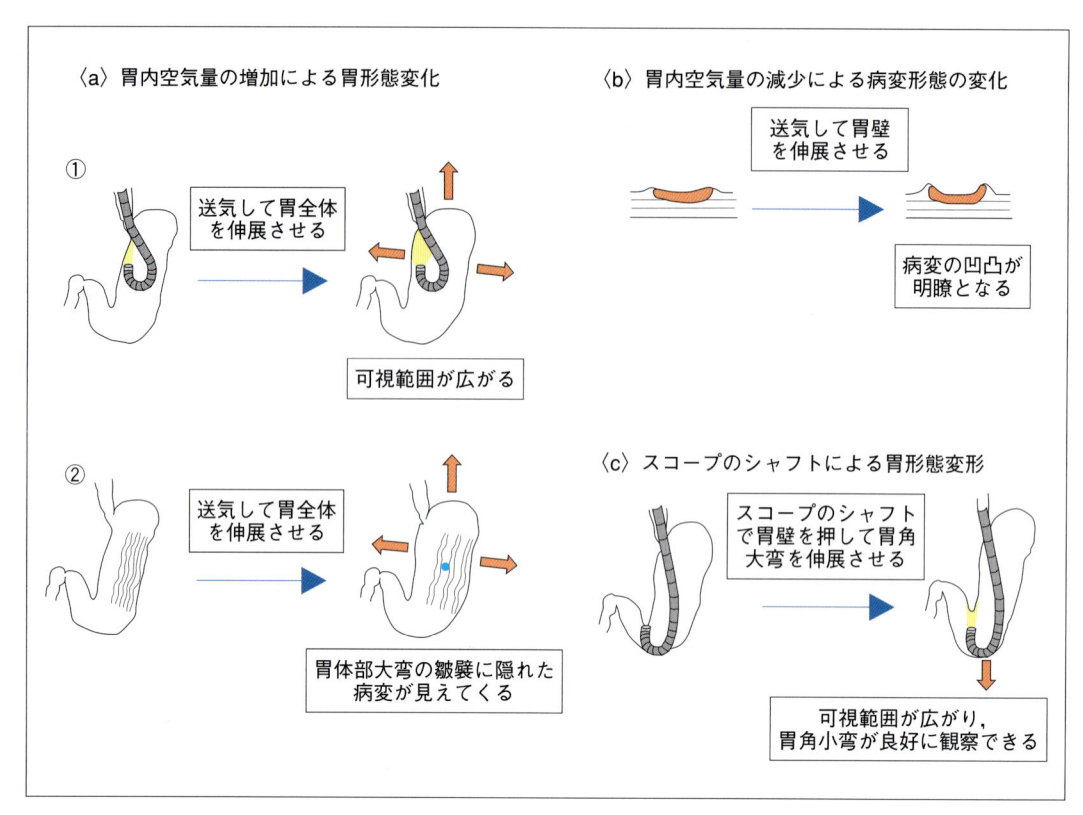

図Ⅲ-4-8 胃の形態や胃壁伸展度を変化させる手技

させることで可視できる粘膜面が増加する（図Ⅲ-4-4，図Ⅲ-4-8a ①）．また胃体部大弯の皺襞が太い症例（giant fold）は，通常量の胃内空気ではひだとひだの間に病変が隠れている場合があるので，十分送気して胃壁を伸展させて内視鏡観察する必要がある（図Ⅲ-4-5，図Ⅲ-4-8a ②）．

一方，吸引操作で胃内空気を減少させ胃壁が適度にたわむと病変の微妙な凹凸が明瞭となり，早期胃癌が浮かび上がってくることがある（図Ⅲ-4-2，図Ⅲ-4-8b）．また，空気量の多寡によって凹凸形態が変化しない場合，病変が"硬く"，粘膜下層以深への癌浸潤が疑われるため，早期胃癌の深達度診断には胃内空気量の調節が必須である．

胃角部小弯の観察では，up アングルのみではスコープ先端が粘膜に接触して十分観察ができない場合がある．この場合，内視鏡スコープのシャフトによって胃角部大弯を押して，胃形態を変化させて（胃角の小弯・大弯間距離を増加させる）内視鏡観察を行う必要がある（図Ⅲ-4-8c）．経鼻内視鏡は細径でスコープシャフトの剛性が弱いため，この操作が十分できない場合がある．

Ⅴ 胃・十二指腸の内視鏡観察法

胃・十二指腸の内視鏡観察法には，胃形態の相違（瀑状胃の有無，胃下垂の有

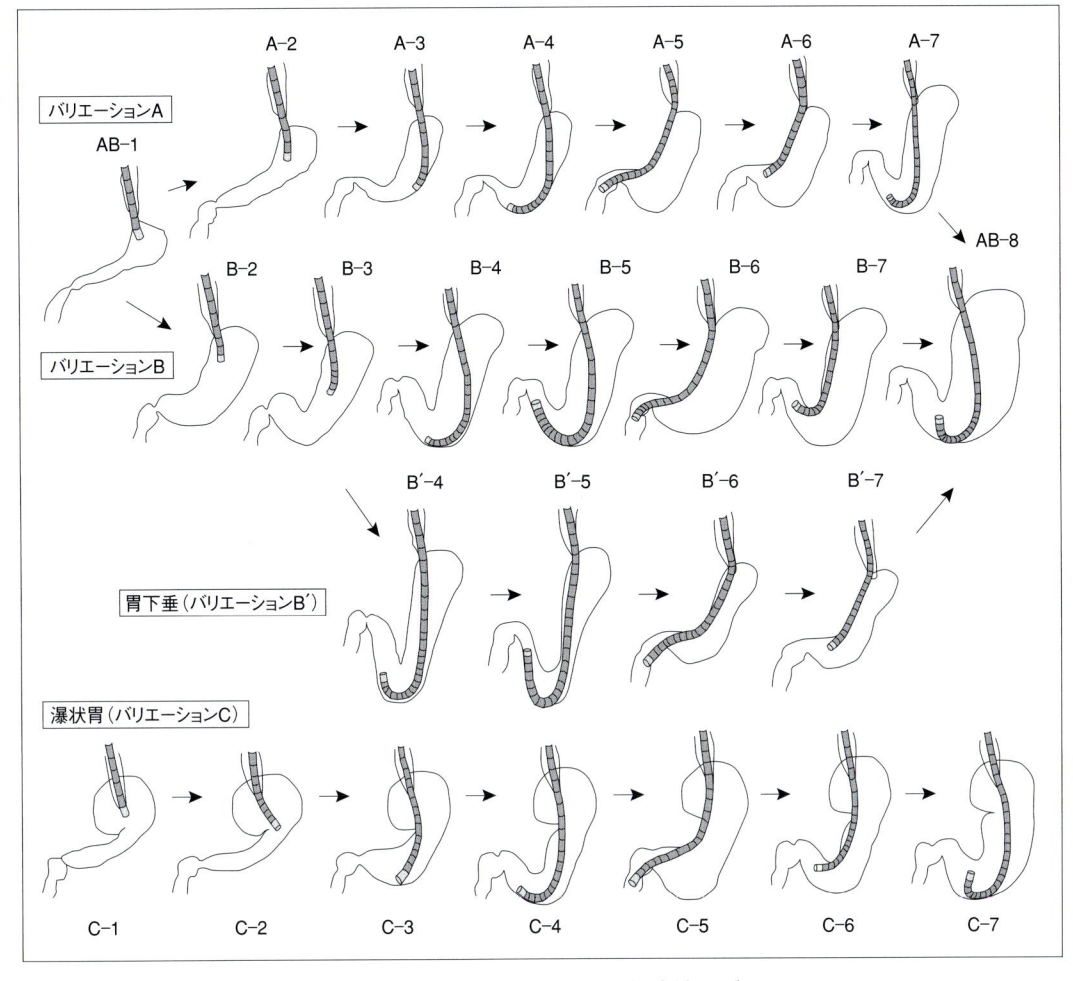

図Ⅲ-4-9 胃・十二指腸の内視鏡挿入・観察法のバリエーション

無など）や観察ストラテジーの相違などによっていくつかのバリエーションがある（図Ⅲ-4-9）．使用する内視鏡の種類（経口 vs 経鼻，通常径 vs 極細径），鎮静剤の有無，患者状態（嘔吐反射の強弱，精査内視鏡を必要とする病態か否か），など状況に応じてさまざまな内視鏡観察法のバリエーションを使い分けるとよい．ここでは，胃・十二指腸への内視鏡挿入・観察ストラテジーの相違によるバリエーションを二つに大別し，さらに瀑状胃・胃下垂の有無によるバリエーションを追加して解説する．

1. 内視鏡挿入・観察のストラテジーの違いによる二つのバリエーション

　胃噴門部から十二指腸に内視鏡を挿入・観察する際，A）最小限の送気で胃壁を伸展させず内視鏡観察をあまり行わず十二指腸挿入し，胃にもどってきてから胃観察を行うストラテジー〔バリエーションA〕，B）胃噴門部挿入直後より観察に必要な送気を行い胃深部にスコープを進めながら順行性に内視鏡観察しながら，十二指腸に挿入するストラテジー〔バリエーションB〕，がある．バリエー

ションAでは送気を必要最少限に控えて胃壁の伸展を避けて十二指腸に到達するため，胃壁過伸展による嘔吐反射や苦痛を避けることが可能となり，患者苦痛軽減に重点をおいたストラテジーである．図Ⅲ-4-9 AB-1で理解できるように，ほとんど送気していない空腹時の胃は胃角部小弯がU字形態になっていない．胃内に送気し，胃体部から胃角部大弯を内視鏡で伸展することで初めて胃角部小弯が鋭角なU字形態となる（図Ⅲ-4-9 B-5）．バリエーションAではこの胃壁伸展を極力控え，十二指腸までスコープを挿入観察する．したがって，胃内に戻ってから十分量の送気をして内視鏡観察しないと結果的に多重的観察が行いにくい．バリエーションBでは胃噴門から深部にスコープを挿入しながら順行性に内視鏡観察を行うため多重的観察が行いやすくなり，内視鏡観察に重点をおいたストラテジーである．一方でバリエーションBは，十二指腸挿入前に胃壁が伸展するため，嘔吐反射や伸展痛がバリエーションAに比して起きやすくなる．鎮静剤を使用した内視鏡や胃癌ハイリスク例の内視鏡ではバリエーションB，瀑状胃や鎮静剤非使用で口径の太い内視鏡を使用する場合にはバリエーションAが推奨される．胃壁伸展が起きにくい極細径内視鏡を用いた経鼻内視鏡ではバリエーションBを選択するとよい．いずれのバリエーションであっても，胃角部から胃上部に戻る観察方法には大きな相違はないが，バリエーションAでは胃に戻ってから噴門から前庭部の順行性観察を十分な胃内空気量で再度行う必要がある．

2. 瀑状胃・胃下垂の有無によるバリエーション

1）瀑状胃（バリエーションC）

食道から胃内に内視鏡を進めたときに，穹窿部が大きく広がり胃体部が縮んでいる場合，そのまま送気しながら胃深部に内視鏡を進めようとすると結果的に内視鏡が穹窿部方向に進んでしまい，明瞭な瀑状胃になってしまう．このようなケースでは，まず穹窿部が広がって見えた時点で胃内の空気を吸引し，大弯ひだの走行する先にスコープを右回転しながら進めていく（C-1からA-2への修正）．いったん胃角部まで内視鏡が進めば送気して，胃角部大弯を伸展しながら瀑状胃を通常胃の形態になるようにさらに前庭部にスコープを進める．CからAへの修正ができず，どうしても瀑状胃の穹窿部に内視鏡がはまり込んでしまうことがある．このような場合には，内視鏡をUターンで反転したまま，湾曲したシャフトを体上部から体下部に先行させるように内視鏡を進める．胃角部まで内視鏡が進めばここで内視鏡をJターンに戻し，さらに内視鏡を若干引き抜きながら内視鏡先端を前庭部に進める（C-1〜C-4）．以降はバリエーションBと同様に十二指腸に内視鏡を進める．

2）胃下垂（バリエーションB′）

腹部の背腹径が小さくやせた女性は胃下垂となりやすい．内視鏡をそのまま進めていくとスコープのシャフトで胃角部大弯が強く伸展され，極端な場合は骨盤底まで胃が入って骨盤臓器で伸展がブロックされてから内視鏡が先行するように

なる．胃角から前庭部に挿入しようとしてスコープを5〜10cm送り込んでも先端が進行しない場合は胃下垂バリエーションであるので，胃内の空気を極力吸引して胃の伸展を生じにくくしながら，スコープを十二指腸に挿入する．

3. 経口内視鏡（通常径）と経鼻内視鏡（極細径）の胃・十二指腸観察法の相違

　経口内視鏡と経鼻内視鏡では，胃・十二指腸観察法について基本的に大きな相違はなく，先述の内視鏡観察ストラテジーの相違のほうが大きなバリエーションとなる．胃伸展が起きにくい経鼻内視鏡ではバリエーションBで十分胃を観察しながら十二指腸に挿入するとよい．

　一方，経鼻内視鏡は経口内視鏡に比して以下のような特徴があり，そのため内視鏡観察法に若干の相違が発生する．①スコープ径が細いために狭い部位（噴門，幽門など）での通過が容易である，②スコープ先端のアングル径が小さいために小回りがきき噴門部・胃角などの反転観察が容易である，③吸引チャンネルが細く胃液や粘液などの吸引に時間がかかるため，胃粘膜の水洗を怠ると病変を見逃す可能性がある，④画質が劣り遠景だけでは小病変を視認できない可能性があり，近接観察を交えて粘膜面を十分観察する必要がある，などの特徴がある．両内視鏡で相違がある場合，各部位の挿入・観察法のなかで具体的に述べる．

VI 胃・十二指腸各部位での内視鏡挿入・観察について

1. 食道胃接合部から噴門への挿入・観察

　食道胃接合部は生理的な狭窄部位であり，かつ屈曲しており内視鏡研修の初期の一つのハードルとなる．
- LESの緊張が弱いとき（図Ⅲ-4-10, 11）
- LESの緊張が強いとき（図Ⅲ-4-12）

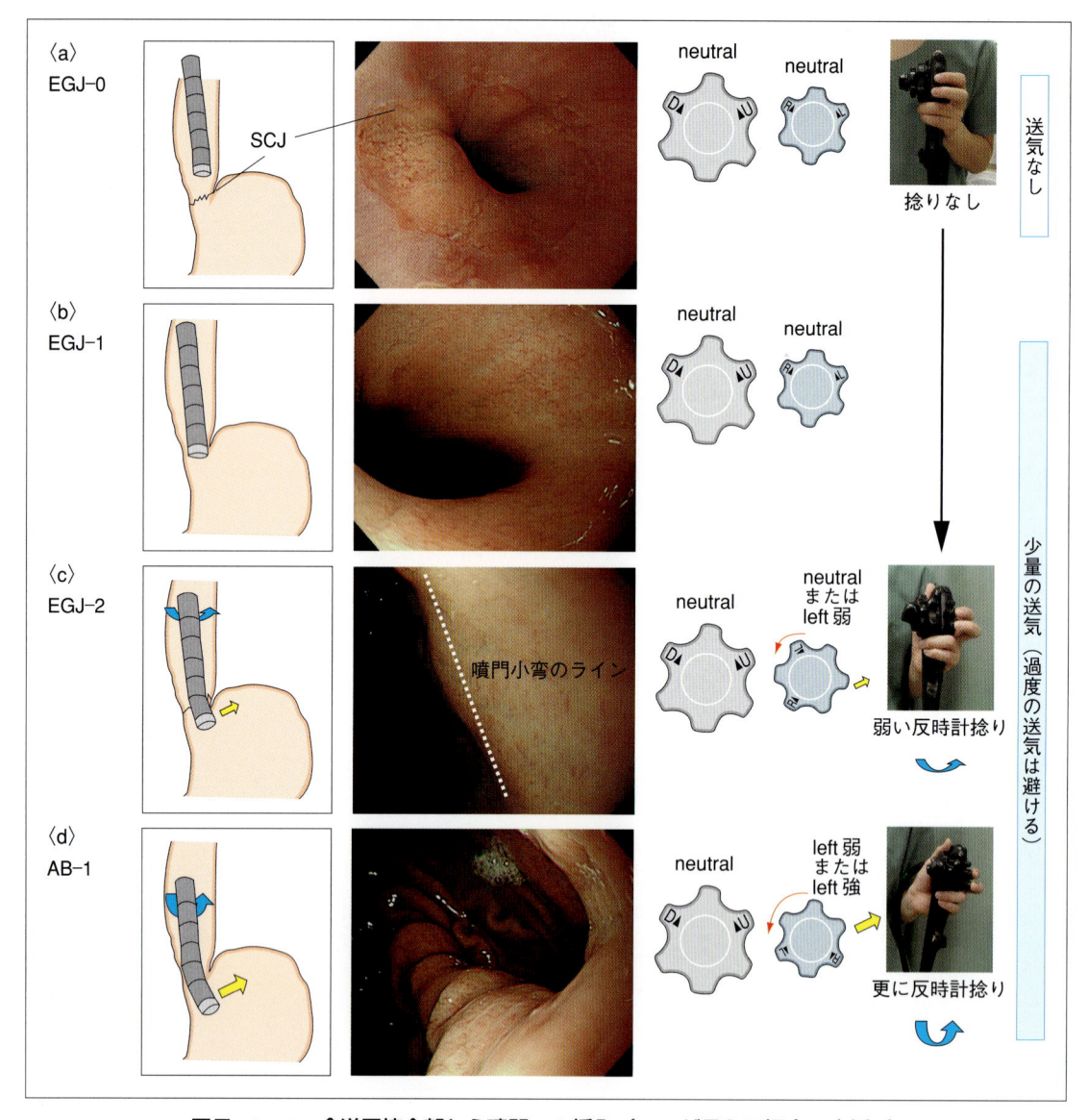

図Ⅲ-4-10　食道胃接合部から噴門への挿入（SCJ が見える場合：症例 1）

a：明瞭な滑脱型食道裂孔ヘルニアがなくても LES（下部食道括約筋）の緊張が弱いと吸気時に SCJ（扁平上皮-円柱上皮接合部）を観察できることが多い．

b：上下および左右アングルを neutral（中立）のままスコープを進めていくと SCJ を越えて噴門小弯（〜後壁）が正面に見えてくる．この際，少量の送気を行うと胃内腔が広がり視野が確保しやすくなる．さらに neutral（中立）のままスコープを進めていくと噴門小弯粘膜に内視鏡先端が当たってしまう．

c：噴門小弯のラインが垂直に近い角度で見える場合，スコープを軽く反時計方向に捻るか，左アングルを軽く使ってスコープの先端が噴門小弯ラインから離れるようにして胃内腔側の視野を確保する．

d：さらに反時計方向に捻りながらスコープを進め，左アングルを強めながら視野を確保すると胃体上部大弯（〜後壁）が正面に見えてくる．

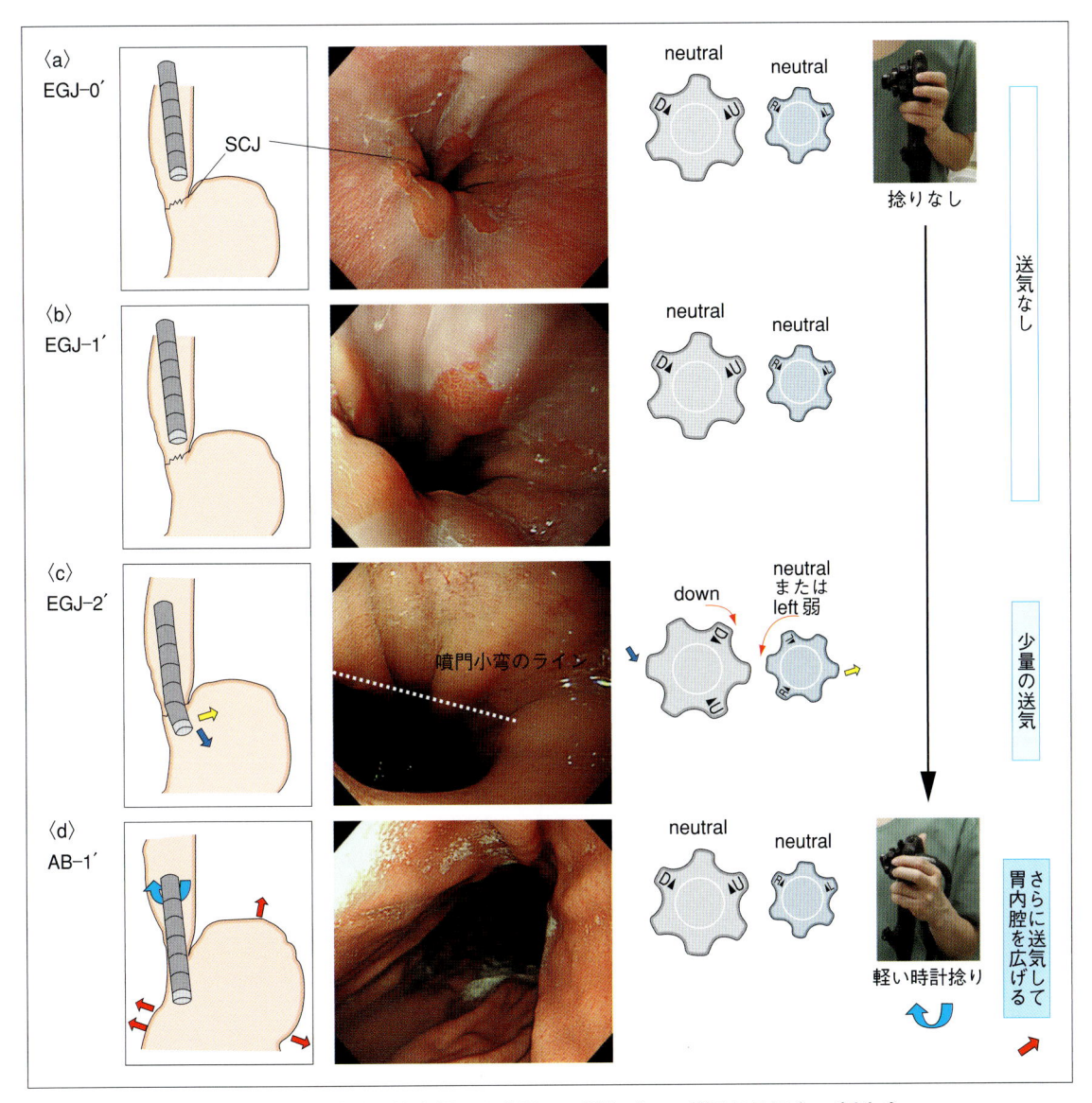

図Ⅲ-4-11　食道胃接合部から噴門への挿入（SCJ が見える場合：症例 2）

a, b：SCJ を観察できる．
c：噴門小弯のラインが水平に近い角度で見える．down アングルを使ってスコープの先端が噴門小弯ラインから離れるようにして胃内腔側の視野を確保する．
d：送気を行いながら胃内腔を広げ，時計方向に軽く捻ると胃体上部から中部が見えてくる．

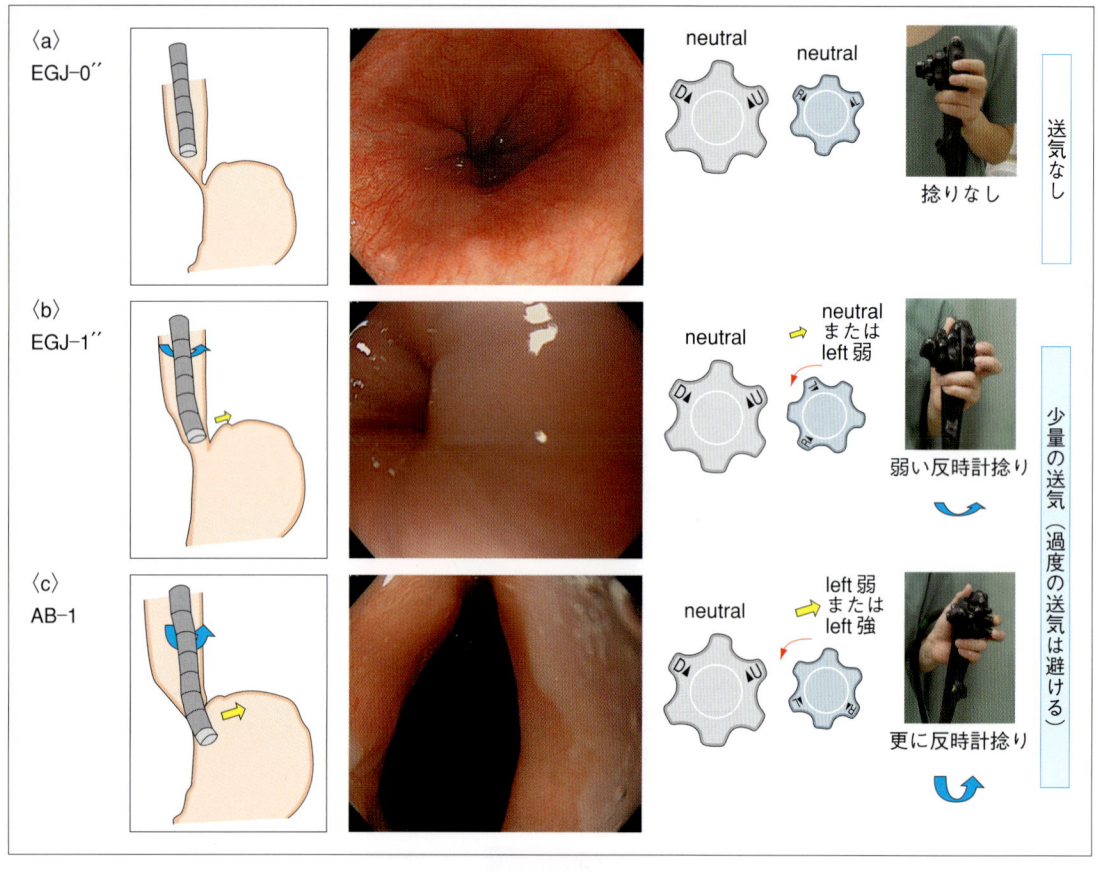

図Ⅲ-4-12　食道胃接合部から噴門への挿入（SCJ が見えない場合：症例 3）
a：LES（下部食道括約筋）の緊張が強く SCJ が観察できない．
b：スコープ先端を LES の食道粘膜に触れて LES を押し広げながら挿入する．
c：この際，EGJ-2 の操作（図Ⅲ-4-10）と同様にスコープを軽く反時計方向に捻るか，左アングルを軽く使ってスコープを進めると胃内腔（体上部から穹窿部大弯）が見えてくる．

> **経鼻内視鏡では？　　　　　　　　　　　　　　　食道胃接合部から噴門**
> スコープが細い経鼻内視鏡は食道胃接合部から噴門への挿入は容易であり，とくに LES の緊張の強い症例ではその違いが明瞭となる．このため，同部位での経鼻内視鏡による挿入観察では特別に留意する点はない．

● **2. 噴門から前庭部への挿入・観察**

噴門から前庭部への挿入・観察では，どの内視鏡観察ストラテジーをとるかによって大きな相違となる．したがって，それぞれのストラテジーに沿って挿入・観察の方法を述べる．

1）バリエーション A（最小限の送気で胃伸展を制限して十二指腸挿入するストラテジー）（図Ⅲ-4-13）

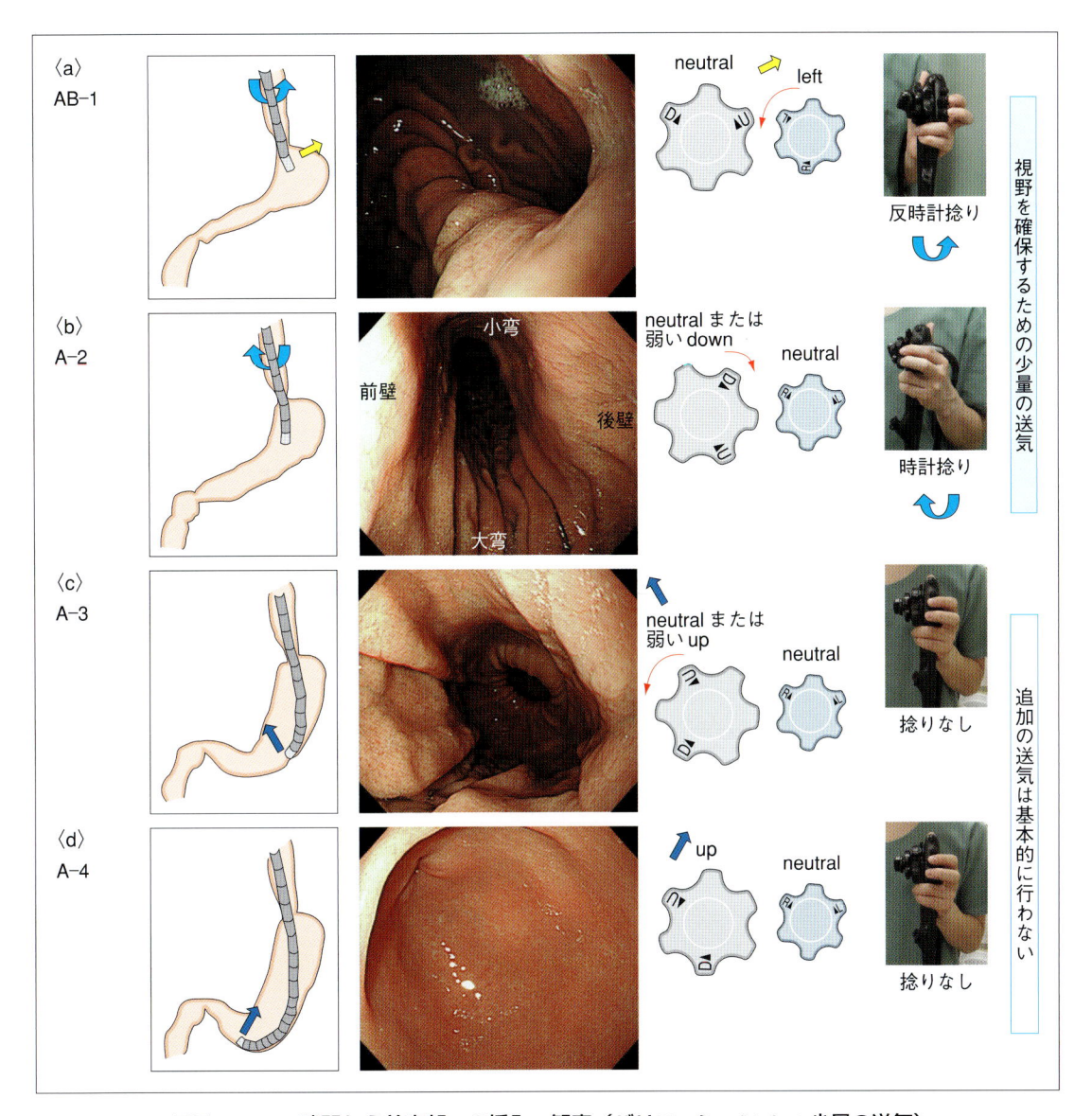

図Ⅲ-4-13 噴門から前庭部への挿入・観察（バリエーションA：少量の送気）

a：噴門挿入時に反時計捻りまたは左アングルとしていたスコープを，時計捻りしながらアングルをneutralにすると胃体上から中部が見えてくる．

b：この際，画面の12時に体部の小弯が位置するようにスコープの捻りやアングルを調整するとよい．送気は視野を確保する程度の少量にとどめる．

c：軽いupアングルを使いながら視野を確保してスコープをさらに進めていくと，スコープのシャフトで胃体下部から角部大弯を押すこととなるが，送気が少なく胃壁伸展が少ないため図Ⅲ-4-14（B-3）のような胃角部小弯のアーチの形成が明瞭でない．

d：追加送気を行わずに胃の伸展を最小限に抑え，upアングルを強めながらスコープをさらに挿入すると胃前庭部が見えてくる．

挿入していく間に見える病変は観察できるが，バリエーションAでは胃内空気量が少ないために内視鏡観察できないブラインドとなる部位が多くなる．胃の観察は十二指腸から胃に戻ってきてから詳細に行う．

2）バリエーション B（十分量の送気で内視鏡観察を行いながら十二指腸に挿入するストラテジー）（図Ⅲ-4-14, 15）

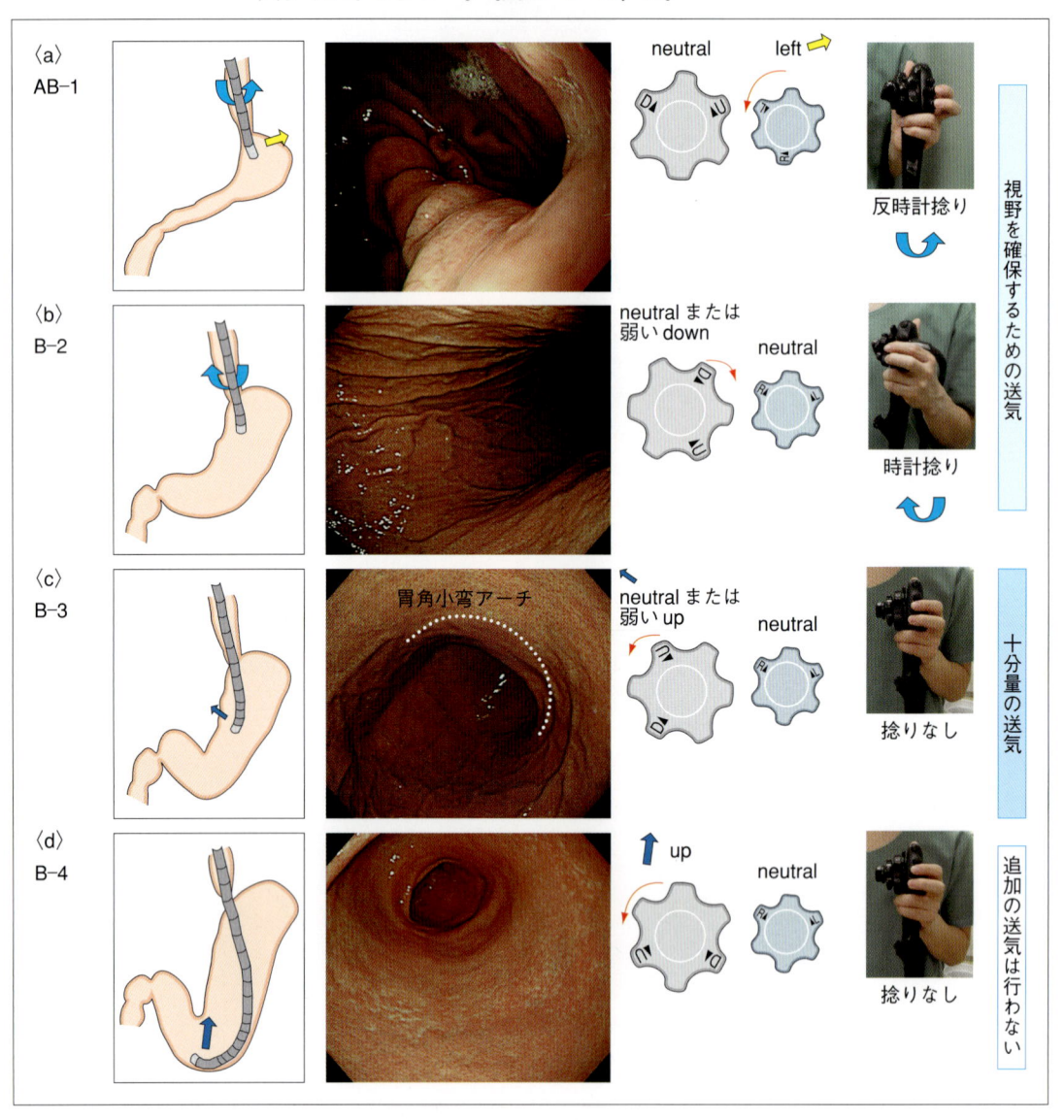

図Ⅲ-4-14 噴門から前庭部への挿入・観察（バリエーション B：十分な送気で胃観察しながら挿入）

a, b：送気をしながら，噴門挿入時に反時計捻りまたは左アングルとしていたスコープを時計捻りにして挿入すると胃体上から中部が見えてくる．この際，上下アングルを neutral にしていくことが多い．

c：さらにスコープを進めていくと体下部からアーチ型の形態の胃角部小弯が見えてくる．この間，胃を観察するために十分量の送気を行うが，噴門部で過量の送気を行うと，胃体部が広がらず穹窿部のみが広がってゲップや嘔吐反射を誘発する．このため，胃体上から中部にスコープを進めてから送気を十分行い，胃の観察を進めるとよい．この間に体上部大弯に溜まった胃液を適宜吸引していく．また内視鏡観察のブラインドをなくすため，上下・左右アングルやスコープの捻り操作を使って，各部の小弯・大弯・後壁・前壁をくまなく観察する（→図Ⅲ-4-15）．

d：up アングルを強めながらスコープをさらに進めていくと胃前庭部が見えてくる．過量の送気で胃が伸展した状態で，さらに大弯をスコープのシャフトで押しながら進めると，ゲップや嘔吐反射を誘発することがあるので送気量の加減が必要である．

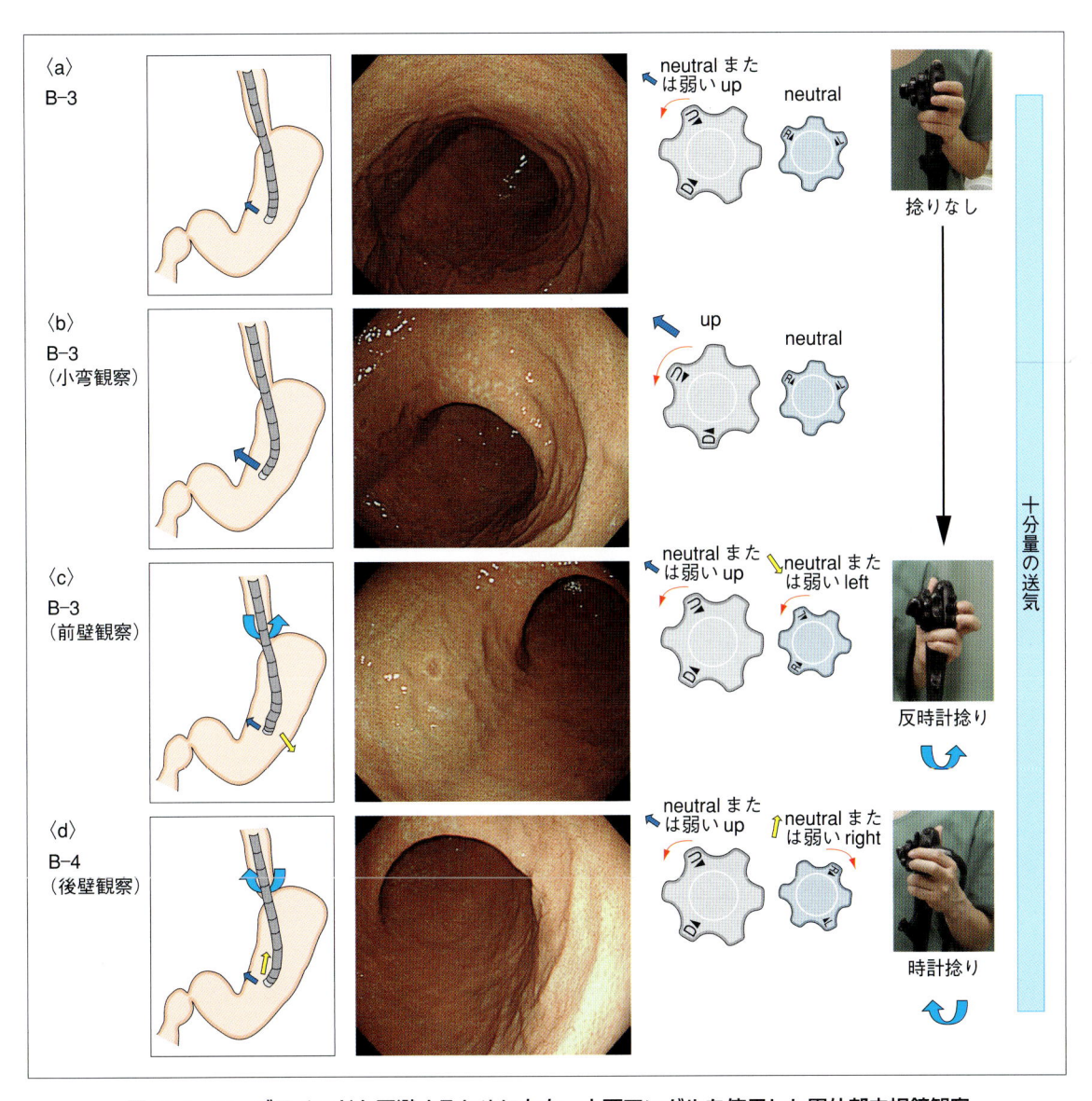

図Ⅲ-4-15 ブラインドを回避するために左右・上下アングルを使用した胃体部内視鏡観察
　内視鏡観察のブラインドをなくすため，上下・左右アングルやスコープの捻り操作を使って，各部の小弯・大弯・後壁・前壁をくまなく観察する．病変が見つかったときには空気量を増減させて多重的な観察を心掛ける．

3) 瀑状胃（図Ⅲ-4-16）

瀑状胃は，胃下垂とは逆に腹部の背腹径が頭尾径に比して大きく，とくに胃穹窿部が背側方向に長く伸びやすい状態である．

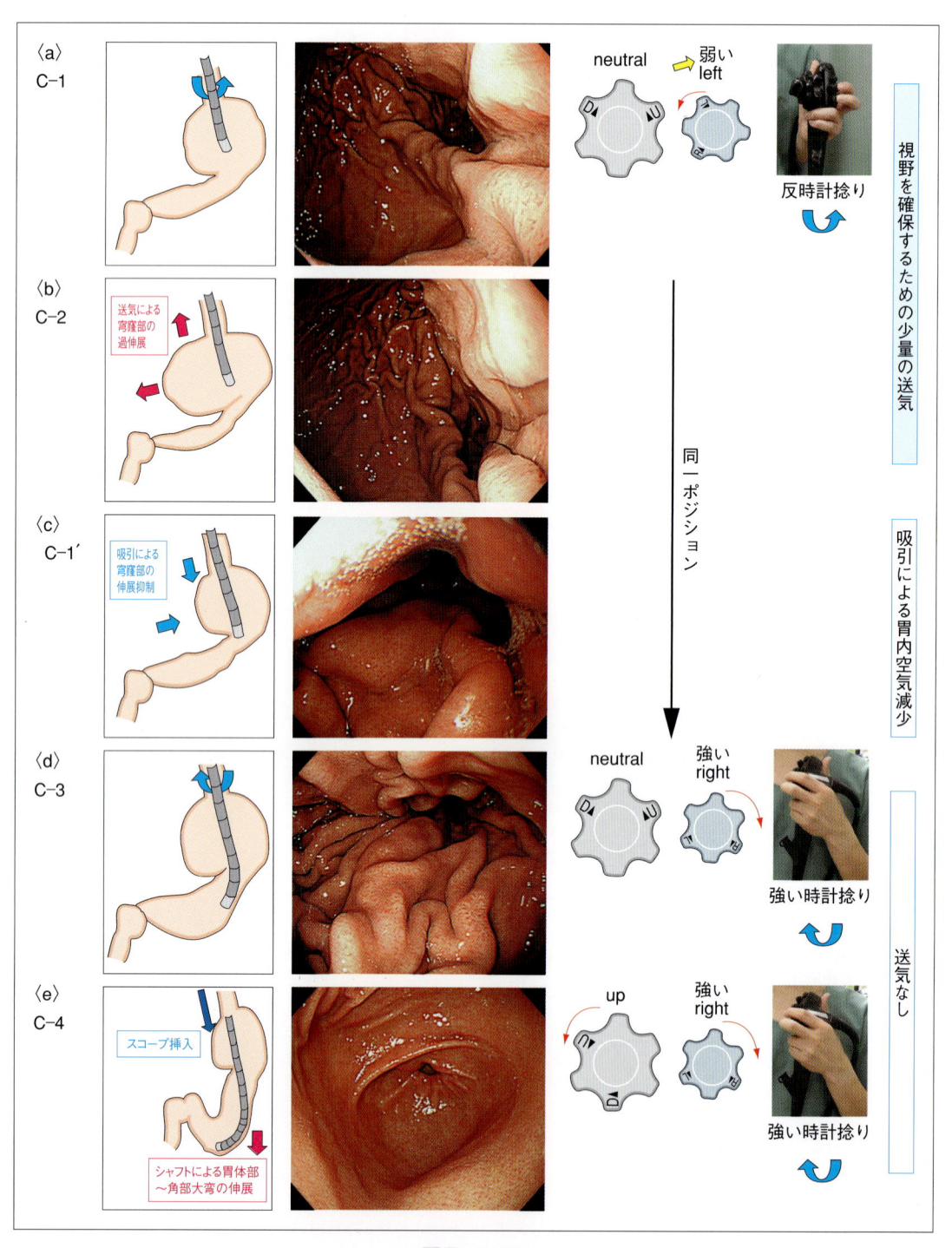

図Ⅲ-4-16

◀図Ⅲ-4-16 瀑状胃における噴門から前庭部への挿入・観察
　a：噴門に内視鏡を挿入する．
　b：胃内に送気すると，通常形態の胃では拡張しやすい胃体部が穹隆部とともに広がるが，瀑状胃では拡張しやすい穹隆部だけが広がって胃体部粘膜が穹隆部側に落ち込んでいく状態となる．このため，スコープを挿入していくべき胃体部の方向が判別しにくくなり，通常と同様の操作でスコープを挿入すると先端が穹隆部に進んでしまう．
　c：そこでいったんスコープを戻しながら吸引操作で胃内空気量を減少させて，穹隆部の伸展を抑制して胃体部の撓みをつくる．
　d：この状態で，スコープを時計捻りおよび右アングルしながらスコープを胃体部大弯のひだに並行するようにして挿入すると胃体上部から中部にスコープが進行する．
　e：さらに胃体部大弯の胃壁をスコープのシャフトで押しながら胃壁を伸展させると，穹隆部に落ち込んでいた胃体部粘膜が胃角部方向に引き出されて通常胃と近い形態に胃が変形し，前庭部が見えてくる．ここから，幽門への挿入は通常の内視鏡操作と同様となる．

124　第Ⅲ章　挿入と観察・撮影

⟨a⟩ B-4

⟨b⟩ B-5
① スコープ挿入
② スコープ先端が幽門前部に近づく
胃大弯の壁伸展は大きくない

⟨c⟩ B'-4
①' スコープ挿入
②' 胃大弯の壁伸展は大きくない
③' スコープ先端が幽門前部に近づかない

⟨d⟩ B'-4a
スコープを引く
シャフトによる過伸展を解除

⟨e⟩ B'-4b
吸引による胃内空気の減少

⟨f⟩ B'-5
① スコープ挿入
② 壁伸展は大きくない
③ スコープが幽門に近付く

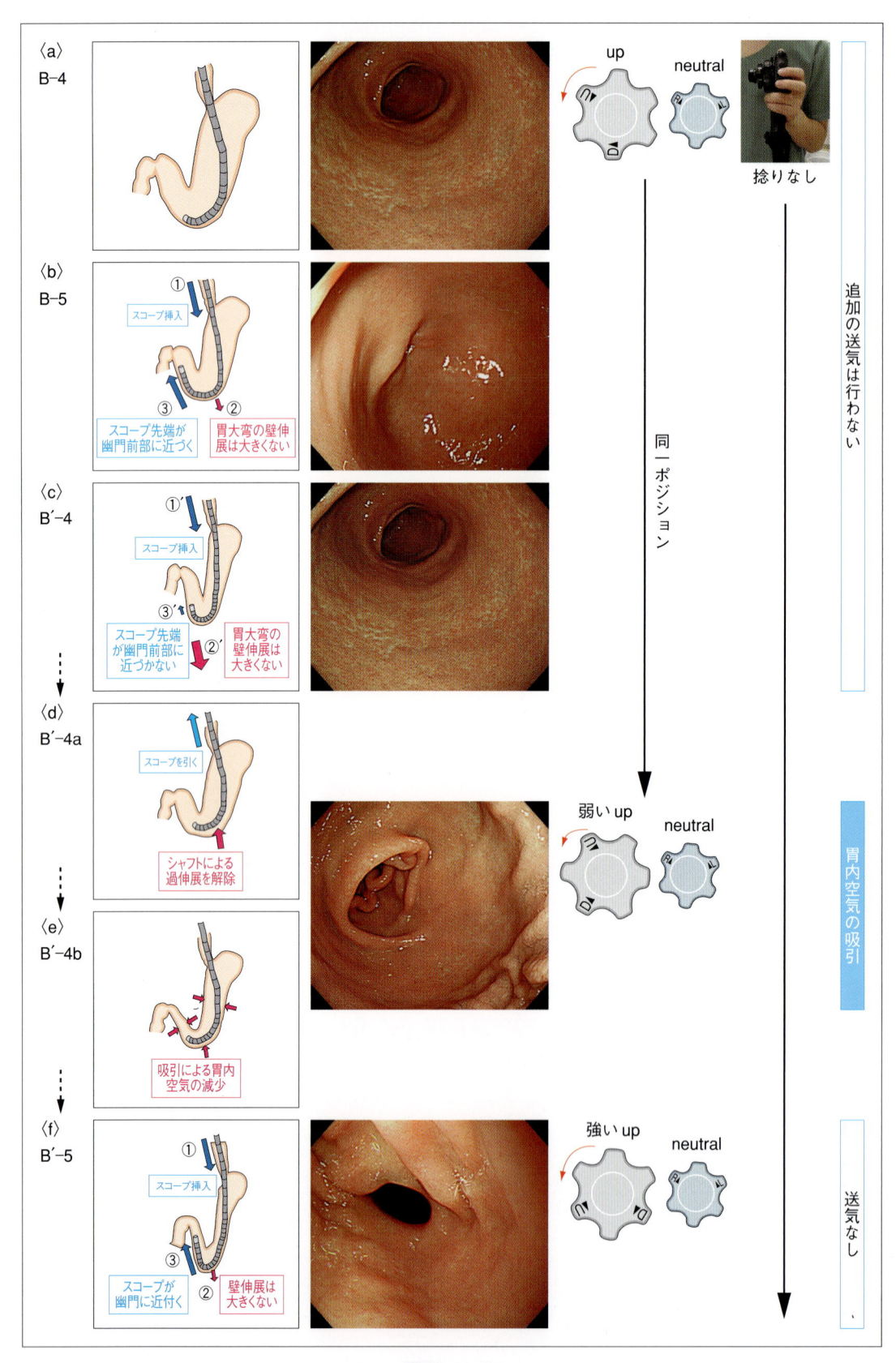

up / neutral　捻りなし
同一ポジション
弱い up / neutral
強い up / neutral

追加の送気は行わない
胃内空気の吸引
送気なし

図Ⅲ-4-17

4) 胃角部から前庭部への挿入と胃下垂での挿入・観察（図Ⅲ-4-17）

胃下垂は腹部の背腹径が短いやせ形の女性に多く，腹部臓器が背腹径に比して頭尾径の長い腹腔内に収納されている状態であり，胃壁を伸展するとこの腹腔の形状に応じて，胃角部が容易に骨盤腔まで達してしまう．通常径内視鏡では極細径内視鏡（経鼻内視鏡）に比してこの胃過伸展現象が生じやすい．

胃下垂の症例では胃角部までの挿入はバリエーション A/B ともに同様であるが，胃角部から前庭部・幽門に進める際に胃下垂に応じた挿入法が必要となる．

◀図Ⅲ-4-17　**胃角から幽門前部への挿入・観察（胃下垂を含む）**
 a, b：通常形態の胃では前庭部に入って幽門前部まで内視鏡を進めるには単純にスコープを挿入するだけでよい．b（B-5）のごとく，胃角部大弯の胃壁の伸展が大きくないため（②），挿入したスコープ長（①）とほぼ同等の距離（③），スコープ先端が幽門に接近する．
 c：胃下垂ではシャフトによる胃角部大弯の圧迫によって容易に胃壁が骨盤腔側に伸展されるため，挿入したスコープ長（①'）とほぼ同等の距離の胃壁伸展が生じ（②'），結果的にスコープ先端はほとんど進まず（③'），幽門との距離は縮まらない．
 d：このような場合，スコープをいったん引いてシャフトによる胃壁の過伸展を解消する．
 e：さらに吸引操作によって胃内空気量を減少させてさらに胃壁伸展を解消する．
 f：この状態にしてから，再度強い up アングルをかけながらスコープを挿入すると胃壁伸展が過度に生じにくく，スコープが幽門側に近づきやすくなる．

● 3. 前庭部の観察および幽門前部への挿入・幽門輪の通過

　　　　前庭部では胃体部と同様に大弯，小弯，前壁，後壁にスコープを振ってブラインドが発生しないように内視鏡観察を行う（図Ⅲ-4-18）．その後，幽門輪が画面中央となるようにアングル操作をしながらスコープを挿入して，幽門前部にスコープ先端を進める（図Ⅲ-4-19）．

　　　　高齢者や胆囊摘出術を行った患者では，胃前庭部の大弯側に湾入や屈曲が存在し，単純にスコープを進めるだけでは幽門輪が見えてこない場合がある（図Ⅲ-4-20）．

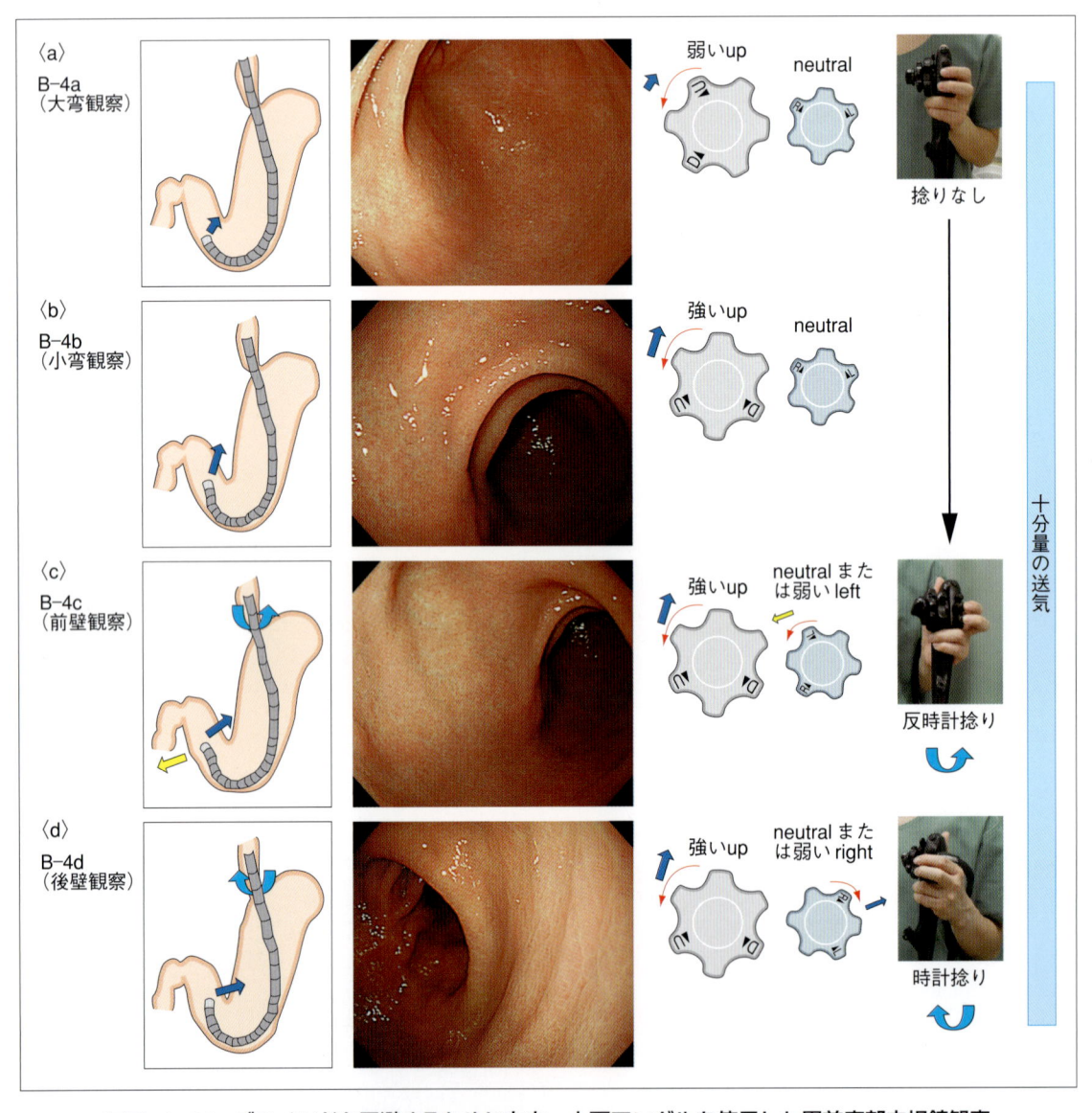

図Ⅲ-4-18　ブラインドを回避するために左右・上下アングルを使用した胃前庭部内視鏡観察

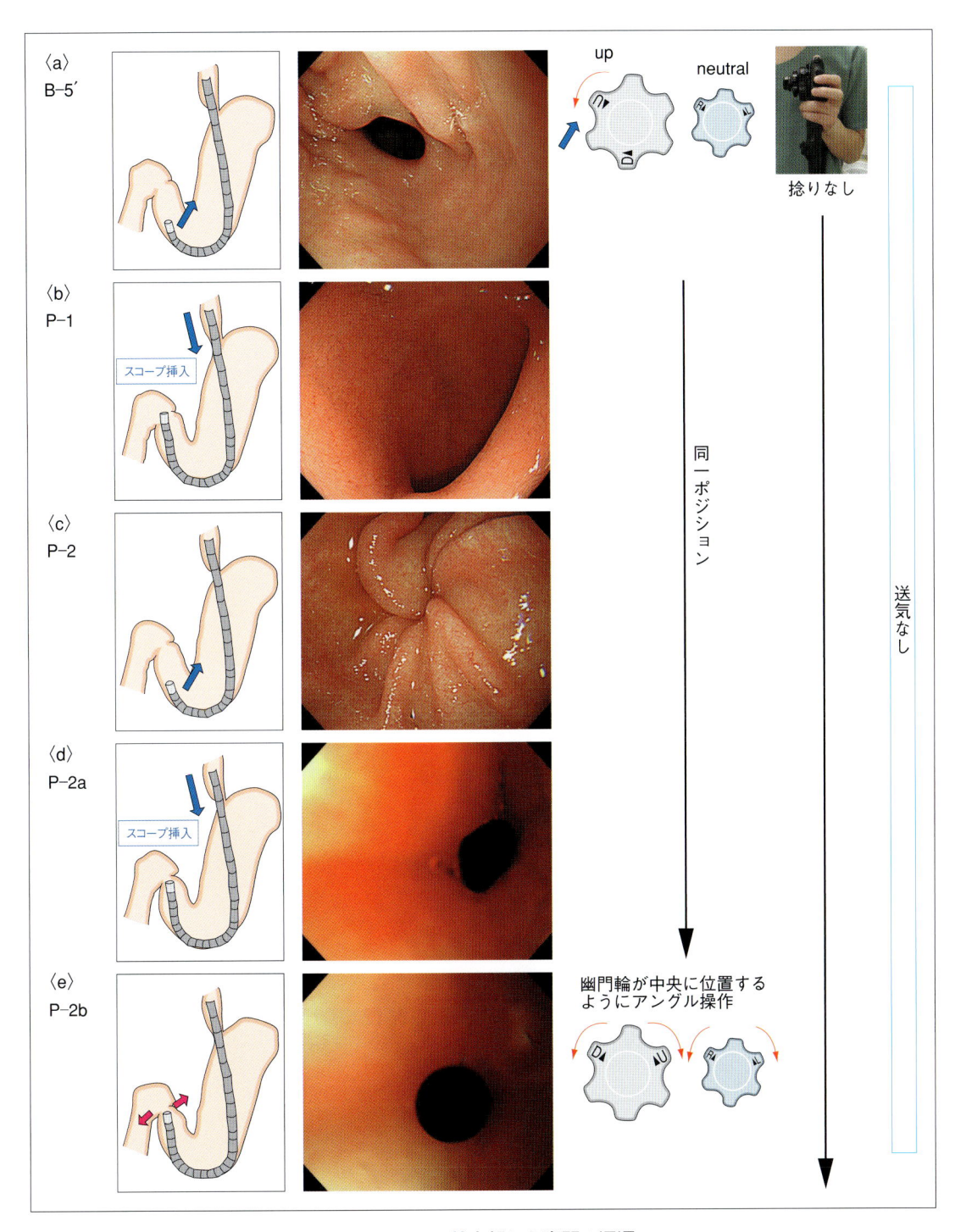

図Ⅲ-4-19 前庭部から幽門の通過

a, b：幽門輪が大きい場合（a）や極細径スコープでは，幽門輪が中央に位置するようにアングル操作してスコープを挿入すると，そのまま抵抗なく幽門輪を通過できる．

c～e：幽門輪が収縮している場合（c），幽門輪をスコープ先端で押し広げながら通過する必要がある．幽門輪が中心になるようにスコープを進めても，幽門輪通過直前でスコープが幽門輪からそれてしまうことがある（d）．この場合，スコープをいったん引いて幽門輪を確認して再度幽門輪の通過を試みることもできるが，スコープを引き戻さずに左右や上下アングルで幽門を画面の中央になるように操作する（e）．幽門輪の収縮が強い場合には，スコープ先端が幽門輪粘膜に接触していわゆる赤玉状態にしながら，幽門輪を通過しなければならない場合も多い（d, e）．

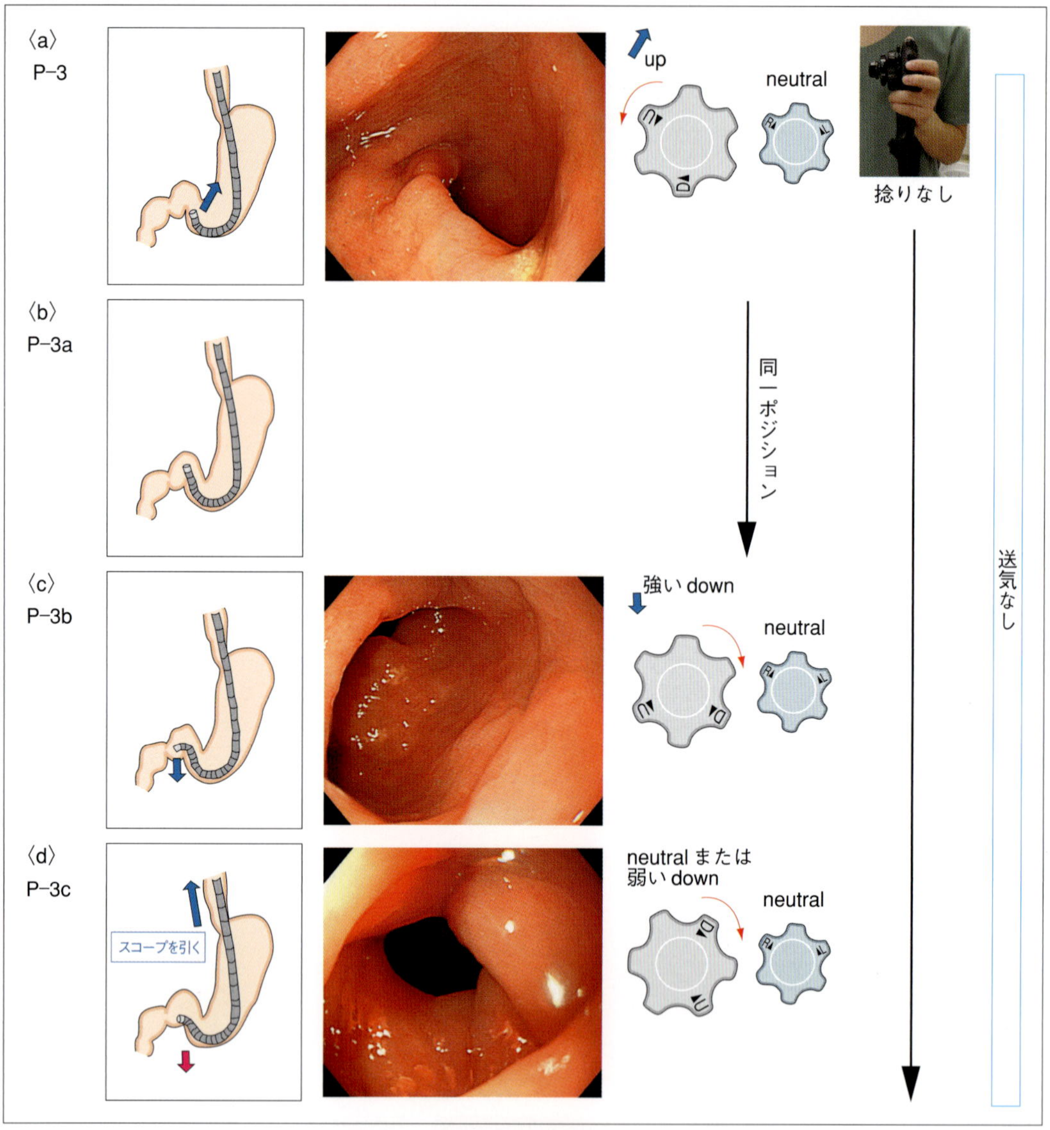

図Ⅲ-4-20　前庭部大弯に湾入・屈曲がある場合の幽門前部への挿入

a：胃前庭部の大弯側に湾入や屈曲が存在し，単純にスコープを進めるだけでは幽門輪が見えてこない場合がある．

b〜d：大弯の湾入をいったん乗り越え（b），downアングルをかけ（c），スコープ先端で湾入を押さえながらスコープを戻し，弱いdownアングルかneutralに戻すと，通常の形態の胃と同様に幽門前部の視野が確保できるようになる（d）．ここからは通常の幽門輪通過と同様の操作を行う．

> **経鼻内視鏡では？** ──────────────── **幽門輪の通過**
>
> スコープが細い経鼻内視鏡は幽門の通過は容易であり，とくに幽門輪の収縮が強い症例ではその違いが明瞭となる．ただし，極細径内視鏡はシャフトの腰がないために，スコープを挿入してもシャフトが途中で腰折れして進みにくいことがあるので，この場合には胃内空気量を少なくしてスコープが進みやすくするとよい．

4．十二指腸の挿入・観察

1）球部の観察

幽門輪を通過してスコープ先端が十二指腸球部に入ると，通常上十二指腸角が右手になるような視野が見える．十二指腸球部は狭いスペースであるためスコープの捻り操作では至適な視野の確保は難しく，右手を使って左右アングルを操作するとよい（図Ⅲ-4-21）．この際，スコープをやや引き気味にして操作すると視野の確保がしやすくなる．とくに，十二指腸潰瘍は幽門直後に多いので，スコープを引いて幽門輪越しに球部を観察しないと病変を見逃すことがあり，注意を要する（図Ⅲ-4-1 症例2）．

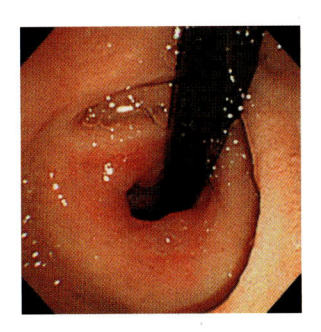

> **経鼻内視鏡では？** ──────────────── **十二指腸球部の観察**
>
> スコープ先端のアングル径が小さい経鼻内視鏡では十二指腸球部での反転操作が可能である．下図の症例は前庭部から幽門に広がる早期胃癌症例で，球部反転で十二指腸浸潤の判定を行った．球部の狭い症例で無理な反転操作は偶発症の原因となるので注意する必要がある．

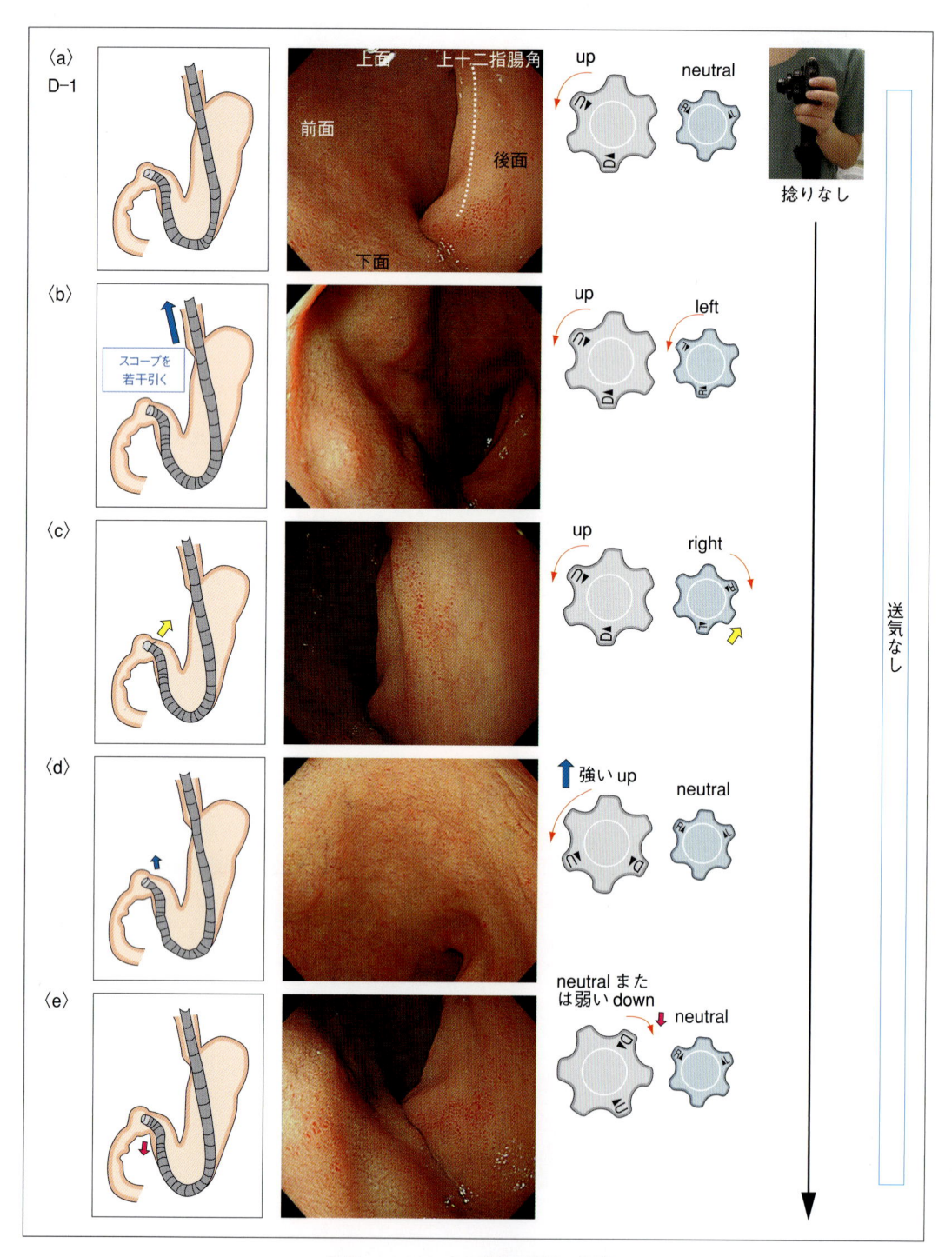

図Ⅲ-4-21　十二指腸球部の観察

2）十二指腸下行脚への挿入と観察

　上十二指腸角の屈曲の程度で下行脚への挿入方法は異なる．胃下垂症例や腹腔背腹径が小さい症例では上十二指腸角が鋭角で下行脚への屈曲が強く，球部からは下行脚を直接見ることができない（図Ⅲ-4-21 D-1，図Ⅲ-4-22 D-1a）．一方，背腹径が大きいと上十二指腸角が鈍角となり，下行脚への屈曲が弱くなり，球部からは下行脚を直接見ることができる（図Ⅲ-4-22 D-2a）．

図Ⅲ-4-22　十二指腸下行脚への挿入（132～133頁）▶

●上十二指腸角が鋭角な場合
a：球部挿入時には上十二指腸角が3時方向に見えることが多い．
b：このまま挿入することもできるが（時計方向捻りをしながら up アングルをかけて挿入），初心者はまず上十二指腸角が視野の12時方向にくるように時計方向にスコープを捻り（D-1b），球部でのスコープの位置を変えてから up アングルをかけながら上十二指腸角の裏を滑り込むようにして下行脚にスコープを挿入するとよい．
c，d：この際，スコープ先端が粘膜に接触して視野がいったんいわゆる赤玉の状態となり（c），スコープが下行脚に向くように上下または左右アングルを調整すると視野が確保される（d）．視野が確保できない場合は，球部にスコープがとどまっているか十二指腸下行脚粘膜にスコープ前面が接触している．この場合には無理してアングルや捻り操作をするのではなく，いったんスコープを少し引いてみると，球部にスコープがとどまっている場合には球部が見えてくる．もし球部が見えてこない場合には十二指腸下行脚の粘膜にスコープ前面が接触していることが多いので，左右または上下アングルを動かして視野が確保されるように操作する．ここでのアングル操作はスコープの抵抗を感じながら行い，抵抗が強い場合には無理なアングル操作を行わないことが肝要である．抵抗が強いのにもかかわらず無理なアングル操作を行うと粘膜損傷や最悪の場合には穿孔をきたすので注意する．
e，f：上十二指腸角を越えた後，十二指腸下行脚深部に挿入するためには，スコープを押すのではなく時計回りに捻りながら引き戻す動作を行う（＝スコープの直線化，stretching という用語も一般によく用いられている）．これは，十二指腸挿入時に胃大弯で湾曲していたスコープを引き戻すことによって，スコープが胃小弯に沿って直線的な状態となり，内視鏡先端が先行する動作である．上十二指腸角を越えた後，さらにスコープを押し進めると胃大弯の過伸展が生じ，患者は苦痛である．
g：十二指腸下行脚からさらに水平部に挿入するためには，スコープを完全に直線化できた時点で，強い時計捻りを維持しながらスコープを挿入する．
h，i：最深部までスコープが挿入できたら，スコープを徐々に抜きながら内視鏡観察を行う．この際，時計捻りのポジションから反時計捻りに戻すと，下行脚から胃内に急に戻ってしまう（図Ⅲ-23 A-1a）．十二指腸下行脚を十分観察したい場合，時計捻りを戻さずに左右アングルをわずかに使いながら引いてくると徐々にスコープが後退して観察が可能となる．

●上十二指腸角が鈍角な場合
j：上十二指腸角が鈍角な場合は，球部からは下行脚を直接見ることができない．
k：このため，管腔が中心に見えるようにしながら，単純にスコープを挿入していくと十二指腸下行脚の深部にスコープが進んでいく．

　このような症例ではスコープをさらに進めると十二指腸深部にスコープが挿入できるので，十二指腸乳頭をランドマークにしながら，十二指腸下行脚を観察する．上十二指腸角が鈍角な症例でも単純にスコープを押しても内視鏡が先行しない場合には，上述の上十二指腸角が鋭角な場合と同様にスコープを時計捻りしながら up アングルをかけてスコープを引いていくと下行脚深部に進んでいく．十二指腸下行脚の深部からスコープを抜きながら内視鏡観察を行う際，捻りを行わずに深部挿入できた症例では単純にスコープをゆっくり引き抜きながら観察を行う．

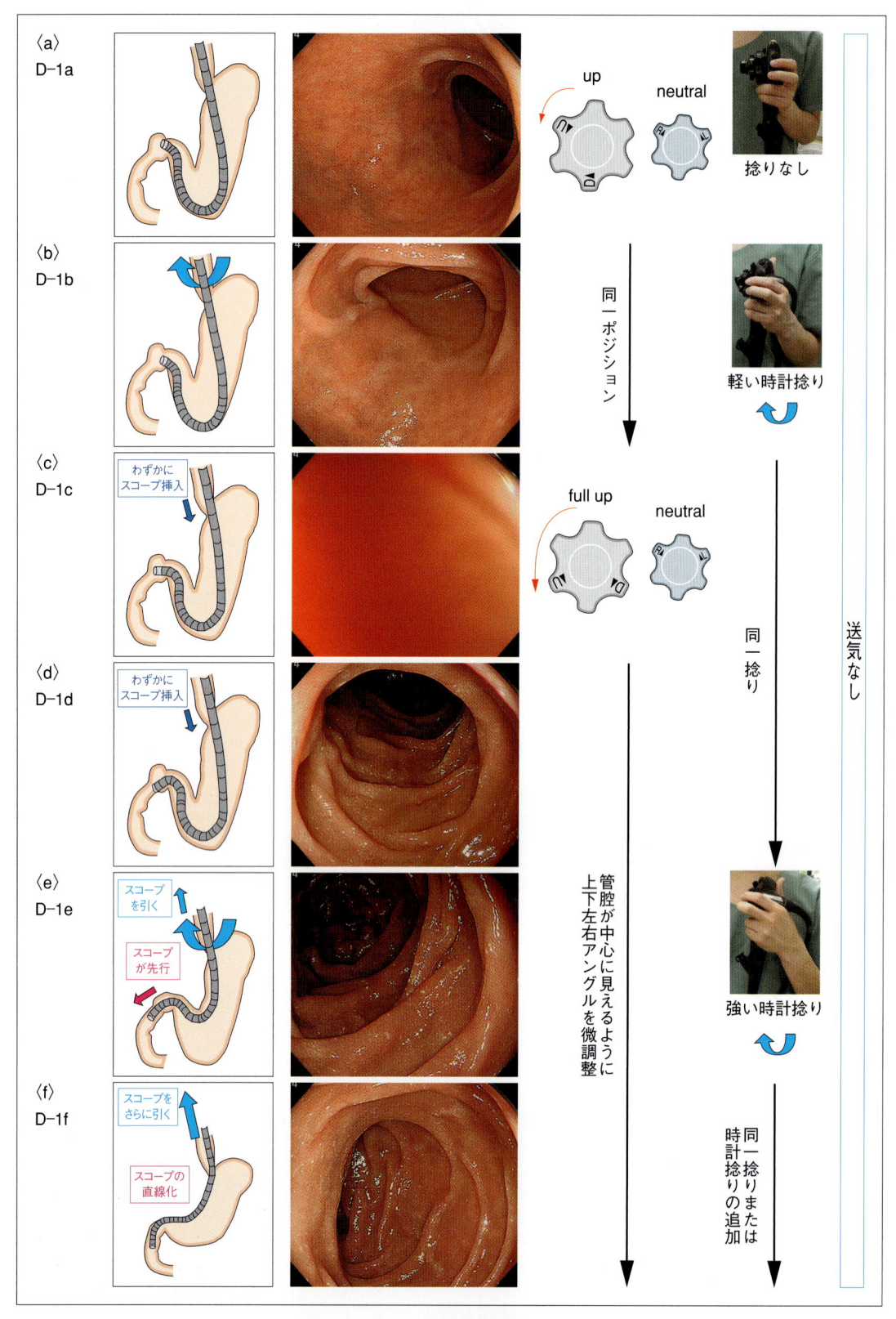

図Ⅲ-4-22 十二指腸下行脚への挿入

4. 胃・十二指腸の挿入と観察　133

⟨f⟩ D-1f

⟨g⟩ D-1g　スコープ挿入

⟨h⟩ D-1h　スコープを徐々に引く

⟨i⟩ D-1i　スコープを徐々に引く

十二指腸角が鈍角
⟨j⟩ D-2a

⟨k⟩ D-2b　スコープ挿入

up / neutral　強い時計捻り

同一ポジション　同一捻りを維持

full up / neutral

up / neutral　捻りなし

同一ポジション　同一捻り

送気なし

送気なし

図Ⅲ-4-22（つづき）

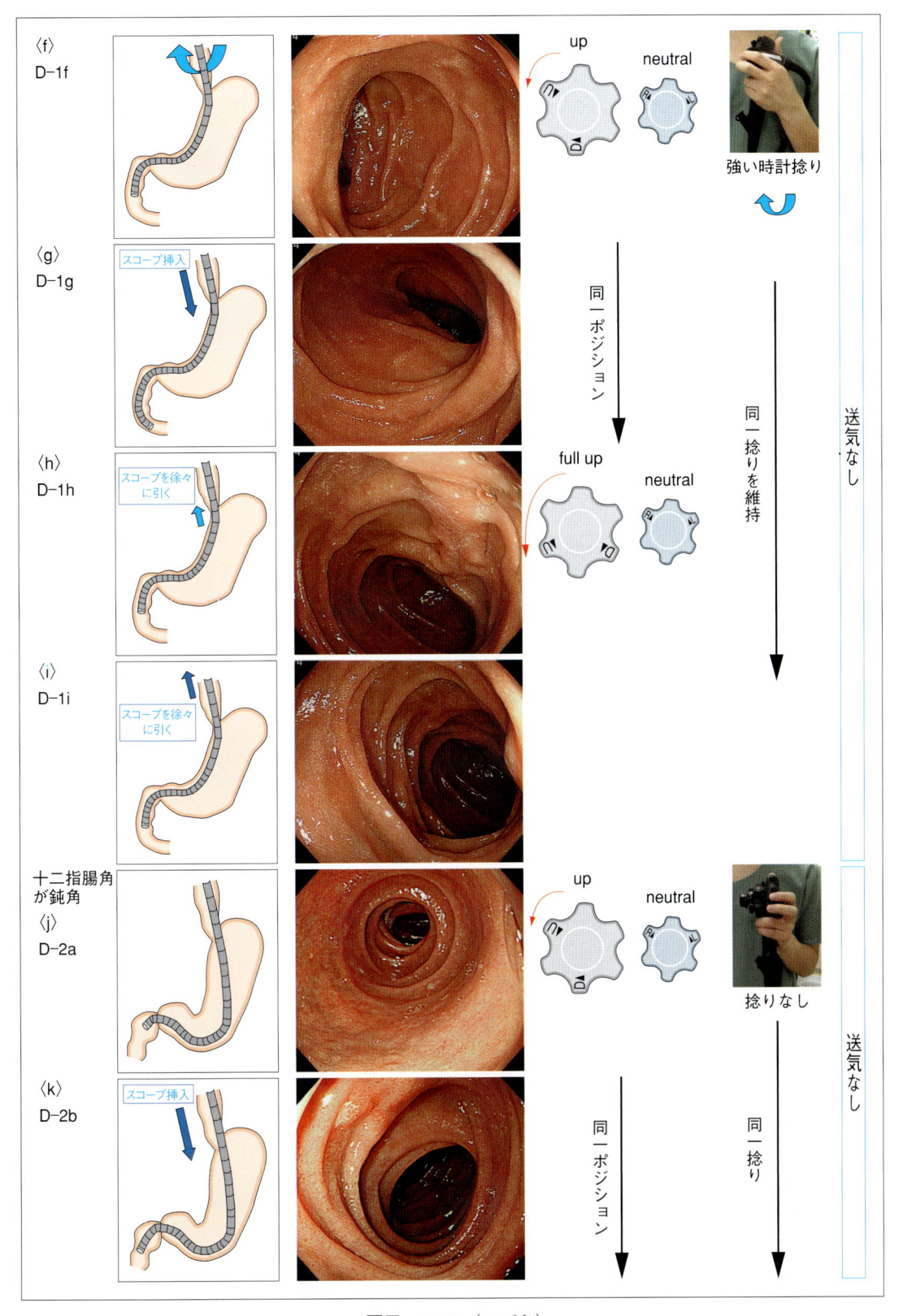

134　第Ⅲ章　挿入と観察・撮影

> **経鼻内視鏡では？** ─────────────── 十二指腸下行脚への挿入 ─
> 鎮静を行っていない通常径内視鏡では，十二指腸下行脚への挿入では胃大弯の伸展を避ける操作を心がける必要がある．一方，極細径の経鼻内視鏡では大弯の過伸展は起きにくいが，十二指腸下行脚での無理な push は避けるべきである．

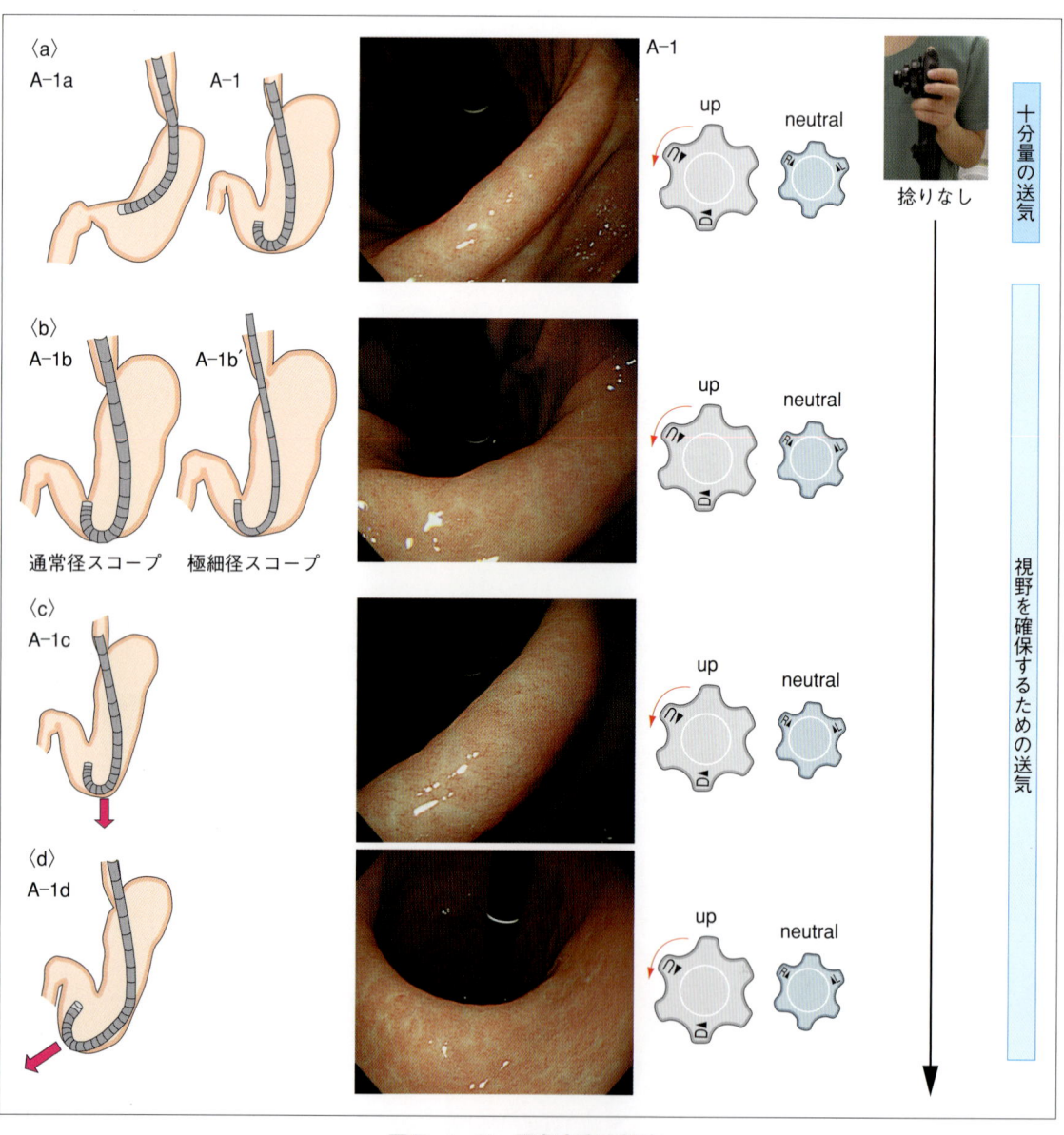

● **5. 胃角部の観察（図Ⅲ-4-23, 24）**

図Ⅲ-4-23　胃角小弯の観察

> **経鼻内視鏡では？** ──────────────────── 胃角小弯の観察 ─
>
> スコープ先端のアングル径が小さい経鼻内視鏡では一般的に胃角小弯の観察は容易である（図Ⅲ-4-23 A-1b'）。しかし，角部小弯・大弯の距離が短い場合，角部小弯が十分観察できないこともある。スコープシャフトの剛性が弱い経鼻内視鏡では角部大弯を押して角部小弯との距離をとる操作（図Ⅲ-4-23c）ができないことがある。この場合は送気を十分行って胃角との距離をとるとよい。

◀**図Ⅲ-4-23　胃角小弯の観察**
a：十二指腸から胃にスコープを引き抜くと，スコープ先端が角部で宙に浮いたような位置に戻ってしまうことが多い（A-1a）。この場合，再度スコープを前庭部から幽門方向に up アングルをかけて進めると，胃角から前庭部大弯が伸展される。さらに強い up アングルをかけると胃角部小弯が正面に観察できるようになる（A-1）。
b〜d：通常径スコープを用いると，胃角の小弯と大弯の距離が短い症例ではスコープ先端が胃角部小弯粘膜に接近または接触して十分観察できない場合がある（A-1b）。この場合対処法は，①送気量を増やして胃角の小弯と大弯の距離を広げる（A-1），②スコープを再度押して角部から前庭部大弯をさらに伸展させる（A-1c），③上記両方でも角部小弯の視野がとれない場合にはさらにスコープを挿入して角裏を観察するような視野を得る（A-1d），の3通りである。

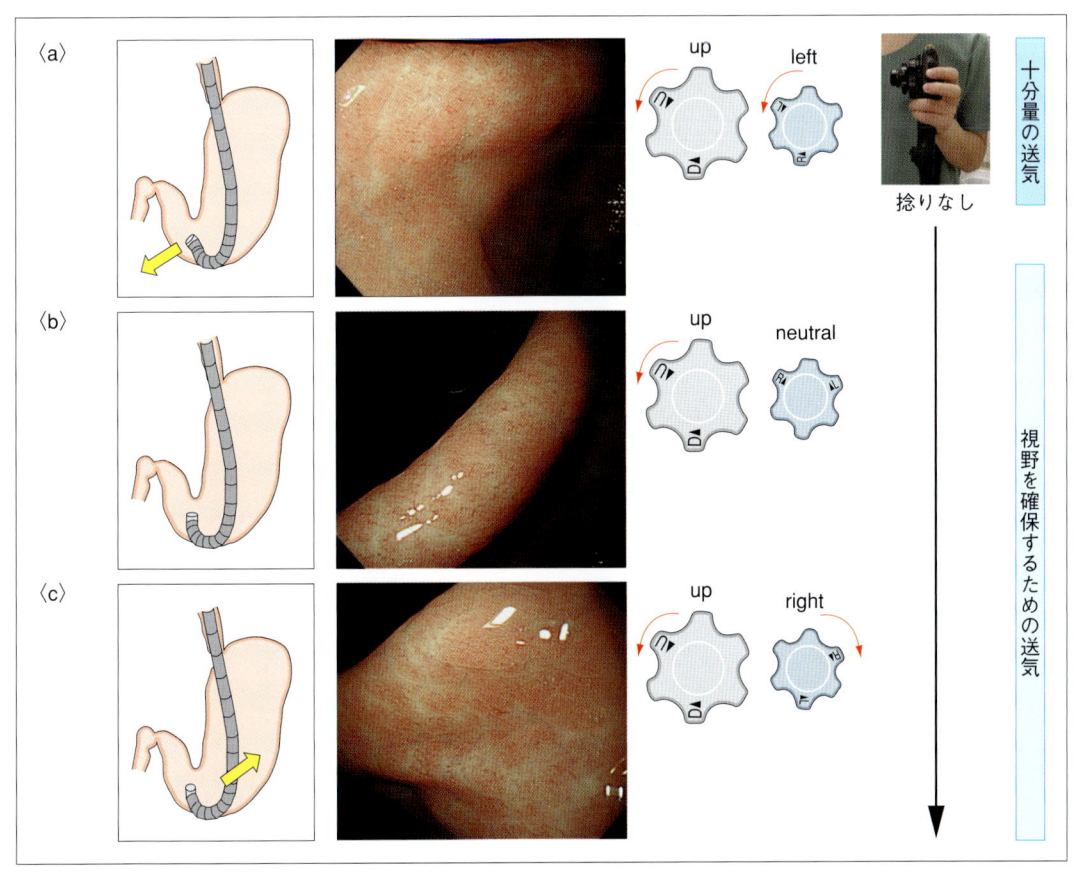

図Ⅲ-4-24　胃角小弯の観察
胃角部は病変の多い部位であり，同部の観察では小弯，後壁，前壁を十分意識してブラインドが生じないように観察する。

6. 胃体部の内視鏡反転による観察（図Ⅲ-4-25, 26）

　　胃体部は病変が多く，また見落としが発生しやすい部位であり，内視鏡観察は順行性と反転の双方で多重的に行う必要がある．とくに胃体部後壁と体上部小弯はいずれの観察法でも接線方向となるため見落としが発生しやすい．胃体部後壁は反転観察するとスコープの陰となりやすい反面，アングル操作とスコープの捻りをうまく使うと順行性観察より正面や接線方向など，多重的に観察が可能である．反転観察は内視鏡初心者と経験者でもっとも大きな差が出やすく，内視鏡観察の上達の一つのポイントといえる．

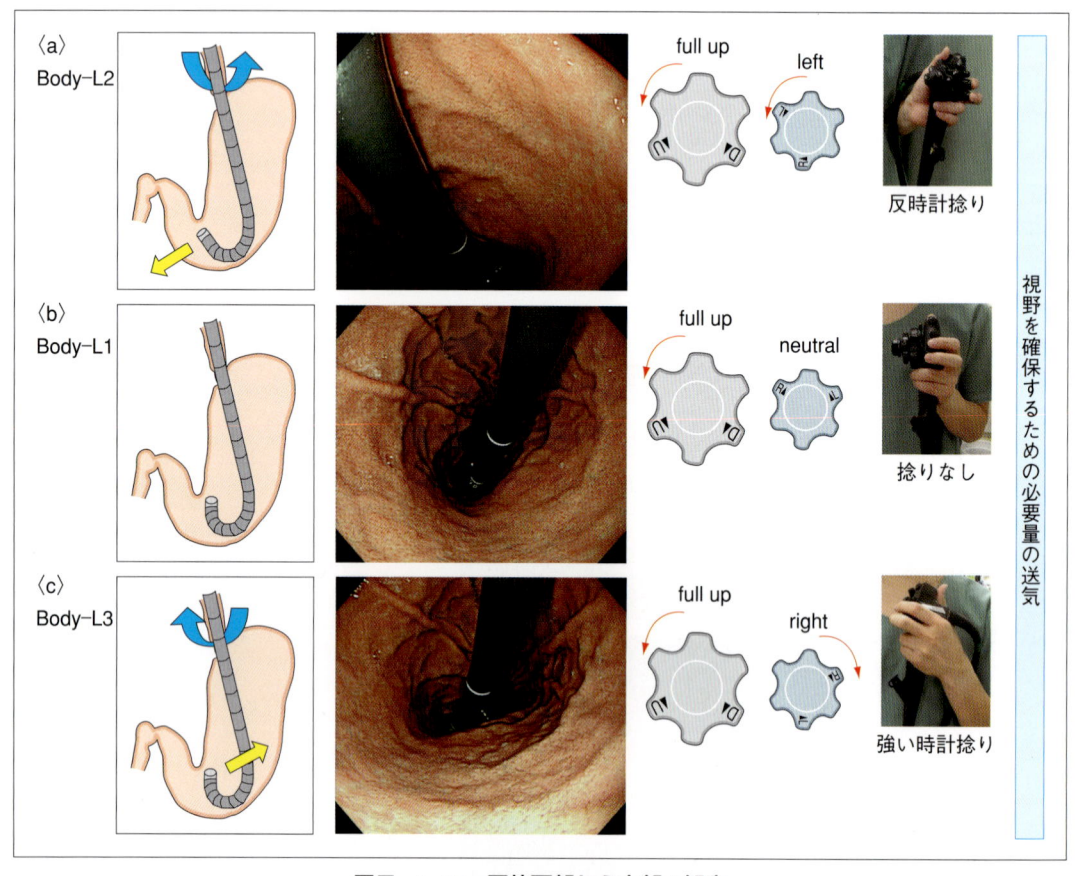

図Ⅲ-4-25　胃体下部から中部の観察

a，b：胃角部観察を行った後，胃角小弯と十分な距離がとれている場合には単純にスコープを少し引いてくると Body-L1 のような胃体下部小弯を中心とした視野となる．胃角小弯との距離が近いために単純にスコープを引くだけでは胃角を越えられない場合には，スコープを反時計捻り（左アングルを追加する場合もある）にしながらスコープを引いてくると胃体下部の視野が確保できる．同部で反時計捻りをしながら左アングルにすると Body-L2 のように，胃体下部が正面視に近い角度に見えてくる．

c：一方，Body-L1 の状態から逆に右アングルまたは時計捻りを行うと胃体下部が接線方向に近い角度で見えてくる（Body-L3）．一般に接線方向での観察は影が発生しやすくこのためわずかな病変の凹凸は強調され，一方わずかな色調の変化は光量が十分となる正面視のほうが判断しやすい．このような特性を考慮しながら，多重的な観察を行う．

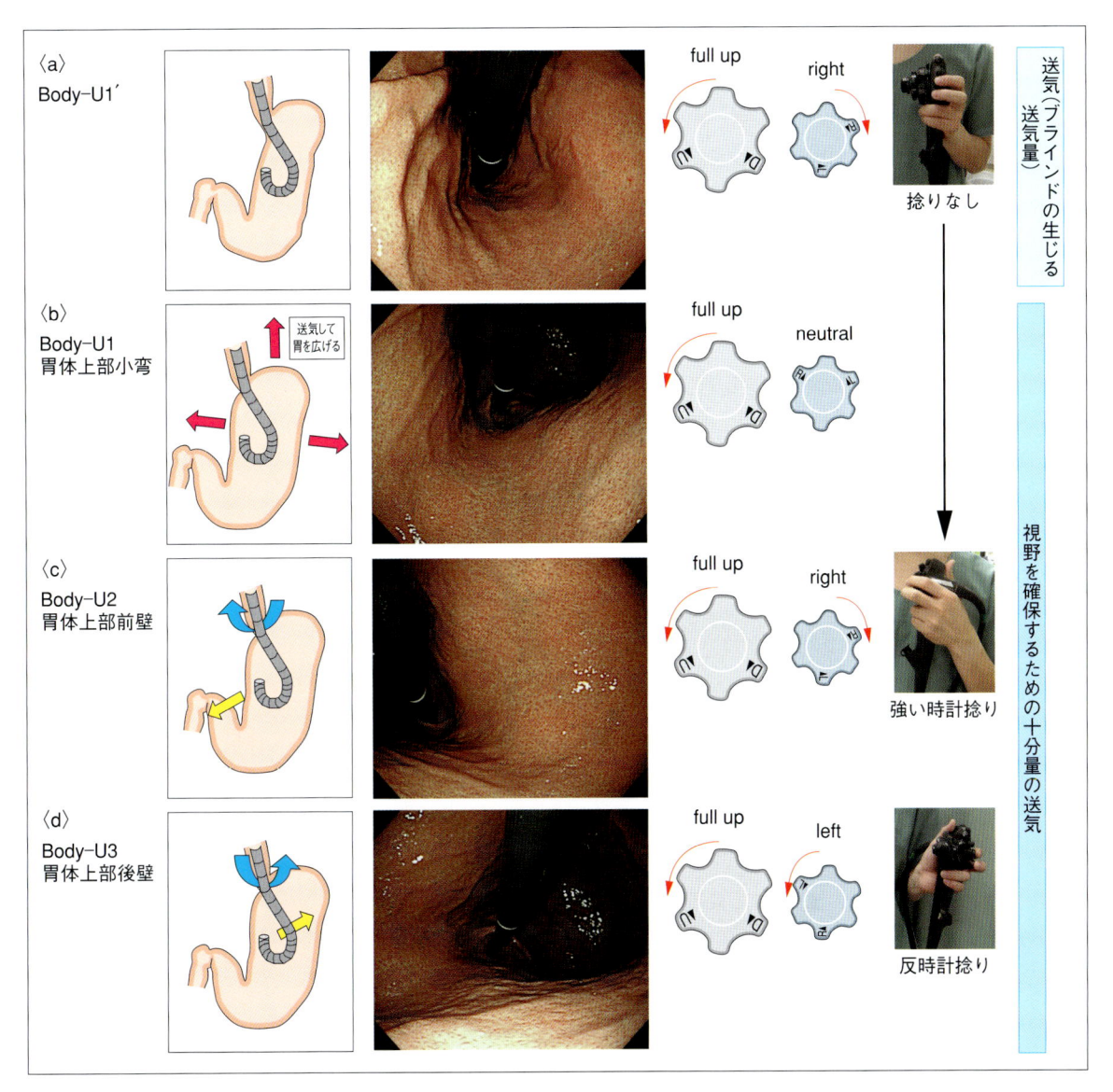

図Ⅲ-4-26 胃体上部から噴門部の観察

a, b：空気量が不十分なために胃体部の拡張が不十分だとブラインドが発生しやすい．とくに胃体上部から噴門部では空気量が少ないと小弯の観察ができないので，空気量を調節しながら内視鏡観察を行う（Body-U1, U1'）

c, d：ブラインドをなくすために左右アングルやスコープの捻りを用いて前壁や後壁を多重的に観察する必要がある（Body-U2, U3）．

> **経鼻内視鏡では？** ──────────── 胃体部の内視鏡反転による観察 ─
>
> スコープ先端のアングル径が小さい経鼻内視鏡では胃体上部小弯や体部後壁の観察がしやすい．一方，遠景での観察になりやすい傾向があり，粘膜面の観察が可能な近接での観察を行って画質が劣るための見逃しを回避するような丁寧な観察が必要である．

● 7. 穹窿部の内視鏡反転による観察

スコープを引き抜きながら胃体上部を観察した後，肘関節の回転による前腕の抱え込み操作を用いてスコープを180度時計回りに捻る（図Ⅲ-4-7a）とスコープはUターンの状態となり，穹窿部が見えてくる．通常，穹窿部には粘液湖といわれるように胃液が貯留しているため，見落としを防ぐためには貯留した胃液を十分吸引する必要がある．胃液を吸引する際，粘膜を一緒に吸引しないように操作する必要があり，吸引口のある位置をイメージして吸引操作をするとよい（図Ⅲ-4-27）．

Uターンの状態で，図Ⅲ-4-26のようにさらに捻りを変化させたり，アングルを調整すると穹窿部の前後壁や大弯を観察できる．

> **経鼻内視鏡では？** ──────────── 穹窿部の内視鏡反転による観察 ─
>
> スコープ先端のアングル径が小さい経鼻内視鏡では噴門部を観察しやすい．一方，穹窿部は遠景での観察になりやすい傾向があり，空気量を逆に減らすなどの操作を行って，粘膜面の観察が可能な近接での観察を行う．この際，画質が劣るための見逃しを回避するような丁寧な観察が必要である．

4. 胃・十二指腸の挿入と観察　139

Jターン

Uターン

スコープ
を引く

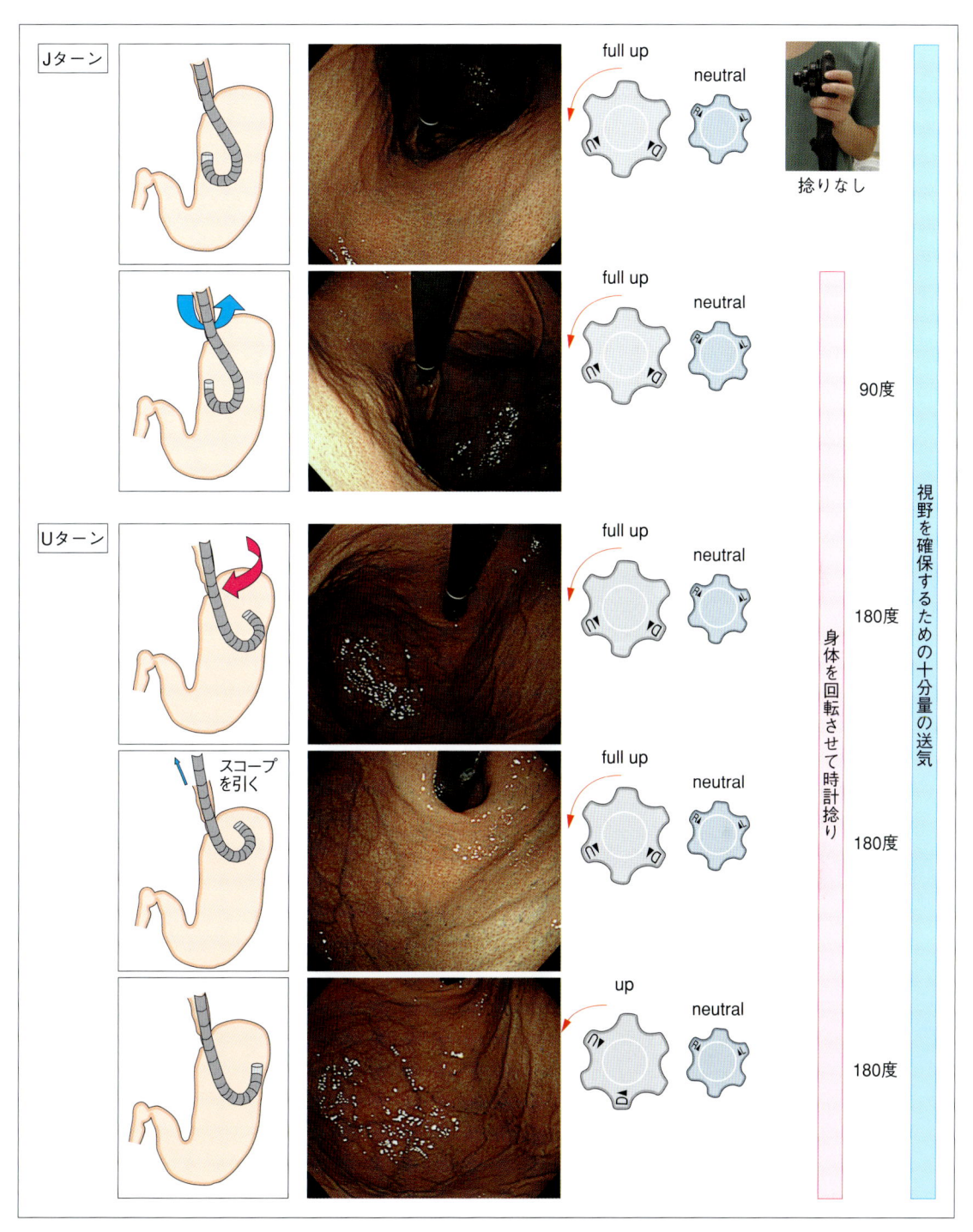

full up　neutral　捻りなし

full up　neutral　90度

full up　neutral　180度

full up　neutral　180度

up　neutral　180度

身体を回転させて時計捻り

視野を確保するための十分量の送気

図Ⅲ-4-27　穹窿部の観察

● **8. 胃体部上部大弯の観察**（図Ⅲ-4-28）

穹窿部のUターン観察が終了したら，Jターンに戻してスコープを挿入し胃体下部まで進め，upアングルをneutralに戻し順行性観察に戻す．そのうえで，スコープを引き抜きながら胃体部観察を行う．とくに少量の送気（バリエーションA）で胃から十二指腸挿入した場合には，胃体部の順行性観察（図Ⅲ-4-15）を十分行う必要がある．さらに噴門近傍までスコープを引いた時点で胃体上部から中部の大弯の観察を行う．この際，送気を行って大弯ひだを伸展させて見逃しを回避する．さらにスコープを引き抜いて噴門ぎりぎりまでもってきた段階で，スコープを反時計捻りしながら左アングルを使うと穹窿部大弯が正面視できる．反

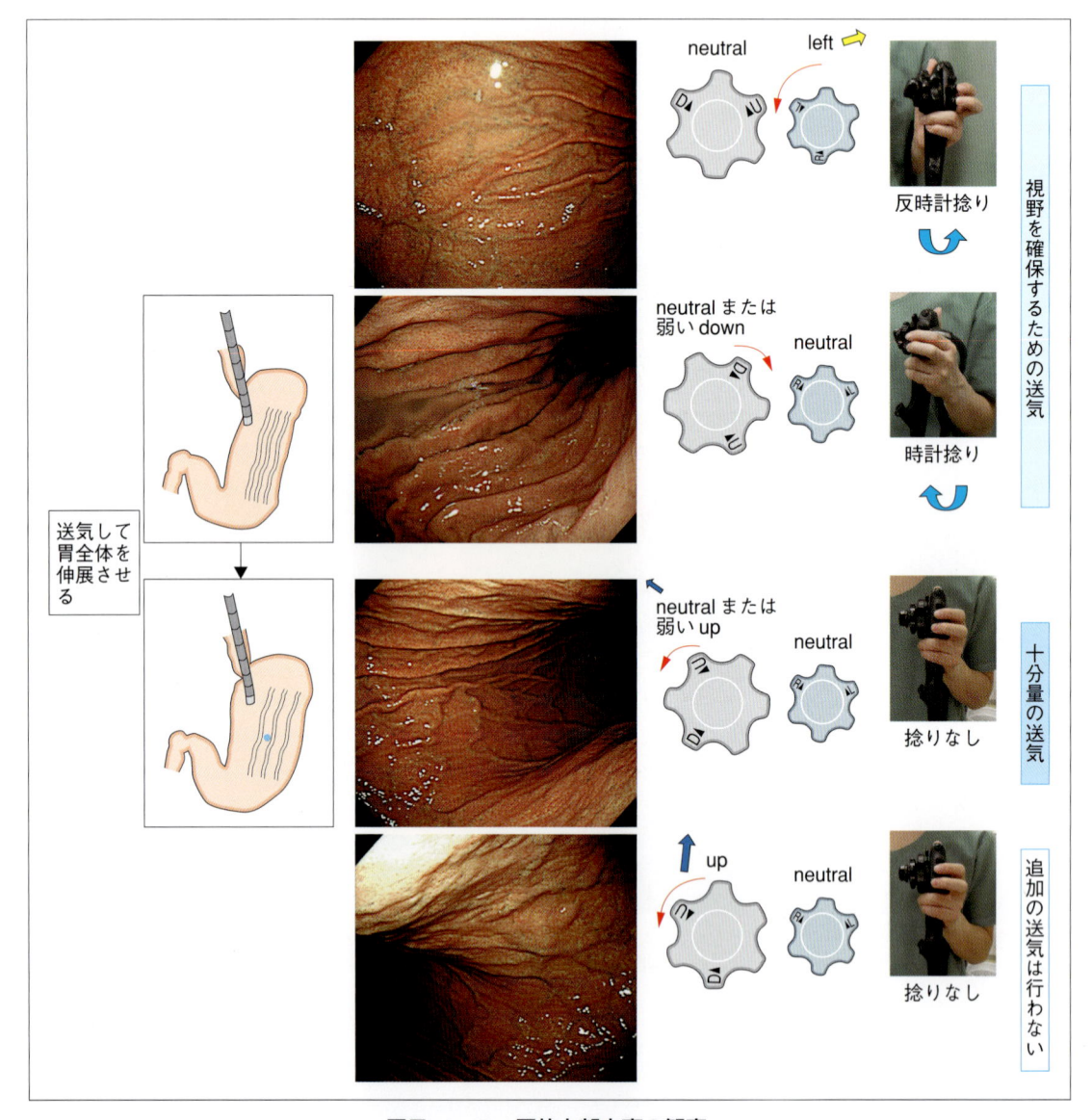

図Ⅲ-4-28　胃体上部大弯の観察

対に，スコープを時計捻りにしながら右アングルをかけると胃体上部から穹窿部後壁のいわゆる分水嶺が見えてくる．

文献

1) Kato M, Kaise M, Yonezawa J, et al：Autofluorescence endoscopy versus conventional white light endoscopy for the detection of superficial gastric neoplasia: a prospective comparative study. Endoscopy 2007；39：937-941
2) Nakayoshi T, Tajiri H, Matsuda K, et al：Magnifying endoscopy combined with narrow band imaging system for early gastric cancer：Correlation of vascular pattern with histopathology（including video）. Endoscopy 2004；36：1080-1084
3) Sumiyama K, Kaise M, Nakayoshi T, et al：Combined use of a magnifying endoscope with a narrow band imaging system and a multibending endoscope for en bloc EMR of early stage gastric cancer. Gastrointest Endosc 2004；60：79-84

〔貝瀬　満〕

第Ⅳ章 拡大内視鏡・色素内視鏡のポイント（NBIを含む）

1．咽頭・食道

> ☞ **ポイント**
> ☐ 透明アタッチメントまたは黒色ソフト・フードを内視鏡先端に装着
> ☐ 唾液・粘液を可及的に除去し，挿入時に重点をおいた観察
> ☐ 中・下咽頭の表在性扁平上皮癌・dysplasiaの発見に有用な内視鏡所見
> 　　通　常：大きさ＞10 mm，発赤，表面凹凸不整
> 　　NBI（非拡大）：Brownish area
> 　　NBI（拡　大）：微小血管間褐色調上皮，蛙卵様所見
> 　　　　　　　　　微小血管の増生/不整・不均一/拡張
> ☐ 食道表在扁平上皮癌の発見に有用な内視鏡所見
> 　　通　常：発赤，陥凹
> 　　ヨード染色：大きさ≧10 mm，辺縁不整，Pink color sign 陽性
> 　　NBI（非拡大）：Brownish area
> 　　NBI（拡　大）：IPCLの拡張/蛇行/口径不同/形状不均一

　咽頭と食道は組織学的に共通の重層扁平上皮で被覆された臓器であり，本邦において咽頭と食道に発生する悪性腫瘍の大部分はともに扁平上皮癌である．

　食道の扁平上皮癌は，かつて消化管癌のなかで早期発見がもっとも難しいとされていた．しかし，内視鏡機器の改良や診断学の進歩に加え，ヨード染色が普及したことによって，現在では，食道扁平上皮癌の約半数が早期に発見され，その多くが内視鏡的に治療されるようになった．その結果，食道扁平上皮癌患者の生活の質（quality of life；QOL）と予後は著しく改善している．このようにヨード染色の臨床的有用性は高いが，比較的強い局所刺激性やアレルギーなどのため，スクリーニング検査として多用し難い面があることは否めない．

　食道扁平上皮癌の治療成績の向上に伴い，それに重複する頻度の高い中・下咽頭癌が食道癌患者の予後や生活の質の低下に大きく関与してくるようになった．ところが，中・下咽頭領域においては，高度の局所刺激性と誤嚥の危険を伴うため，基本的にヨード液の撒布は不可能である．そのため中・下咽頭癌の早期発見

はきわめて困難とされ，とくに上皮内癌の発見は不可能とさえ言われてきた．

このようなヨード染色の問題点を克服しつつ，咽頭・食道の扁平上皮癌の早期発見に革命的な契機をもたらしたのが，狭帯域内視鏡（Narrow Band Imaging；NBI）システムの開発と臨床応用であろう．

NBIとは拡大機能を併用することによって，臓器表層の微細な粘膜模様だけでなく，微小血管をも明瞭に描出できる画期的な内視鏡画像強調技術である．咽頭・食道の場合，拡大機能を用いなくともNBIに切り替えるだけで，扁平上皮表在癌の多くが褐色域（brownish area）として描出されることが判明してきた．ただし，病変の質的診断には拡大観察が有用とされている．その際，重層扁平上皮で被覆された咽頭・食道には粘膜模様がないため，微小血管の描出がとくに重要となる．食道に関しては，1990年代より通常白色光の拡大内視鏡を用いた臨床研究が重ねられた結果，表在性の扁平上皮癌に特徴的な微小血管構造が解明されてきた[1,2]．これらすべての成果は咽頭領域に応用され，NBI拡大内視鏡が表在性の中・下咽頭扁平上皮癌の早期診断と内視鏡治療にきわめて有用であることが報告されている[3]．

本稿では，通常観察やヨード染色にNBI内視鏡を含め，中・下咽頭と食道の表在性扁平上皮癌の内視鏡診断について概説したい．

I 中・下咽頭の通常観察のポイント

1. 通常内視鏡による観察の方法

中・下咽頭の場合，食道と異なり解剖学的構造がきわめて複雑であり，舌根部，輪状後部や梨状陥凹〜食道入口部など，内視鏡レンズと粘膜面との距離を保つことの困難な部位が多く存在する．その対策として，われわれは透明アタッチメント（D-201-11802, Olympus）または黒色ソフト・フード（MB-142, Olympus）を内視鏡先端に必ず装着するようにしている（図Ⅳ-1-1a，b）．梨状陥凹部などに唾液の貯留や付着を認めた場合には，先端送水機能を利用しつつ持続的に長く吸引することによって大抵の唾液は除去できる．中・下咽頭の全領域に対して拡大観察を行うことは臨床的に不可能なため，まずは通常の非拡大観察でターゲットを設定することが，腫瘍病変の拾い上げにおいてきわめて重要となろう．

2. 中・下咽頭癌・dysplasiaの拾い上げに有用な内視鏡所見

中・下咽頭癌と関連する通常内視鏡所見として，正常血管網の消失，粘膜の発赤，粗糙な粘膜などが挙げられてきた[4]．われわれは表在性中・下咽頭病変106病変を検討した結果，非腫瘍病変に比して腫瘍病変（表在性扁平上皮癌・dysplasia）では，①10 mmを超える病変，②発赤調を呈する病変，③平坦・陥凹を示す病変，が有意に多かった[5]．ところが，腫瘍病変単独でみた場合，その6割は隆起型であることから，平坦・陥凹性病変だけを重要視するのは問題があると考えられた．

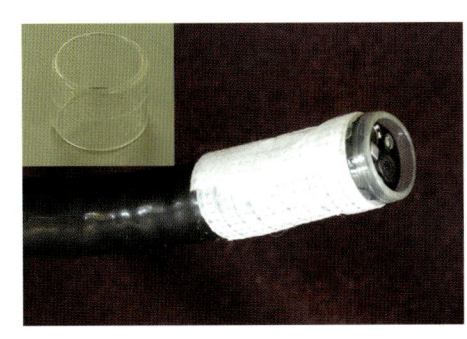

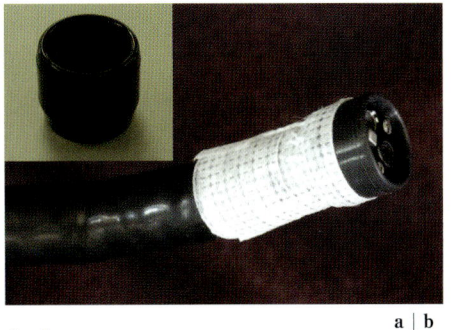

図Ⅳ-1-1
透明アタッチメント（a），黒色ソフト・フード（b）を
内視鏡先端から 2 mm 程度出して装着．

> **Point** 通常内視鏡による中・下咽頭癌・dysplasia の拾い上げのポイントは，
> ① 隆起・陥凹双方の変化に注意を払いつつ，② 10 mm 超または，③
> 発赤部（図Ⅳ-1-2a）に着目すること．

Ⅱ 中・下咽頭の NBI 非拡大・拡大内視鏡観察のポイント

1．NBI 非拡大・拡大内視鏡観察の方法

　　通常観察を行った後，連続して NBI 非拡大および拡大内視鏡観察を行うことで，癌診断をより確実に行うことが可能となる．拡大観察に際しては，前述した透明アタッチメントまたは黒色ソフト・フードを内視鏡先端から 2 mm ほど出した状態で固定すると焦点を合わせやすい（図Ⅳ-1-1a, b）．また，出血は拡大観察の最大の障害となるため，拡大観察し撮影したらすぐに内視鏡の固定を解除し少し離れる．そうすれば，内視鏡先端と粘膜面との摩擦による出血は，最大限回避できるものと考えている．また，強い嘔吐や咽頭反射を伴う場合，十分な観察が不可能となるため，詳細な観察を要する症例に対し，われわれは意識下鎮静法〔塩酸ペチジン（オピスタン®）などの鎮痛剤併用による〕を用いている．

2．中・下咽頭癌・dysplasia に特徴的な NBI 非拡大・拡大内視鏡所見

1）NBI 内視鏡所見（非拡大）

　　表在性中・下咽頭扁平上皮癌の多くは，NBI 内視鏡観察（非拡大）によって境界明瞭な褐色域（brownish area）として描出されると報告されている[2]．われわれの検討でも，表在性扁平上皮癌・dysplasia からなる腫瘍性病変の 67 ％が brownish area として描出され，非腫瘍性病変の 30 ％に比し有意に高かった．よって，基本的にヨード染色が不可能な中・下咽頭において，brownish area は腫瘍性病変の指標として重要な臨床的意義を有すると考えられた（図Ⅳ-1-2b）．一方，非腫瘍性でも brownish area を呈する病変は存在し，その多くは組織学的に上皮下のリンパ濾胞の増生や炎症細胞浸潤を伴う炎症性病変であった．それら

図Ⅳ-1-2
a：下咽頭右梨状陥凹喉頭側に長径 12mm ほどの平坦な発赤調病変を認める．病変内に白い付着物を伴っている．
b：非拡大 NBI 内視鏡では，境界明瞭な「brownish area」として描出された．
c：NBI 拡大観察では，「IBE」，「増生」，「拡張」，「不整・不均一」の所見を認め，生検の結果，扁平上皮癌と診断された．
(IBE；inter-microvascular brownish epithelium)

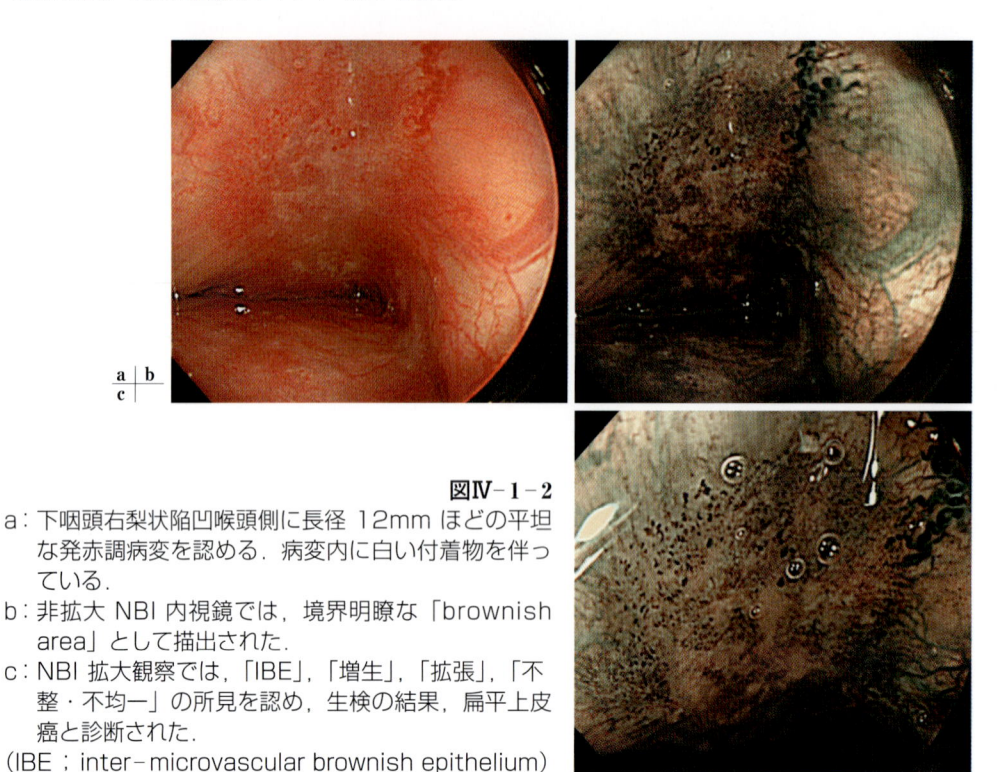

は中咽頭後壁や下咽頭梨状陥凹に多発する表面平滑な隆起性病変であり，時に頂部にびらん・陥凹を伴っていた．大多数の病変が多発性であることや，その内視鏡像から腫瘍性病変との鑑別診断は比較的容易と思われる（**図Ⅳ-1-3**）が，単発病変など腫瘍性病変との鑑別を要する場合もある．その際には，後述する拡大観察がその質的診断に有用であると考えられた．

さらにわれわれの検討では，白色調または色調変化に乏しく隆起を示す腫瘍性病変の多くは，非拡大の NBI 観察で brownish area を呈さないことも判明した．このような病変に対する質的診断においても，NBI 拡大観察は有用であると思われた．

2）NBI 内視鏡所見（拡大）

NBI 拡大内視鏡で観察できる不整に拡張したスペックル状の異型血管増生は，癌診断に有用であることが報告されてきた[2]．

一方，われわれは brownish area が上皮そのものの色調変化と微小血管の拡張・増生など，複数の因子から成り立っていることに着目した．その brownish area の成因の一つと考えられる微小血管間の上皮そのものが茶褐色調を呈する所見を，「微小血管間茶褐色調上皮」とわれわれは仮に呼称している（その英語表現を参考文献[5]では「brownish-epithelium of interspaced microvessels（BIM）」としていたが，本稿では「inter-microvascular brownish epithelium（IBE）」とする）．この IBE とともに brownish area の成因となる微小血管の変化「拡張」および「増生」を検討項目に加えた．さらに微小な構造・血管の両方の変化を有す

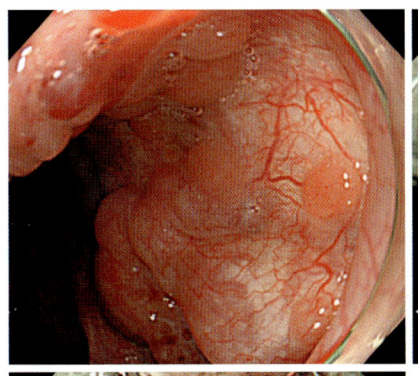

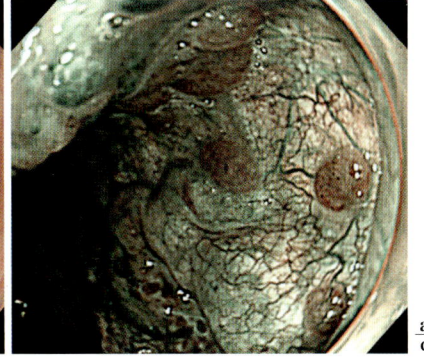

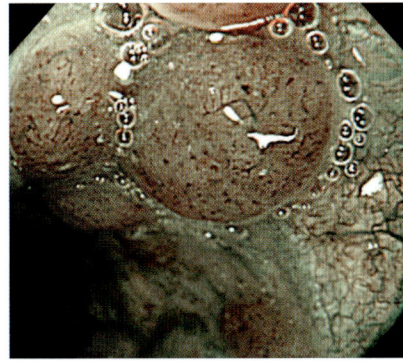

a	b
c	

図Ⅳ-1-3
a：中咽頭右側壁に淡い発赤調の多発性隆起性病変を認める．
b：非拡大NBI観察では，その多発性病変はいずれも「brownish area」を示した．
c：NBI拡大観察では，「IBE」と軽度の「拡張」を認めるものの，「増生」「不整・不均一」の所見はなかった．組織学的に腫瘍性変化はなく，高度の炎症性病変であった．

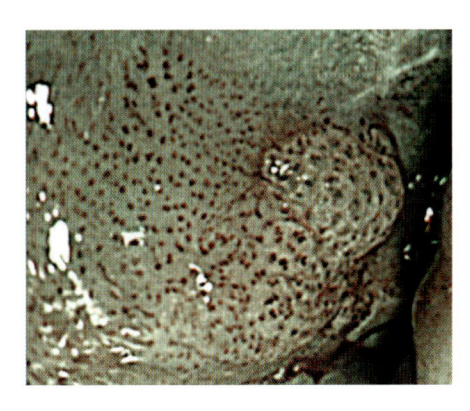

図Ⅳ-1-4
NBI拡大観察で「蛙卵様所見」（frog egg appearance：黒ゴマ～曲玉様の微小血管またはそれを含有する白色微細構造の集簇）を呈する左梨状陥凹の表在性扁平上皮癌．

る「蛙卵様所見」（図Ⅳ-1-4）も加えて検討した．その結果，IBEと「増生」，「拡張」，「不整・不均一」，「蛙卵様所見」は，表在性扁平上皮癌・dysplasiaからなる腫瘍性病変に認められる頻度が有意に高かった（図Ⅳ-1-2c, 4）．さらに多変量解析を行った結果，「増生」と「不整・不均一」の二つの所見だけが，腫瘍性病変の内視鏡診断に強い影響を及ぼす因子として有意であった．多変量解析では有意とならなかった「蛙卵様所見」は，表在性扁平上皮癌・dysplasiaで出現頻度は低いものの（27％），非腫瘍性病変ではさらに低頻度である（3％）．また蛙卵様所見を有する腫瘍性病変にdysplasiaはなく，すべて扁平上皮癌であったことから，扁平上皮癌にきわめて特徴的な内視鏡像と考えられる．以上より，表在性扁平上皮癌・dysplasiaに特異的なNBI拡大内視鏡所見は，微小血管の「増生」，「不整・不均一」，「蛙卵様所見」と考えている．

> **Point** 中・下咽頭癌・dysplasia の内視鏡診断のまとめ
> ① 通常白色光で中・下咽頭全体を観察し，陥凹・隆起双方に注意しつつ，「10 mm 超の病変」「発赤」にはとくに注意する（図Ⅳ-1-2a）．
> ② 次に NBI 光に切り換え，非拡大で中・下咽頭全体を観察し，「brownish area」をチェックする（図Ⅳ-1-2b）．
> ③ 通常観察で「10 mm 超の病変」・「発赤」，NBI 非拡大観察で「brownish area」であった病変を NBI 拡大観察し，IBE と微小血管の「増生」，「拡張」，「不整・不均一」の有無を判定する（図Ⅳ-1-2c）．その際，「増生」と「不整・不均一」にはとくに注意する．
> ④ 白色調の隆起性病変では，微小血管の「増生」や「不整・不均一」とともに，「蛙卵様所見」の有無も重要である（図Ⅳ-1-4）．

Ⅲ 食道の通常・ヨード染色観察のポイント

● 1．通常内視鏡による観察の方法

> **Point**
> ・食道内を可及的に洗浄し，良好な視野を確保
> ・挿入時に重点をおいた内視鏡観察
> ・ヨードアレルギーはあらかじめ除外
> ・余分なヨードを除去した後にヨード染色像を観察

　食道全体を的確に内視鏡観察するためには，まず付着した唾液・粘液を除去することが重要である．唾液・粘液を除去するため，プロナーゼ®（Pronase MS，色素内視鏡時に保険適応となる）を咽頭麻酔前に服用させるとよい．さらに内視鏡挿入後は約 40〜60 ml のガスコン水を用いて食道内を洗浄し，良好な視野を確保しつつ慎重な内視鏡観察を行っている．

　内視鏡観察は原則的に挿入時に重点をおいている．ただし，頸部食道の観察は抜去時のほうが容易である場合が多い．また，咽頭反射や苦痛の強い患者に対しては，おもに抜去時に観察するなど柔軟な対応を考慮すべきである．

　ヨード染色では，一般的に 10〜20 ml の 1.5〜3％ヨウ素-ヨウ化カリウム溶液を，食道全体に撒布する．ヨード液撒布後，食道粘膜が十分に茶褐色調を呈するまでに，20 秒前後を要する．その後，40〜60 ml の水洗浄にて余分なヨードを吸引除去した後，病変部とともに食道全体を観察する．

　ヨード染色における留意点として，あらかじめヨードアレルギーを除外しておくことが必須である．また，逆流性食道炎や逆流症状を有する患者に限らず，強いヨード刺激症状（胸やけ，胸痛，嘔気・嘔吐など）が出現する場合があるため，撒布チューブを用いるなどして撒布量を最小限にとどめるよう配慮する．さらに観察後には，必ず胃内に貯留したヨードを吸引し，可能なかぎり中和剤であるチオ硫酸ナトリウム（デトキソール®，平成 20 年 3 月現在，保険適応とはなっていないため，院内製剤として作製）を食道内に撒布することが望ましい．

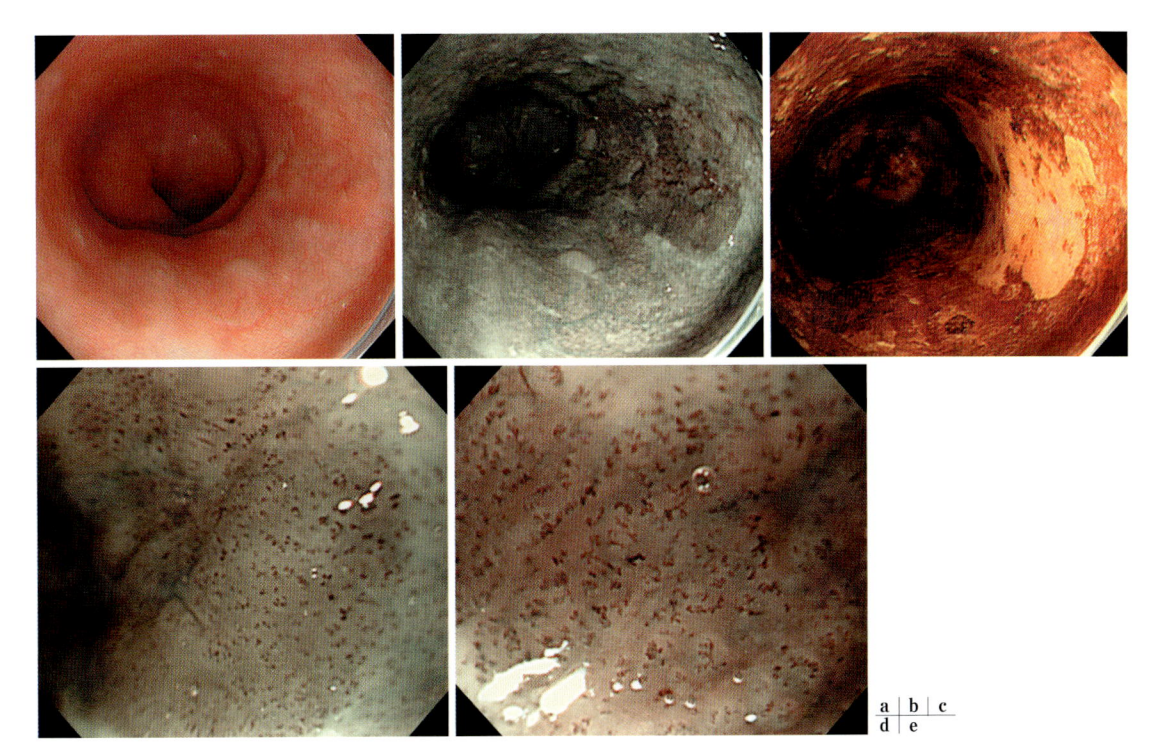

図Ⅳ-1-5

a：下部食道右側壁に淡い発赤部を認めるも，その視認は容易でなく，病変領域の認識もきわめて困難であった．

b，c：非拡大 NBI 内視鏡では，比較的明瞭な「brownish area」として描出され，その視認は容易となり，病変領域の認識も可能であった．その「brownish area」とヨード不染帯とはほぼ一致していた．

d，e：NBI 拡大観察では，拡張・蛇行・口径不同・形状不均一の 4 要素がすべて認められた．EMR の結果，扁平上皮癌 T1a-LPM（M2）であった．

2. 食道表在癌の拾い上げに有用な内視鏡所見

> **Point** 10 mm 以上，辺縁は不整でヨードに濃染する縁取りがなく，pink color sign 陽性である場合，扁平上皮癌である可能性が高い．

　食道表在癌でとくに M1～2 の深達度の浅い病変は色調や凹凸など粘膜面の変化に乏しく，通常観察による発見が容易ではない場合も少なくない（図Ⅳ-1-5a）．しかし，ヨード染色を行うことによって，明瞭な不染帯として認識可能となり，その発見が容易となる（図Ⅳ-1-5c）．

　基本的に食道表在癌（扁平上皮癌）はヨード不染帯を示すものの，ヨード不染帯がすべて癌病変というわけではない．癌以外でヨード不染帯を示す可能性のある病変として，食道炎，dysplasia，異所性胃粘膜，Barrett 粘膜・食道などがある．食道炎，異所性胃粘膜，Barrett 粘膜・食道との鑑別は通常所見と併せ総合的に判断すれば，その鑑別は比較的容易な場合が多い．

　しかし，dysplasia の場合，その異型度が高まるほど，癌病変との鑑別は困難

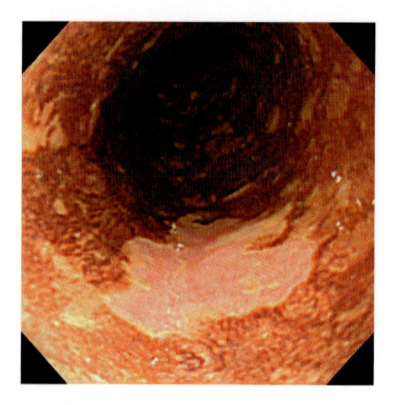

図Ⅳ-1-6 pink color sign

なものとなる．扁平上皮癌である可能性の高い内視鏡所見として，一般的に10 mm 以上，辺縁は不整で，ヨード濃染による縁取りがなく，pink color sign 陽性（ヨード不染部が時間の経過とともに淡くピンク色を呈する，図Ⅳ-1-6）などが，挙げられている．

Ⅳ 食道の NBI 非拡大・拡大内視鏡観察のポイント

1. NBI 非拡大・拡大内視鏡観察の方法

> **Point** 扁平上皮性腫瘍を非拡大で NBI 観察する際，送気量を若干少なめにすると brownish area として抽出されやすくなる．

　非拡大の NBI 観察は，通常観察に引き続き，おもに挿入時に行っている．しかし，強い咽頭・嘔吐反射を伴う場合は抜去時に行うなど柔軟に対応している．
　蠕動や心拍動の影響を受けやすく，生理的狭窄部（食道入口部，食道胃接合部）も存在するため，中・下咽頭同様に透明アタッチメントまたは黒色ソフト・フードの装着が，良好な視野の確保や焦点距離の保持に有用である（図Ⅳ-1-1a, b）．出血は NBI 拡大観察の最大の障害となるため，観察し撮影したら，すぐに内視鏡の固定を解除し少し離れる．そうすれば，内視鏡先端と粘膜面との摩擦による出血を最大限回避できる．
　食道表在扁平上皮癌の多くは brownish area を呈するとされている（図Ⅳ-1-5b）．扁平上皮性腫瘍部を非拡大で NBI 観察する際のポイントとして，送気量を若干少なめにするとよい．空気多量で食道壁が強く伸展した場合に比し，腫瘍部がより明瞭な brownish area を呈する場合が多いからである．

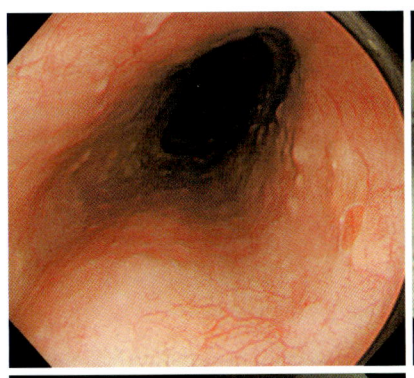

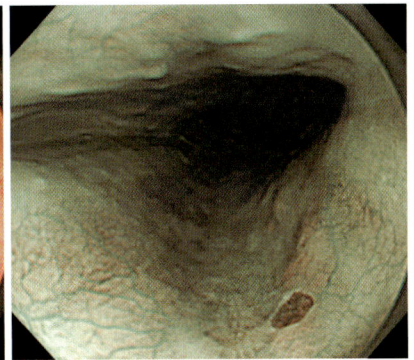

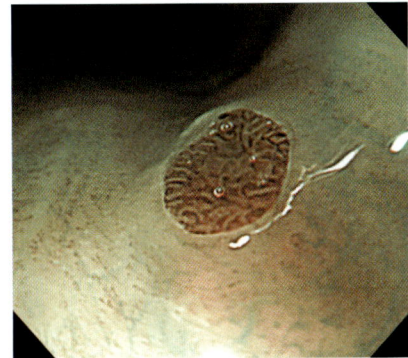

図Ⅳ-1-7
a：上部食道右側壁に辺縁整，淡い発赤調を呈する円形の小病変を認めた．
b：非拡大 NBI 観察では，境界明瞭な brownish area を呈した．
c：中等度の NBI 拡大によって微細粘膜模様が描出され，内視鏡的に異所性胃粘膜の診断が可能であった．

2. 食道表在癌に特徴的な非拡大・拡大内視鏡所見

> **Point**
> ・非拡大の NBI 観察で，表在扁平上皮癌の大多数は，brownish area を呈する．
> ・拡大内視鏡で微小血管の形態を観察することが，質的鑑別診断の鍵となる

1）NBI 内視鏡観察（非拡大）

われわれの検討では表在扁平上皮癌の約 9 割は brownish area として視認可能であったことから，ヨード染色同様に表在癌の発見を容易にする有用な modality と考えられる．NBI とヨード染色との臨床的有用性の比較については，未だ客観的データが不足している．しかし NBI にはヨード染色の問題点である強い刺激性やアレルギーの心配がないことから，とくにスクリーニング検査における NBI のメリットは大きいと思われる．

2）NBI 内視鏡観察（拡大）

NBI で観察される brownish area を指標とした表在性食道腫瘍性病変の存在診断は，ヨード染色と同様に万能ではない．brownish area を示す可能性のある非腫瘍性病変として，炎症性病変，異所性胃粘膜，Barrett 粘膜・食道がある．それらを内視鏡的に鑑別するうえで拡大観察は有用である．

異所性胃粘膜，Barrett 粘膜・食道などにおいては，中等度の拡大観察で微細粘膜模様の確認が可能であるため（図Ⅳ-1-7），微細粘膜模様のない扁平上皮

性腫瘍との鑑別は比較的容易であろう．扁平上皮癌と炎症性病変・低異型度dysplasiaとの鑑別には，さらに高倍率で微小血管の形態学的変化を観察する必要があり，上皮乳頭内ループ状血管（intra-epithelial papillary capillary loop；IPCL）の形態学的変化が鑑別診断の鍵となる[1]．扁平上皮癌では，個々のIPCLから得られる3つの所見「拡張」，「蛇行」，「口径不同」に，複数のIPCLを比較して得られる所見「形状不均一」を加えた4要素をすべて有する場合が多く，炎症性病変や低異型度dysplasiaなどとの鑑別に有用とされている（図IV-1-5d，e）．このような微小血管の詳細な形態学的変化を描出する能力は，ヘモグロビン吸収領域に主波長をおくNBI光のほうが通常白色光より明らかに優れている．よって，微小血管に基づいた内視鏡診断学の確立と今後の進歩には，NBI拡大内視鏡は不可欠と思われる．

現在，中・下咽頭および食道における臨床データの集積は着々と進んでおり，NBI拡大内視鏡の臨床的有用性を示すエビデンスが次々と証明されつつある．今後，NBI拡大内視鏡を用いた診断体系が確立され，そのことが患者のQOL・予後のさらなる向上につながることに期待したい．

文献

1) Inoue H, Honda T, Nagai K, et al：Ultra-high magnification endoscopic observation of carcinoma in situ of the esophagus. Dig Endosc 1997；9：16-18
2) 有馬美和子：拡大内視鏡は食道癌の内視鏡診断をどう変えたか．Modern Physician 2004；24：35-39
3) Muto M, Nakane M, Katada C, et al：Squamous cell carcinoma in situ at oropharyngeal and hypopharyngeal mucosal sites. Cancer 2004；101：1375-1381
4) 門馬久美子，吉田 操，川田研郎，他：中・下咽頭の通常内視鏡観察．胃と腸 2005；40：1239-1254
5) 郷田憲一，田尻久雄，加藤正之，他：NBI拡大内視鏡を用いた表在性中・下咽頭病変の診断—dysplasia・扁平上皮癌の特徴的内視鏡像に迫る．消化器内視鏡 2006；18：1427-1435

〈郷田憲一，貝瀬 満，田尻久雄〉

2. 胃

> ☞ **ポイント**
> ☐ 病変の認識があってこそのNBI併用拡大内視鏡検査であり，基本は通常内視鏡検査，色素内視鏡検査による病変の存在を見落とさないこと．
> ☐ 色素は胃全体にかけること．

　古くから行われている色素内視鏡の目的は，通常内視鏡検査では病変として認識しにくいものをよりわかりやすくすることである．色素内視鏡は『消化器内視鏡ガイドライン』（第3版）[1]にて**表Ⅳ-2-1**のごとく分類されているが，一般的に胃において頻用されている色素はインジゴカルミンである．インジゴカルミンは病変の凹凸の変化を色素のはじきによって病変の形態を認識することが可能ではあるが，詳細な粘膜の変化は最近まで困難な状況であった．しかし，NBI（Narrow Band Imaging）併用高画素拡大電子内視鏡スコープの開発により状況は一変した．従来まで困難であった微細粘膜構造や血管模様が明瞭に認識できるようになり，内視鏡検査をしながらリアルタイムに病理学的診断に匹敵しうる診断が可能となった．しかし，詳細な病変の観察が可能となったとしても病変の存在診断は従来の通常内視鏡検査が基本であり，色素が加わることでより見落としが少ない内視鏡検査となることはいうまでもないことである．その次の段階として，より詳細な病変の診断法であるNBI併用拡大内視鏡検査の意義がある．

> **P**oint　病変の認識があってこそのNBI併用拡大内視鏡検査であり，基本は通常内視鏡検査，色素内視鏡検査による病変の存在を見落とさないことである．

Ⅰ 色素内視鏡

● 1. インジゴカルミン

　色素内視鏡にはコントラスト法，染色法，反応法，蛍光法，血管内投与法などがあるが，一般的に頻用されているのはコントラスト法であるインジゴカルミン液である．インジゴカルミン液は青色の色素で，色素液の溜まりを利用し粘膜の凹凸をはっきりさせ病変の存在を浮き上がらせることを目的としている．われわれの施設では0.4％の市販のインジゴカルミン5 mlに蒸留水15 mlを加えて0.1％の濃度で使用している．推奨濃度は0.1～0.5％くらいがよい．注意点と

表IV-2-1 代表的な色素内視鏡検査法と用いられる代表的な色素液

	代表的な色素液，濃度				代表的な適用疾患
	色素液	色調	毒性	使用濃度	
コントラスト法	インジゴカルミン	青〜暗青	LD50＝93 mg/kg (rat)	0.04〜3.0 %	Barrett 食道癌の診断 胃癌の広がり・質的診断 大腸腫瘍の存在・質的診断など
	エバンスブルー	青緑	(−)	0.1〜0.2 %	
	ブリリアントブルー	青	LD50＝4.6 g/kg(mice)	0.5〜1.0 %	
	メチレンブルー	青	(−)	0.05 %	胃癌の広がり診断など
染色法	メチレンブルー	青	(−)	0.2〜1.0 %	腸上皮化生の診断 胃癌の広がり診断その他，十二指腸・小腸病変など
	クリスタルバイオレット（ピオクタニン）	暗緑 pHで変化	LD50＝420 mg/kg(rat)	0.05 %	大腸腫瘍の質的診断など
	トルイジンブルー	青紫	LD50＝28.93 mg/kg(rat)	1.0〜2.0 %	食道表在癌の質的診断など
反応法	ヨード	赤褐	過敏症	ヨードが1.2〜3.0 %になるよう調整	食道癌の存在・広がり診断など
	コンゴーレッド	pH 3：青紫 pH 5：赤	LD50＝190 mg/kg(rat)	0.30 %	酸分泌領域の診断など
	フェノールレッド	pH 6：黄 pH 8：赤		0.05 % （尿素併用）	H.pylori 感染粘膜の広がり診断
蛍光法	アクリジンオレンジ	赤橙		0.025 %（直接） 500 mg（間接）	胃癌の存在・広がり診断など
	フルオレセイン	黄紅	LD50＝1,350 mg/kg(rat)	10 %/5ml アンプル	
血管内投与法	インドシアニングリーン	緑	LD50＝87.1 mg/kg(rat)	2mg/kg	胃癌の広がり・深達度診断（赤外線内視鏡）など
	フルオレセイン	黄紅	LD50＝1,350 mg/kg(rat)	10 %/5ml アンプル	消化管癌の組織診断（共焦点レーザ内視鏡）など

〔文献1）より引用〕

しては，粘液が残存しているとのりが悪いので適切な前処置が必要なことである．被検者に検査前，プロナーゼ2万単位とガスコン®0.5 %溶液10 mlほどを内服してもらい，粘液を除去している．インジゴカルミン液は値段も安く，時間的にも通常内視鏡検査に2〜3分ほど加わる程度で終わる手技であるので，病変がはっきりと認識できる場合だけでなく，多少でも慢性胃炎などの所見があれば全

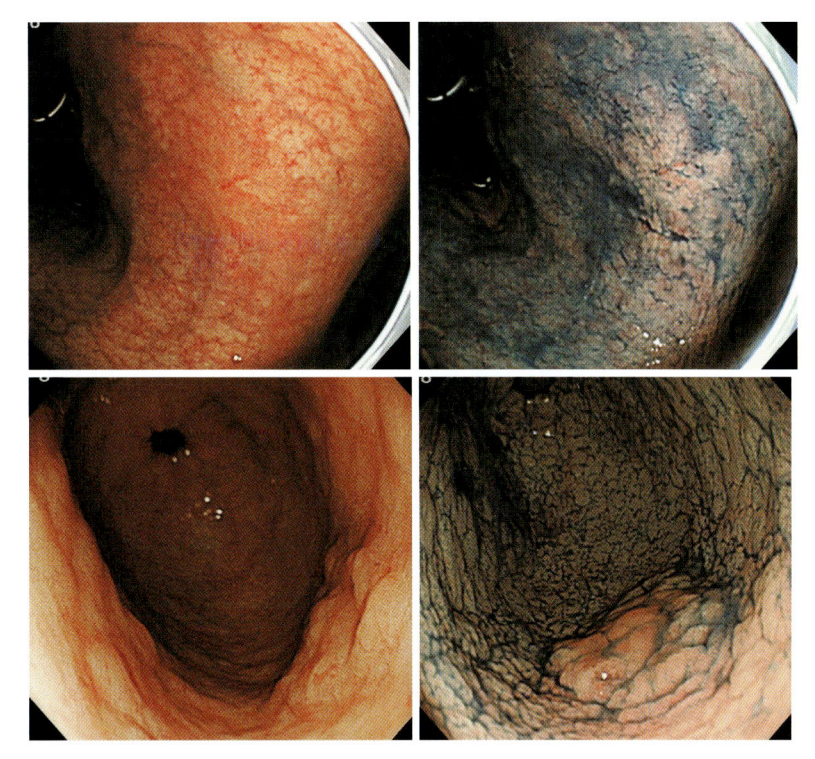

図Ⅳ-2-1

上段：萎縮領域に血管透見不良領域あるも非常に認識しにくい．インジゴカルミンにて病変の存在は認識可能．後日，NBI 併用拡大内視鏡を用い，ESD にて治療した．病理結果は cancer in adenoma であった．

下段：metaplasia 領域の隆起がみられるが認識しにくい．インジゴカルミン撒布によって明瞭にⅡa 病変が認識可能．ESD 後，病理は高分化型腺癌，深達度 M，水平断端，垂直断端ともに陰性，ly0，v0 であった．

例施行すべき検査である．通常内視鏡検査では，病変の認識が難しい場合でもインジゴカルミン液撒布にて病変の存在の指摘が明瞭になることはよく経験することである（**図Ⅳ-2-1**）．

> **Point** 認識している病変だけでなくそれ以外の部位にも色素をかけるようにする．

具体的な撒布方法は撒布チューブを使用する．撒布する際の注意点としては，その時点で認識している病変だけでなくそれ以外の部位にも色素をかけるようにすることである．なぜならば，一つの病変だけでなく他部位に存在する別病変の有無を常に心がけながら検査をしなければならないからである．インジゴカルミン液をチューブにて撒布する場合は，チューブが胃壁に接触しないように管腔の中心を維持し，一定の速度を保つように胃全体にまんべんなく撒くことがポイントである．ピストンが空になったらいったん，撒布状況を確認し，色素がかかっていない部位に対してチューブ内の残った液を用い胃全体にむらができないよう

にする．しかし，撒布チューブを用いず，直接鉗子口からピストンにてインジゴカルミン液を撒布する場合もあると思われる．慣れればこの方法でも撒くことは可能である．

> **Point** コツは胃内の重力の方向を考えて何回かに分けて撒くことである．

まず，目的病変に対して出血しないよう優しく撒く．次に前庭部後壁中心にやや勢いよく撒く．前庭部では重力の影響で角裏に色素が溜まり体部方向に流れにくいため，スコープを少し抜き体部を中心にピストン内の残りもしくは管路に残ったインジゴカルミンを撒布し，体部全体に色素をゆきわたらせる．最後に，胃内に残存したインジゴカルミン液を胃食道接合部から穹窿部の付近で吸引することで，胃全体に色素をゆきわたらせることができる．

2. 酢　　酸

酢酸そのものは色素ではないが，インジゴカルミンと同じくコントラスト法として分類することが可能である．胃粘膜に撒布した酢酸が胃粘膜細胞に取り込まれ，細胞内のpHが低下する．pHの低下に伴い細胞内のサイトケラチン重合化

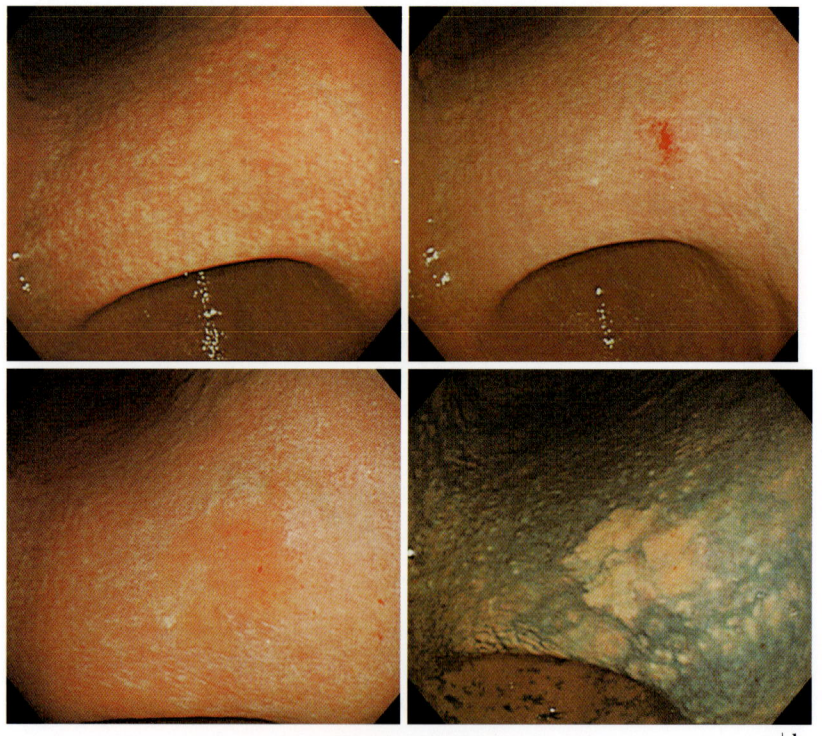

図Ⅳ-2-2
a：通常画像では判別が困難
b：酢酸撒布直後
c：酢酸撒布後約2分後
d：インジゴカルミンを追加撒布

が促進され，粘膜の白色化が惹起されると推測されている．白色化は可逆性であるが組織の種類により白色化の持続時間に差が生じる．腸上皮化生粘膜は白色化の持続時間が比較的長いのに対し，発赤した病変（早期胃癌，びらんなど）は白色化しにくく，白色化してもすぐに発赤する[2]．この原理を利用することで，インジゴカルミン単独では認識しにくい表層拡大型の早期胃癌などの病変は，より範囲がわかりやすくなる．使用濃度としては約1.5％で，病変に対して約5 ml程度撒布し，数分ほど待っている．最近では酢酸単独よりも，より病変がわかりやすくなるインジゴカルミン併用酢酸の有効性が報告されている（図Ⅳ-2-2）．

● **3．コンゴー・レッド**

コンゴー・レッドがpH 4以下にて赤色から黒青色に変色する特性を利用することで胃内の酸分泌域を可視的にする反応法の色素検査である[3]．コンゴー・レッド液は市販されていないので各施設にて製剤する必要がある．コンゴー・レッド600 mgと重曹3.2 gを微温湯200 mlに溶解し，約10分間透明になるまで攪拌する．コンゴー・レッドの場合は変色するとどこに撒布しているのかわかりにくいので，必ず撒布チューブを用いて胃全体に撒布しなければならない．撒布後，酸分泌能をもつ粘膜は時間とともに黒青色に変色していく．約5～10分ほど観察していると領域をもった変色帯を形成する．

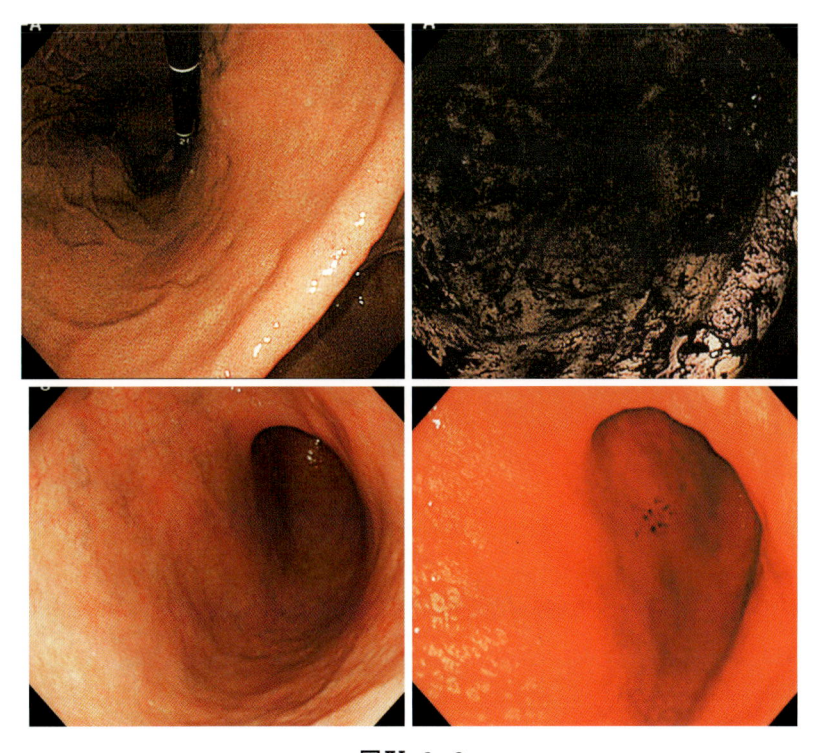

図Ⅳ-2-3
上段：胃酸分泌が多くコンゴー・レッド撒布にて全体に黒色に変化
下段：コンゴー・レッドの反応なし．

> **Point** コンゴー・レッド色素内視鏡検査のポイントはまんべんなく撒布することと，撒布後変色帯を形成するまでしばらく観察することである（図Ⅳ-2-3）.

　本来，コンゴー・レッド色素内視鏡ではペンタガストリン刺激が併用されていたが，現在注射用のガストリンは入手できない．このため，現在行われているコンゴー・レッド色素内視鏡は，非分泌刺激時の基礎的胃酸分泌領域判定法と考えるべきである．

Ⅱ　NBI 併用拡大内視鏡

　胃粘膜の拡大観察による分類[4]は以前より提唱されていたが，胃には三つの異なる固有腺が存在することや慢性炎症による粘膜模様への修飾があるため，複雑な粘膜模様を呈することから，汎用されていなかった．しかし，最近ではNBI併用高画素電子拡大内視鏡の開発によって新たな発展がもたらされている．NBI併用高画素電子拡大内視鏡を用いることで，粘膜微細模様がより鮮明となるばかりか粘膜表面の微小血管が非常に明瞭に観察できる[5]直接的な検査が可能となった（図Ⅳ-2-4）.

1．準　備

> **Point** 鎮静剤の使用，専用の先端フードの装着が推奨される．

　拡大内視鏡は径が太くスコープ先端に専用フードを使用するため患者の苦痛を伴うことが多く，鎮静剤の使用が推奨される．当院では塩酸ペチジンとフルニトラゼパムを併用している．拡大内視鏡は焦点深度が浅く，焦点を合わせることが難しくなるため，拡大内視鏡と粘膜面との距離を適正に保つために専用の先端フード（深さ2 mm，黒のソフトフード，145頁参照）の装着が推奨される．補足ではあるがスコープのボタン設定は3番スイッチ（スコープ頂部）を通常光と

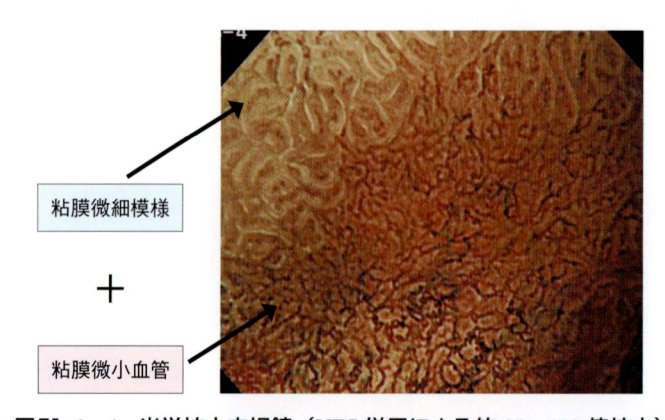

図Ⅳ-2-4　光学拡大内視鏡（NBI 併用による約 80〜100 倍拡大）

NBIの切り替え用にしておくのがやりやすい方法と思われる．

● **2. 観 察 法**

> **Point**
> ・いきなり最大拡大にするのではなく，弱拡大→中拡大→最大拡大と観察を行う．
> ・接触による出血に注意．

　胃は大きな管腔臓器であるため，光量の少ないNBIで胃の遠景観察をすることは現在のところ困難である．このため，通常光による内視鏡で異常と認識した病変を対象に，NBI併用拡大内視鏡検査を行う．

　病変に対してはいきなり最大拡大を用いず，やや遠景から少しずつ近づき弱拡大にて病変の範囲や粘膜模様を観察する．粘膜模様は強拡大でははっきりせず，弱拡大で模様が鮮明に見えることがある．そして，病変の境界にまで近接しつつ拡大を上げていく．境界も最大拡大にせず，中拡大にて病変の範囲を詳細に観察する．中拡大にまで拡大倍率を上げると，微細血管構造も観察可能となる．この時点での最大の注意点は，接触による出血を避けることである．NBIの原理が血管の波長に合わせているため出血が起こると観察が非常に困難になるので，できるだけ接触せずに病変の範囲や血管の走行の全体像を確認する．そして，最後に最大拡大にて観察を行う．最大拡大にて観察を行う場合は接触するため出血を伴う．そのため，一番観察したい部位を最大拡大にて最初に見るべきである．不幸にも，出血により観察が困難な場合は水洗しながら観察する方法もある．EUS用の送水装置があれば水洗しながら観察可能であるし，ピストンにて観察したい部位をゆっくり水洗しながら見ることも一つの方法である．

● **3. 診 断 法**

　胃におけるNBI併用拡大内視鏡診断の有効性の報告はさまざまされているが，現在のところ統一された診断基準がないのが現状である．しかし，大まかなアウトラインは各施設とも一致している．当施設における表在型胃癌の診断基準（図Ⅳ-2-5）と，典型的な画像を示す（図Ⅳ-2-6, 7）．

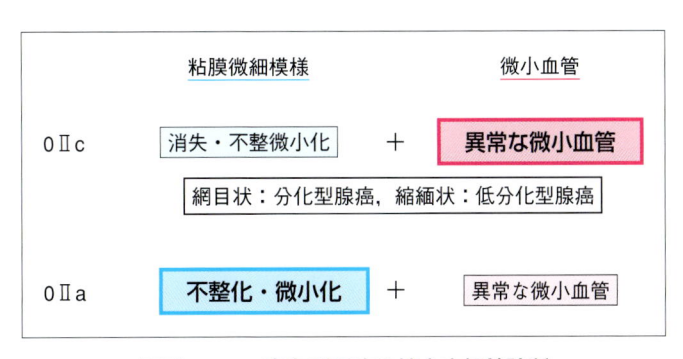

	粘膜微細模様		微小血管
0Ⅱc	消失・不整微小化	＋	異常な微小血管
	網目状：分化型腺癌，縮緬状：低分化型腺癌		
0Ⅱa	不整化・微小化	＋	異常な微小血管

図Ⅳ-2-5　表在型胃癌の拡大内視鏡診断

160 第Ⅳ章 拡大内視鏡・色素内視鏡のポイント（NBI を含む）

0Ⅱc 型早期胃癌

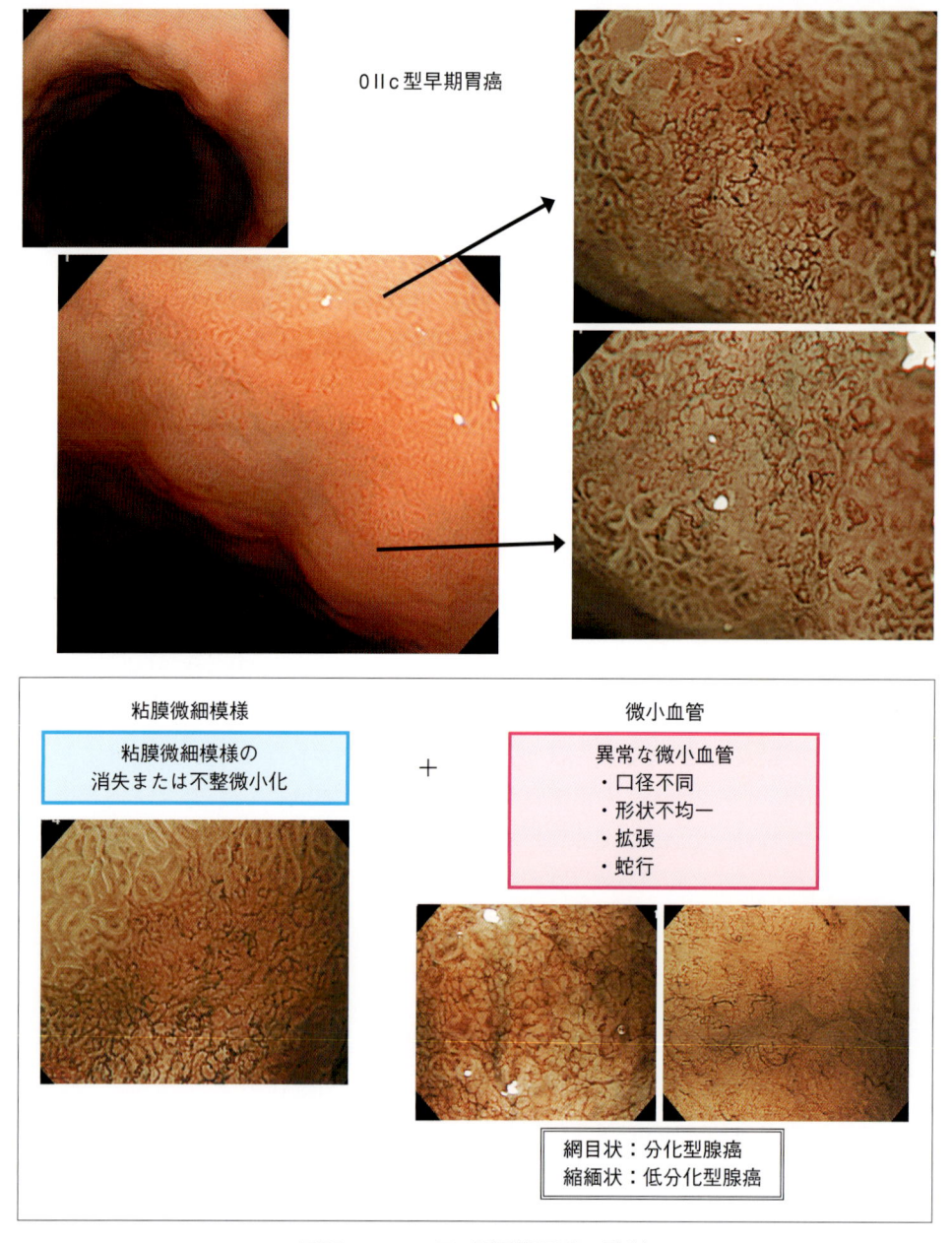

粘膜微細模様	微小血管
粘膜微細模様の消失または不整微小化	異常な微小血管 ・口径不同 ・形状不均一 ・拡張 ・蛇行

網目状：分化型腺癌
縮緬状：低分化型腺癌

図Ⅳ-2-6　0Ⅱc 型早期胃癌の診断

0 II a 型早期胃癌

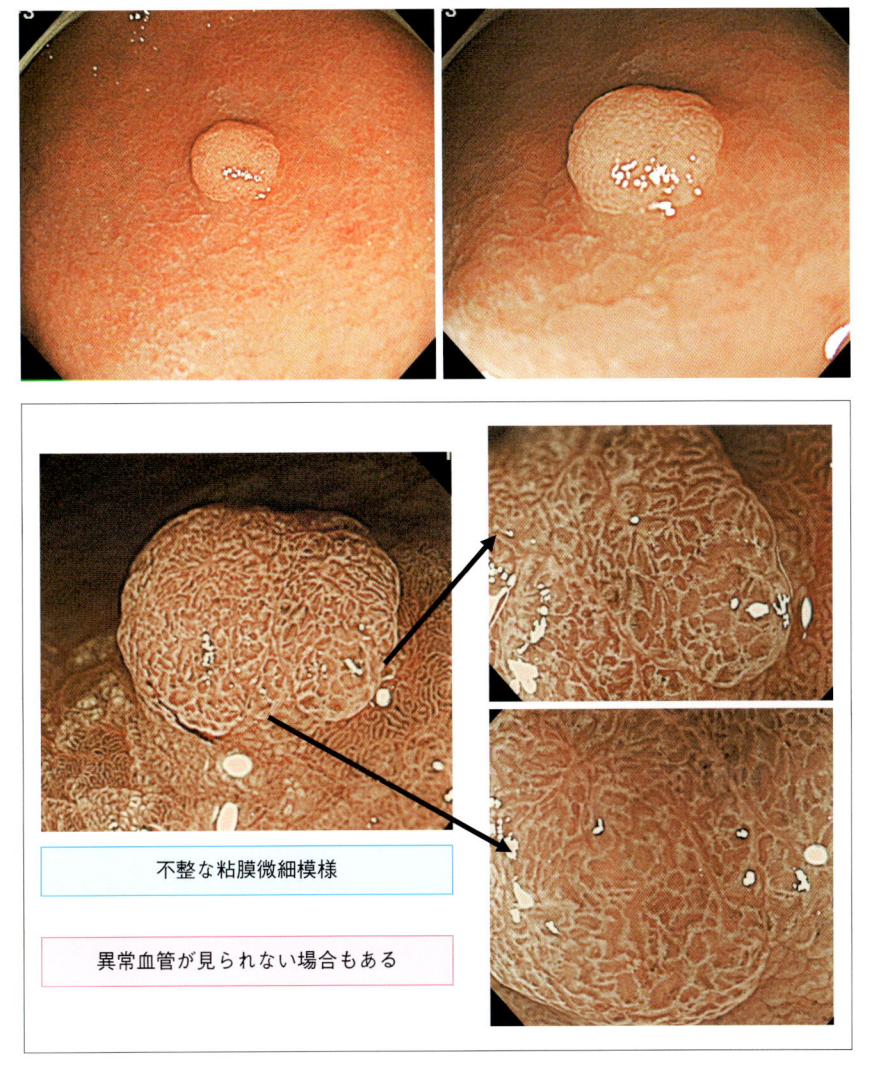

不整な粘膜微細模様

異常血管が見られない場合もある

図IV-2-7　0 II a 型早期胃癌の診断

文　献

1) 上堂文也, 清水勇一, 藤井隆広：色素内視鏡ガイドライン. 日本消化器内視鏡学会卒後教育委員会 編：消化器内視鏡ガイドライン (第3版). 142-156, 2006, 医学書院, 東京
2) Lambert R, Rey JF, Sankaranarayanan R：Magnification and chromoscopy with the acid test. Endoscopy　2003；35：437-445
3) Okuda S, Sargusa T, Ito T, et al：Endoscopic method to investigate the gastric acid secretion. The Proceeding of the 1st Congress of the International Society of Endoscopy.　1966, 221-226, Hitachi Printing, Tokyo
4) 榊　信広, 他：胃粘膜微細模様の新しい拡大内視鏡分類. Gastroenterol Endosc　1980；22：377-383
5) Gono K, Yamazaki K, Doguchi N, et al：Endoscopic obsevation of tissue by narrowband illumination. Optiv Rev　2003；10：211-215

〈加藤正之〉

第V章 生検のポイント

1. 生検の基本事項

> ☞ ポイント
> ☐ 生検は内視鏡診断を踏まえたうえで行うべきである．
> ☐ 内視鏡検査前に患者の病歴，内服歴を確認し，そのうえで生検の可否を決定する．
> ☐ 生検の成功・不成功は，生検したい部位をいかにして画面の正面にもってくるかにかかっている．鉗子の操作よりもスムーズなスコープ操作のほうが重要である．
> ☐ 病変のどの部位を生検すればよいか，常に考えながら行うべきである．

　生検を行う前に，まず内視鏡診断が重要である．病変をむやみに生検するのではなく，内視鏡上の所見と診断を踏まえたうえで行うべきである．そして生検すべき場所に生検鉗子を正確に導く技術を身に付けることが重要である．以下に生検時におけるポイントを記す．

I　生検を行う前に必要なこと

　下記の場合は生検に十分注意が必要である．

● 1. 抗凝固剤，抗血小板剤の内服

　これは内視鏡検査前に必ず聴取しておくべきである．これらの薬剤を継続しながら内視鏡手技を行うことによるリスク（持続出血の可能性）と，これを避けるために休薬することによるリスク（血栓塞栓症の可能性）をはかりにかけて休薬期間を設定する必要がある．また患者の原疾患によるリスクと内視鏡手技によるリスクがそれぞれ高危険群と低危険群に分類されており，それぞれを考慮して休薬期間を設定する必要がある．ちなみに消化器内視鏡ガイドラインでは生検手技はこれらの薬剤内服の場合，低危険手技とされている[1]．

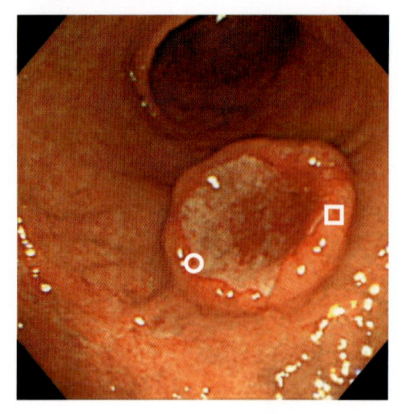

図Ⅴ-1-1　周堤を有する病変からの生検
写真の○印の部位からの生検が望まれる．逆に□印の部位からの生検だと偽陰性の結果となる可能性があるので注意が必要である．

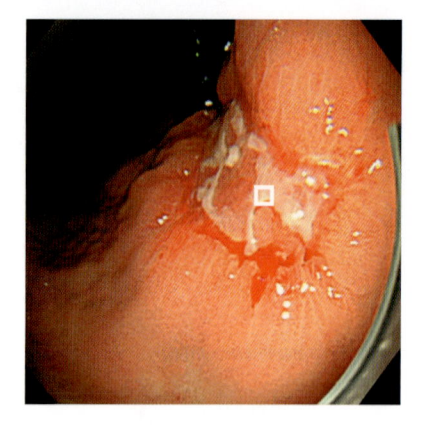

図Ⅴ-1-2　潰瘍を有する病変からの生検
とくに活動期の潰瘍性病変の場合，写真の□印のような潰瘍底からの生検は肉芽組織や壊死組織のみしか検出できない場合がある．

2. 静脈瘤，angioectasia などの血管性病変

　これらは生検禁忌と考えられる．穹窿部，噴門部の静脈瘤が隆起性病変と診断され，生検の結果，大出血をきたした例も見られるので，同部位の生検の際には最大限の注意が必要である．

Ⅱ 生検を行う場所について

1. 周堤を有する病変（図Ⅴ-1-1）

　周堤内側に位置する潰瘍縁を生検する．周堤外側からの生検は偽陰性となる可能性がある．

2. 開放性潰瘍を有する病変（図Ⅴ-1-2）

　Ⅱc様病変の陥凹面に存在する隆起は再生上皮の場合があるので，生検は陥凹面の辺縁より行う．活動期の潰瘍性病変ではとくに潰瘍辺縁からの生検を行うようにする．

Ⅲ 見下ろし時の生検と反転時の生検

　どちらの場合でも呼吸の影響はあるが，見下ろし時のほうがその影響が強い．呼吸変動が強く生検が難しい場合は，可能であれば生検の直前に患者に声をかけ，一時的に呼吸を止めていただくことが有効となる場合がある．

Ⅳ 生検の基本

　以下に実際の生検の基本的な手技を記す（図Ⅴ-1-3）．

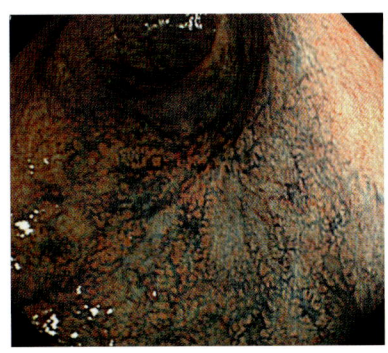

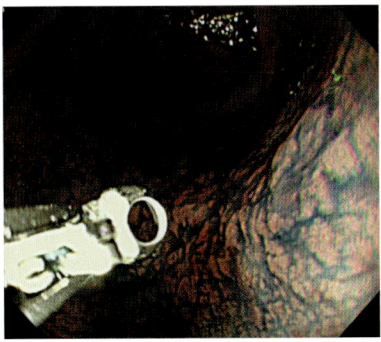

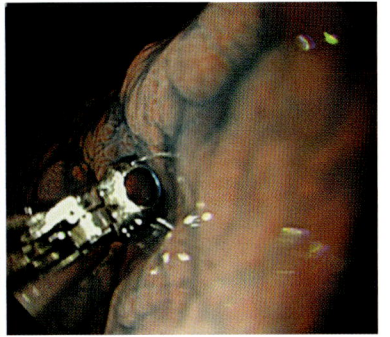

図Ⅴ-1-3 生検の基本　　　　　　　　　　　　　　　　　　　　　　a｜b｜c
a：生検したい部位を画面の正面にもってくる．
b：生検鉗子の先端が画面にわずかに見えるくらいに出す．
c：生検鉗子のカップを開き，スコープを病変に押し付け，生検を行う．

1. 生検したい部位を画面の正面にもってくる

- スコープの先端から病変までの距離を2 cmくらいとし，そこから生検鉗子を出す．
- この際，生検鉗子の先端が画面にわずかに見えるくらいに出すほうがよい．なぜなら生検鉗子の先端とスコープの先端が離れすぎると，視野が悪くなる，もしくは生検鉗子の動きが悪くなるため，正確な生検ができなくなるおそれがある．
- 反転時や強いアングルをかけている場合は生検鉗子がスコープより出にくいことがある．その場合は，いったん反転や強いアングルを解除し，生検鉗子をスコープの先端まで入れた後に再度反転やアングルをかけ，その後生検鉗子をスコープから出すとよい．

2. 生検鉗子のカップを開き，病変に押し当て，助手にカップを閉じさせる

- 患者に呼吸を止めてもらうと生検鉗子をより正確に病変へと導くことができる．
- カップを閉じる際には，病変の硬さを感じながら閉じる早さを調節する．たとえば潰瘍瘢痕や粘膜下腫瘍など硬い病変の生検時にはカップをゆっくり閉じることが必要である．そうしないと，生検鉗子先端が跳ねて生検できない場合がある．

3. 生検鉗子を引き抜く

- 生検後，組織が採取されているかどうかを確認する．
- 目的の場所から生検できたかどうか，生検直後にスコープを同部位から少し離して確認する．生検した場所からの出血を確認することで，正確な生検ができたかどうかを判断することができる．

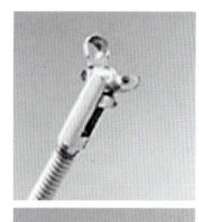

a：標準型鉗子．先端のカップは丸型である．組織の座滅を防ぐため，中心に孔があいているタイプもある．

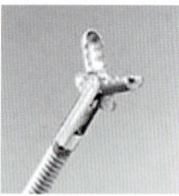

b：鰐口型鉗子．カップの合わせ面が互いに噛みあわさるように鰐口になっており，粘膜上でのスリップを防ぐ．

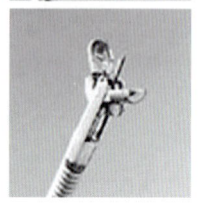

c：針付き型鉗子．カップ内に針が付いており，粘膜上のスリップを防ぐ．

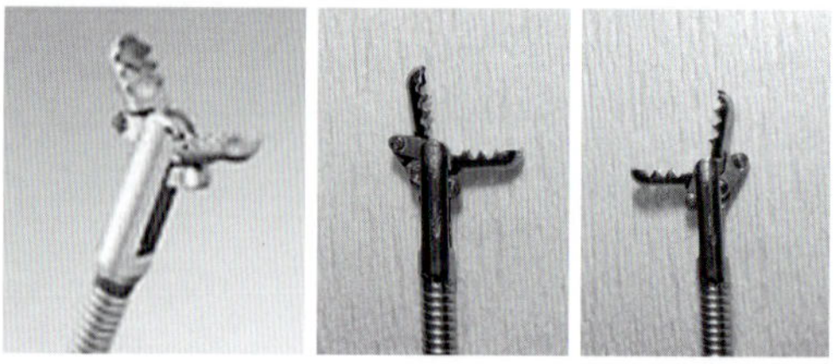

d：スイング機能付き鉗子．カップにスイング機能をもたせることにより，接線方向の生検が容易に行える．

図V-1-4　使用されている代表的な生検鉗子

V 生検に使用する鉗子類

　通常用いる生検鉗子は，鉗子の先端がカップの形をしているもの（標準型，図V-1-4a）である．これに対し，硬い組織からの生検や接線方向での生検の場合，生検対象から鉗子が滑ってしまうことがあるため，先端が鰐口の形をしているもの（鰐口型，図V-1-4b）や鉗子の中央に針が付いているもの（針付き型，図V-1-4c）を用いることがある．さらには先端にスイング機能をもたせたスイングジョー®鉗子（オリンパス社製，図V-1-4d）を用いることにより，接線方向の生検がより確実となる．

おわりに

　上記に述べた生検の基本事項を踏まえ，食道，胃・十二指腸の生検のポイントを次項で解説する．

文　献
1) 小越和栄，多田正大，金子榮藏：内視鏡治療時における抗血栓療法症例への対応．日本消化器内視鏡学会卒後教育委員会 編：消化器内視鏡ガイドライン（第3版），2006, p.16-21, 医学書院, 東京

（尾形高士，宮岡正明，河合　隆）

2. 食　道

> ☞ ポイント
> □ 食道での生検は，見下ろしの状態で狭い内腔において行われる．そのため接線方向での生検となることが多く，場合によっては生検時に工夫が必要である．

　食道での生検の特徴は，① 見下ろしの状態で行う，② 狭い内腔で行われる，③ 呼吸・心拍の影響を受けやすい，④ 接線方向での生検となることが多い，⑤ 入口部など生検困難部位がある，などである．以下にその詳細と対策，経鼻内視鏡を用いる場合の工夫を記す．

I　通常の生検方法

> **P**oint　鉗子孔から鉗子を少し（2 cm 以下）出した状態で内視鏡ごと病変に近づけていくとよい．その際，鉗子孔の出口付近に病変をもってくるようにしてスコープごと鉗子を病変に押し付けるように行う．

　食道では通常内視鏡，経鼻内視鏡ともに反転観察は行わない．そのため口側からの見下ろしの視野による生検が行われる．通常内視鏡では，4方向のアングルを用いて任意の方向に鉗子を向けて生検を行う．その際は呼吸の影響を受けやすいため，患者に呼吸を止めてもらうとよい．鉗子を鉗子孔より長く出すのではなく，少し（2 cm 以下）出した状態で内視鏡ごと病変に近づけていくとよい．その際，鉗子孔の出口付近に病変をもってくるようにしてスコープごと鉗子を病変に押し付けるように行う（図Ⅴ-2-1）．2方向アングルしかない場合，up と down のアングルと手首の回旋を用いて生検鉗子を任意の方向へもっていく．隆起や陥凹を伴う病変であれば，上記の方法でほぼ生検は可能である．ただし経鼻内視鏡下での生検は鉗子カップの大きさが経口内視鏡に比べて小さいため，難易度がやや高くなる．

II　平坦病変の生検方法

　通常観察にて食道内を観察した後にヨード染色を行うことがあるが，その際に初めて発見されるヨード不染帯はほとんどが平坦な病変である（図Ⅴ-2-2a）．食道での生検は接線方向で行うため，場合によっては病変部の粘膜が滑ってしま

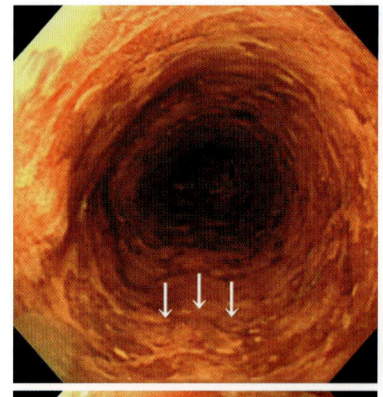

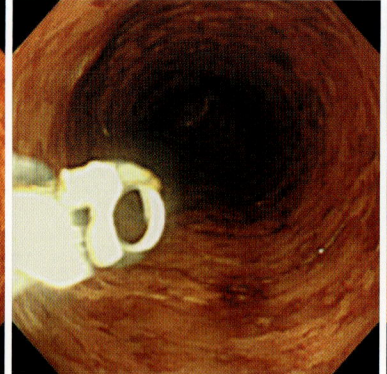

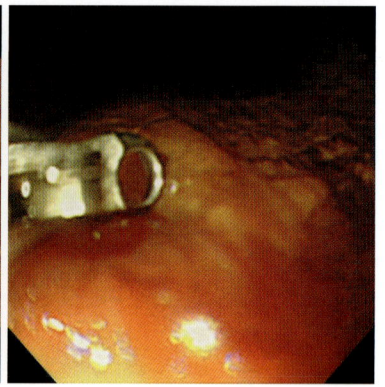

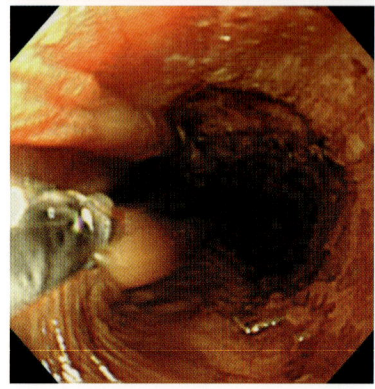

図V-2-1 食道生検の基本
a：生検を行う病変を鉗子孔付近へ誘導する．鉗子孔の位置はスコープによって変わるため，あらかじめチェックしておく．
b：鉗子孔より生検鉗子を少しだけ出す．
c：鉗子を出したままスコープごと病変に押し付ける．
d：鉗子を閉じ，確実に病変をつかんでいることを確認する．

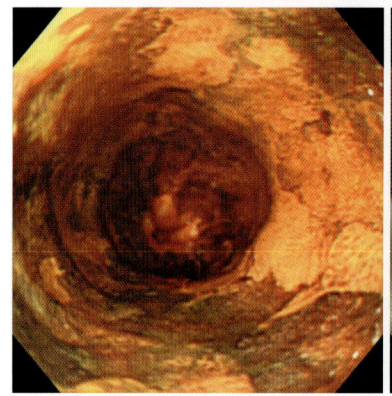

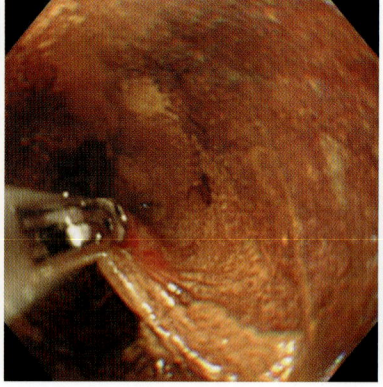

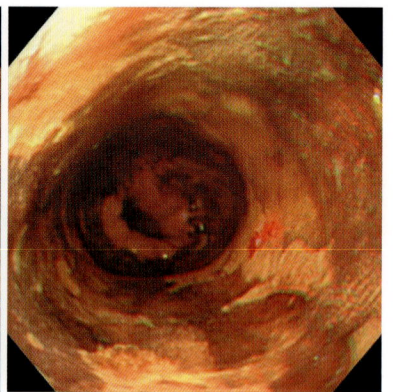

図V-2-2 平坦病変に対する生検
a：ヨード染色により初めて見つかった平坦病変．
b：吸引を解除すると鉗子が病変をつかんでいることがわかる．
c：生検後に病変からの出血を確認することで，確実に生検が行われたことがわかる．

い，生検しづらい場合がある．そのような病変の生検時には下記の工夫をすると良い．まず前述の「通常の生検方法」のように① スコープの操作を行い，病変が鉗子孔の出口付近にくるようにしてから鉗子孔より鉗子を出しカップを開く，② 患者に息をとめてもらう，③ 鉗子を開いて病変に押し付け，スコープの吸引をかけ，食道内の空気を抜く．ここがポイントであり，吸引をかけた瞬間に病変

はカップの中に入る（内視鏡の画面は赤玉になる）ので，それと同時に④鉗子のカップを閉じる．⑤吸引を解除し，鉗子が目標病変をつかんでいることを確認し（図V-2-2b），鉗子を引く．以上によりほとんどの平坦病変の生検が可能となる．なお生検の後に病変からの出血を確認し，確実に生検できたことを確認することも大切である（図V-2-2c）．

> **Point** 以下の工夫によりほとんどの平坦病変の生検が可能となる．
> 鉗子を開いて病変に押し付け，スコープの吸引をかけ，食道内の空気を抜く→鉗子のカップを閉じる→吸引を解除し，鉗子が目標病変をつかんでいることを確認し，鉗子を引く．

III 特殊な鉗子を用いた生検

前項に述べた平坦な病変の生検に対し，その手技を容易にする生検鉗子がスイングジョー®（オリンパス社製）と呼ばれる生検鉗子である．これはV字の鰐口の形をしたカップにスイング機能がついており，とくに接線方向の生検の際にその機能を発揮する（図V-2-3a，b）．とくに経鼻内視鏡では，経口内視鏡に比べて生検時の鉗子の誘導がやや劣る傾向にあり，この鉗子が有用な場合がある．この場合，経鼻内視鏡の鉗子孔（2.0 mmチャンネル孔）で用いることが可能なスイングジョーを用いる．また経口内視鏡の鉗子孔（2.8 mmチャンネル孔）であれば，さらにカップの中心に針が付いた製品を用いることも可能である（図V-2-3c）．

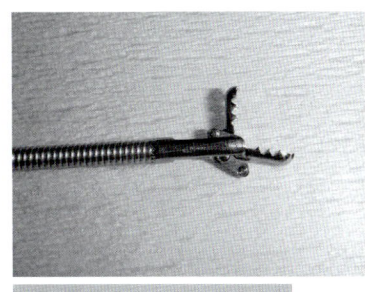

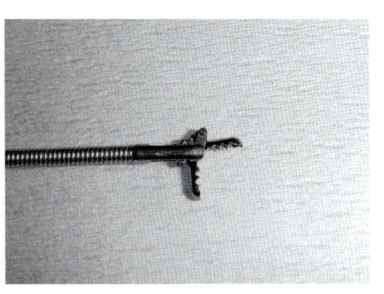

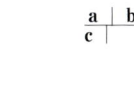

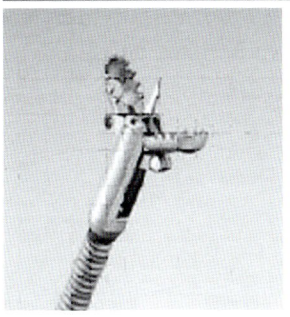

図V-2-3 スイングジョーを用いた生検
a，b：鉗子カップのスイング機能により接線方向に対する狙撃能力が向上すると考えられる．
c：針付きの生検鉗子．

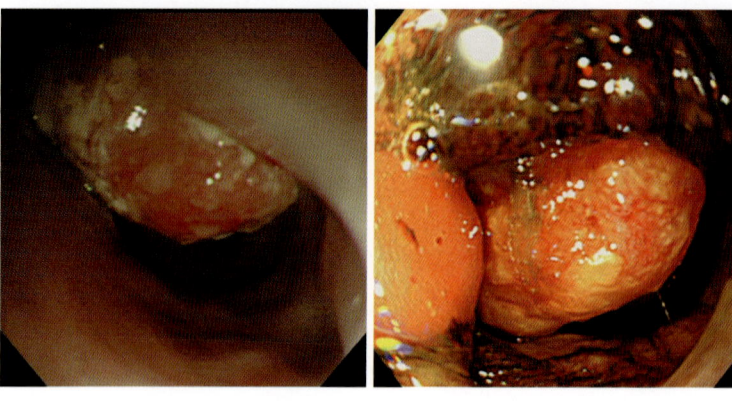

図 V-2-4　透明フードを装着した観察，生検
食道がつぶれている部位（a）でも，透明フードにより内視鏡先端と病変との距離をかせぐことが可能（b）となり，生検を容易，確実に行うことができる．

Ⅳ　困難部位の生検方法

　食道内で生検困難な部位といえば，食道入口部から胸部上部食道である．食道入口部〜上切歯 20 cm までの食道は，内視鏡による送気でも常につぶれていて，呼吸のタイミングで一瞬だけしか良い視野をとることができない．しかも反射も強いため，生検を一層困難としている．このような場合は，経口内視鏡の先端に透明フードを装着して良好な視野を得たうえで生検しなおすとよい（図V-2-4）．

Ⅴ　経鼻内視鏡での食道生検（図V-2-5）

　経口内視鏡での生検との差は，① 生検の鉗子カップが小さい，② 内腔に対してスコープが細く，病変の手前にスコープを位置させるのが難しい，③ 視野が悪くなりやすい，などが挙げられる．とくに② に関しては，スコープの細さと経鼻的挿入のため，スコープを把持する手（右手）の操作が経口内視鏡に比べるとスコープ先端に伝わりにくく，その結果鉗子孔の出口に病変を位置させるのが難しくなる．これに対する対策は，通常の経鼻内視鏡検査の際，左右アングル（左手）に頼り過ぎずに右手をいつも有効に使うことを心がけておくことである．生検狙撃能の向上には「Ⅲ．特殊な鉗子を用いた生検」でも述べたが，スイングジョー®（オリンパス社製）が有用な場合がある．

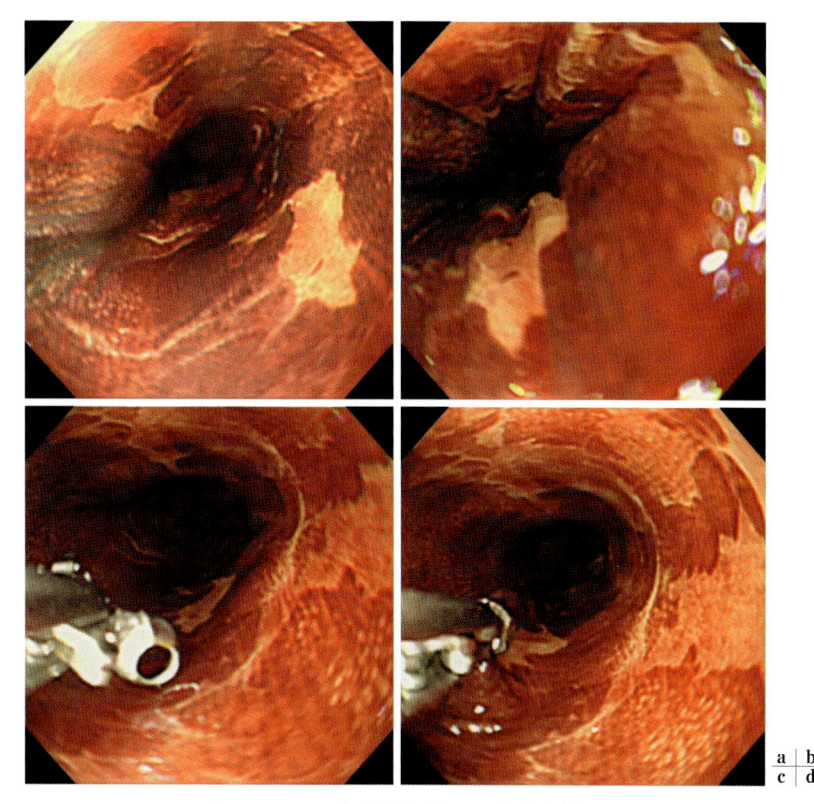

図Ⅴ-2-5 経鼻内視鏡での食道生検
a：生検を行う病変を捕らえたところ．
b：左右アングル（左手）とスコープの捻り（右手）を用い，鉗子孔付近に病変を誘導する．
c：鉗子を画面にわずかに出るくらいにしてカップを開く．
d：そのまま病変に押し付け，生検を行う．

おわりに

　食道は筒状の管腔臓器であるため，生検は常に接線方向となる．生検は比較的容易だが，Point に述べたように平坦な病変に対する技術を身につけることが必要である．さらに経鼻内視鏡の場合は鉗子も小さく，さらなる正確なスコープ操作，鉗子操作が要求されるため，日々の検査で上記に述べてきたコツが少しでもお役に立てば幸いである．

（尾形高士，逢坂由昭，青木達哉）

3. 胃・十二指腸

> ☞ ポイント
> ☐ 胃・十二指腸での生検は，部位により正面視の可否があるため，その難度は異なる．
> ☐ 見下ろし，もしくは反転，空気の出し入れ，手首やアングルを用いる等の操作を，部位によっては複数組み合わせる必要がある．

生検の基本事項は前項「生検の基本事項」を参照して頂き，以下に胃・十二指腸における生検の特徴を記す．

I 出血を想定した複数個の生検を行う場合

生検を行うと，その後に出血が起こる．その際の血液は重力に従って流れ，病変周囲が血液で覆われてしまう可能性がある．初めの生検部位から流れ出た血液が，2 カ所目の生検部位を覆い隠してしまうことがないよう，複数個の生検を行う場合は流れる方向を予測し，順番を考えて行うことが必要である．たとえば胃体部小弯（図V-3-1a）では，胃角から噴門の方向に重力が働くため，生検を行った場合に出血する血液は頭側に向かって流れる．もしこの部位で生検を複数個行う場合（図V-3-1b）は，頭側から生検を行うと出血の影響がなく行うことが可能となる．血液がどの方向に向かって流れるかがわかりにくい場合，生検

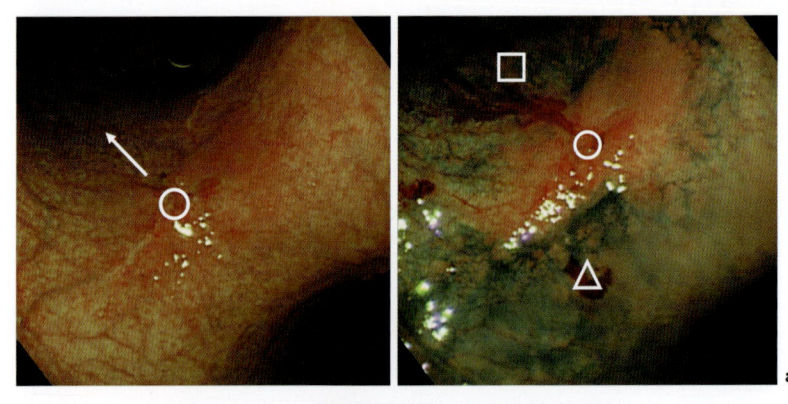

図V-3-1 複数個の生検を行う場合の手順
写真は胃体部小弯である．○印からの生検では，矢印の方向への出血が予想される（a）．そのため，□印や△印からの生検も予定するなどの複数個の生検を行う際は，□印からの生検を最初に行い，次に○印，△印と行っていくと出血の影響を受けずに生検を行うことができる（b）．

前に鉗子孔より少量の水を出してみるとその方向を容易に判定することができる．

II 困難部位の生検方法

1. 後壁病変

とくに体下部から体中部の後壁病変は正面視が難しい場合がある．その場合，まずは同部位の前壁までスコープを進め，左手首を時計方向に捻りつつ親指でダウンアングルをかける．これで正面視が可能となり，あとは左右アングルで調節するとよい．この部位の生検を見下ろしで行う場合には，患者に呼吸を止めてもらうことがとくに重要となる．また接線方向の生検となる場合があり，生検鉗子のカップがうまく病変に当たらないときは，後述する特殊な生検鉗子が有用な場合がある．

2. 体部病変

とくに小弯病変を反転観察で行う場合，スコープの先端と病変が近接しすぎてしまうことがある．その場合，スコープの先端に透明フードを装着すると病変との距離を保つことが可能になり，正確な生検を行うことができるようになる．

3. 噴門部病変

反転観察にて生検を行う場合がほとんどであり，左右アングルを使う必要が多い部位である．同部位から穹窿部にかけては呼吸性移動が生じやすいので，生検直前に患者に呼吸を止めてもらう．さらに忘れてはならないのは，スコープのメンテナンスをしっかりと行い，アップアングルの可動域を常に保っておくことである．

III 生検鉗子の選択

1. 有茎性病変の生検

病変が動いてしまう場合には，針付きの生検鉗子を用いると有効である．

2. 接線方向の生検

体部の後壁病変や小弯病変など，生検時に正面視が難しい場合に接線方向の生検になることがある．また，2方向アングルしか付いていない経鼻内視鏡で，病変の正面視が難しい場合も同様であるが，その際には鰐口型鉗子やスイングジョー®（オリンパス社製）と呼ばれる生検鉗子を用いるとよい．スイングジョーは，V字の鰐口の形をしたカップにスイング機能が付いており，接線方向の生検で病変がうまくつかめない場合に有用である．

Ⅳ 経鼻内視鏡反転時の生検方法

反転観察を行いながら生検鉗子を挿入すると，スコープが軟らかく細径であるため，図Ⅴ-3-2のごとくスコープ先端のアングルが保持できない．つまり生検

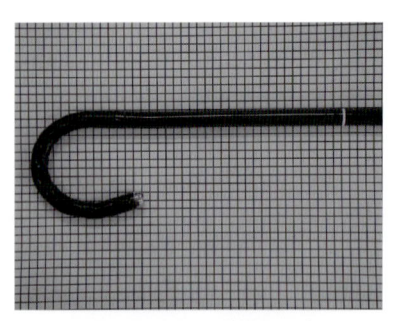

GIF-XP260N（鉗子なし）

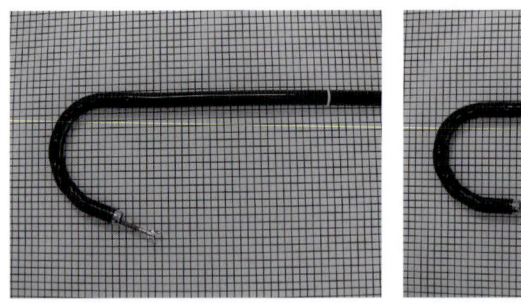

ディスポーザブル鉗子（FB-231K） 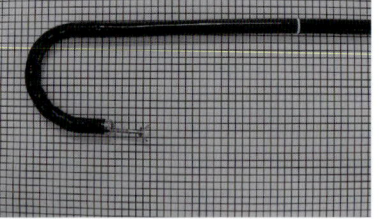　　　リユーザブル鉗子（FB-19K-1）

図Ⅴ-3-2 ディスポーザブル鉗子（FB-231K）・リユーザブル鉗子（FB-19K-1）使用時の経鼻内視鏡（GIF-XP260N）の先端屈曲の比較
〔松下健康管理センター 辰巳嘉英先生提供〕

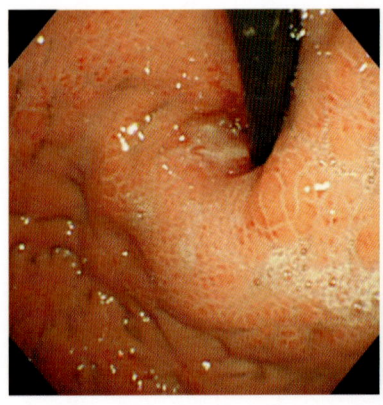

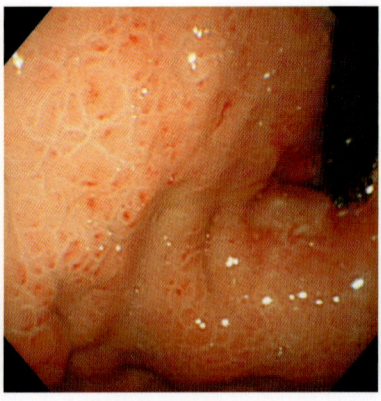

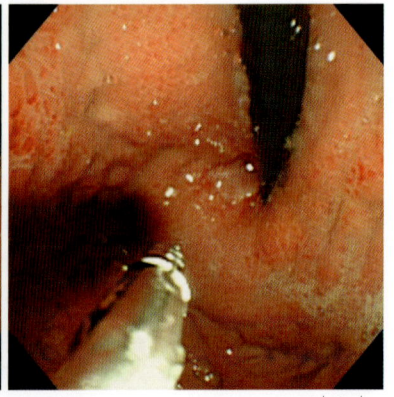

図Ⅴ-3-3 経鼻内視鏡反転時の生検方法　　　　　　　　　　　　　a｜b｜c
aは噴門部の腫瘍である．観察時は正面視できているものの生検鉗子を通すと，bのように画面中央からずれてしまう．そのため，cのように内視鏡を押し込んでその分生検鉗子の先を伸ばして腫瘍に当てるようにせざるをえない場合が生じる．

を行う前に病変を正面に捉えていても，生検鉗子を挿入すると病変が画像からずれてしまう．この場合，スコープを押して生検鉗子を鉗子孔からあえて長く出して生検を行うなどの工夫が必要となる（図Ⅴ-3-3）．

おわりに

　最初にも述べたが，内視鏡診断を行ったうえで生検を行い，病理結果はその確認として行うくらいの心構えが必要である．また病理診断を依頼する際にもその所見をしっかりと伝えることが必要である．さらに，病理診断結果をきちんとフィードバックすることにより自己の内視鏡診断を日々鍛え，同時に生検技術の向上をはかることが大切と考えている．

（尾形高士，伊藤一成，島津元秀）

第VI章 内視鏡に伴う偶発症と対策

1. 薬剤・前処置に伴う偶発症と対策

☞ ポイント
- 内視鏡のための前処置は，円滑な内視鏡検査のために不可欠である．
- 前処置に伴う偶発症のうち，鎮静剤と鎮痛剤に関連するものがもっとも多いため，使用時には適切な選択を，また検査中・検査後の状態を注意深く観察することが大切である．
- 咽頭麻酔の使用頻度はきわめて高く，その偶発症に遭遇することが比較的多い．内視鏡検査中はその点にも注意を払うことを忘れないようにする．
- 万一の偶発症の発生にも迅速に対応できるように日頃よりその対策を講じておく．

　内視鏡検査で行われる前処置は，① 胃内の消泡と粘液の除去，② 咽頭への局所麻酔，③ 鎮痙剤がおもなものである．さらに，被検者の身体的精神的苦痛を軽減する目的で意識下鎮静法（conscious sedation）が普及しており，おもに④ 鎮静剤が使用される．

　日本消化器内視鏡学会による最新（1998～2002年）の調査[1]では，上部消化管内視鏡検査の偶発症の発症率は 0.012 %，死亡率は 0.00076 %（約 50 万件に 1 件程度）であった．偶発症全体では鎮静剤・鎮痛剤に関連するものが大部分であり，死亡例の半数は鎮静剤に関連していた（表VI-1-1）．また，死亡例の 78 % は 60 歳以上であり，年齢的な因子，基礎疾患や合併症の有無などが偶発症の発生に影響を与える因子といえる．

　内視鏡に際してはインフォームド・コンセントを取っておくことが必要である．検査の内容・目的，具体的な検査方法，偶発症の種類・頻度・対応策，偶発症を予防するための注意点などについて口頭で説明し，文書により同意を得ておく．

　また，日本消化器内視鏡学会監修の『消化器内視鏡ガイドライン』[2]の関連す

表Ⅵ-1-1 前処置による偶発症や死亡例の詳細

前処置の偶発症	偶発症数	死亡数
咽頭麻酔	46	1
他の局所麻酔	4	0
鎮痙剤	36	0
鎮静剤	278	7
鎮痛剤	354	2
不明または複合して起こったもの	36	4
計	754	14

前処置による死亡例
1. 咽頭麻酔（1例）　　　　　　　：キシロカインビスカス
2. 鎮静剤単独（6例）　　　　　　：ジアゼパム 3例
　　　　　　　　　　　　　　　　　フルニトラゼパム 2例
　　　　　　　　　　　　　　　　　ミダゾラム 1例
3. 鎮静剤など複合したもの（2例）：キシロカイン，ジアゼパム，ミダゾラム
4. 鎮痛剤（2例）　　　　　　　　：塩酸ペチジン 2例
5. その他（3例）

〔日本消化器内視鏡学会：消化器内視鏡関連の偶発症に関する第4回全国調査報告．Gastroenterol Endosc 2004；46：54-61[1]〕

る事項，各薬剤の添付文書（用量，用法，禁忌，使用上の注意など）には必ず目を通しておく．

以下，内視鏡に使用される薬剤・前処置に関連する項目について述べる．

Ⅰ 消泡と粘液の除去

目的：胃内の消泡と粘液の除去
薬剤の種類：
- 胃内有泡性粘液除去剤：ジメチルポリシロキサン（ガスコンドロップ® 40 mg/2 ml）
- 蛋白分解酵素剤：プロナーゼ®

偶発症の観点からみた注意点：

- 両者ともきわめて副作用の少ない，比較的安全な薬剤である．
- プロナーゼ®は胃内出血（0.05％）が報告されているので消化管出血が疑われる場合には使用しない．

Ⅱ 局所麻酔剤

目的：咽頭への局所麻酔

薬剤の種類：
　塩酸リドカイン（キシロカインビスカス2％®，キシロカインポンプスプレー8％®）

使用方法：
　キシロカインポンプスプレーはノズルを1回押すごとに溶液 0.1 ml（リドカイン 8 mg 含有）が噴霧される．中毒量は個人により差があるが添付文書上の基準最高用量はリドカインとして 200 mg とされており，実際に使用するリドカインの量は，ビスカスで 100 mg（5 ml）程度とし，噴霧では5回（溶液 0.5 ml，リドカインとして 40 mg）程度までにとどめる．

偶発症発症の観点からみた注意点：

> - 使用頻度がきわめて高いことを考慮すると，もっとも注意を要する薬剤の一つである．
> - 使用前に既往歴をよく聴取することが重要．
> - 抜歯を含めた歯科診療では通常使用され，小手術でも頻用されるため，これらの使用歴をまず前もって確認しておく．

副作用としてとくに注意が必要なもの：

> - アレルギー反応，中毒症が主な副作用である（発現頻度は不明であるが，決してまれでなく経験され，死亡例の報告もある）．
> - アレルギー反応は極微量でも発現し全身・局所に起こる反応であるが，過去の報告によれば純粋なアレルギー反応の事例は少なく，発生したほとんどの症例が中毒と推測される．
> - 中毒の発生には，① 過量投与，② 急速な薬剤の吸収，③ 高い感受性，④ 分解能が低下している（高齢者，肝疾患などの基礎疾患を有する者），⑤ 貧血・低蛋白血症，などの因子が深く関与している[3]．
> - したがって，上記の①～⑤に挙げた項目を確認し回避する，あるいは条件を考慮して使用することが中毒を避けることに繋がる．

Ⅲ　鎮痙剤

使用薬剤：
- 副交感神経遮断薬：臭化ブチルスコポラミン（ブスコパン®；1筒 20 mg）
- グルカゴン（Glucagon G®；1筒 1 mg）

偶発症の観点からみた注意点：

> - 副交感神経遮断薬とグルカゴンの使用はその特性をよく理解して選択するべきである．
> - 本邦では，副交感神経遮断薬が以前より用いられてきたが，循環動態への

影響がより少ないグルカゴンの使用頻度が増加してきている．
- ブスコパンによるショック（いわゆるブスコパンショック）の発現に気をつける．ブスコパンによるアナフィラキシー症状を伴うショックの報告がある．

副交感神経遮断薬が内視鏡検査で禁忌と判断される場合：

- ① 緑内障（眼圧の上昇の危険性），② 前立腺肥大症（さらに排尿困難となる危険性），③ 重篤な心疾患の合併（心負荷により心機能悪化の危険性），④ 高血圧（さらなる血圧上昇の危険性）．
- その他に，高齢者，複数の合併症を有する症例，腸閉塞など消化管運動抑制に配慮すべき病態などでは使用しない，あるいは使用する場合にも慎重な配慮が必要である．

グルカゴンの使用上の注意：

- グルカゴンは循環動態に与える影響が小さく比較的安全な薬剤とされる．
- 副作用として，耐糖能異常がある場合には増悪させる可能性，高血糖後の反応性低血糖（比較的よく遭遇する），薬剤の相互作用などがある．
- 耐糖能異常がある場合には絶対的禁忌とはされていないが，使用には慎重な配慮が必要である．検査中だけでなく検査後も十分な観察が必要である．
- 血糖値のコントロール不良例では禁忌である．
- 薬剤相互作用としてプロプラノロール（低血糖の発生），インスリン（インスリンの効果減弱），ワーファリン（抗凝固作用の増強）などがある．
- 褐色細胞腫の症例では禁忌である．

その他：

唾液や胃液分泌抑制作用の目的で，硫酸アトロピンを使用する場合もあるが，特殊な症例に限られ，一般的な上部消化管検査では使用されない．

Ⅳ 鎮静剤

　鎮静剤の使用，いわゆる sedation の方法は各施設により異なり，まったく使用しない施設から，積極的に使用する施設までさまざまであり，定まった使用基準はない．どちらもメリット・デメリットがあり，よく理解して使用することが重要である．すなわち，鎮静剤の使用による十分な sedation の状態では，患者側は不安が取り除かれ楽に検査を受けることができる反面，鎮静剤自体による重篤な副作用の発現も無視できなくなる．

　一般的に，年齢が高齢であるほど，基礎疾患・合併症を有する症例では sedation による偶発症の発現は増加傾向となる．sedation の本来の目的は，検査中の不安を和らげ苦しみを取り除くことであり，「conscious sedation（意識下鎮

静法)」が理想的な sedation とされる．すなわち，医師と被検者の間でおもに口頭で communication を保つことができる程度の鎮静状態である．

● 1. 内視鏡で使用される鎮静剤（静脈注射が可能なもの）

ベンゾジアゼピン系鎮静薬（BZD）：① ジアゼパム（セルシン®，ホリゾン®），② ミダゾラム（ドルミカム®），フルニトラゼパム（サイレース®，ロヒプノール®）

※希釈して少量のみ使用することが多い．　　　　　　　（括弧内は代表的な商品名）

偶発症の観点からみた注意点：

- BZD の効果は中枢性作用によるが，一方で呼吸系への影響もある．
- 単独使用では致死的な呼吸循環抑制は起こりにくい安全な薬剤と言われているが，実際の使用で高頻度に遭遇する副作用は呼吸循環系の抑制である．
- BZD 使用時には，必ず血圧・血中酸素濃度のモニタリングが必要である．
- 状況に応じて酸素の投与や拮抗薬（フルマゼニル）の使用を検討する．
- 過度の循環呼吸系の抑制などの緊急時にはいつでも対応できるように普段から体制を整えておくことも大切である．
- 薬剤アレルギー・肝毒性などの副作用はまれとされるが，バルビツール酸誘導体やエタノール（飲酒）など他剤使用時や，呼吸器疾患などの基礎疾患を有する場合には，その作用が増強されることがある[4]．
- paradoxical reaction としての不穏が存在する．とくに大酒等で多くみられるので注意する．

● 2. BZD の拮抗薬

使用薬剤：フルマゼニル（アネキセート®；1筒 0.5 mg/5 m*l*）
目的：BZD の鎮静効果の解除や呼吸抑制の改善
使用方法：0.2m*l* をまず静注し，投与 4 分以内に効果が得られない場合には 1 分間隔で 0.1 mg ずつ追加する（総投与量 1 mg）．
偶発症の観点からみた注意点：

- 長期間 BZD 使用者に本剤を使用した場合には離断症状が発生することがある．薬剤の内服歴の聴取も大切である．

● 3. 麻薬性鎮痛薬

使用薬剤：塩酸ペチジン（オピスタン®：1筒 35 mg, 50 mg）
目的：強い鎮痛作用を有する麻薬性鎮痛薬．上部消化管内視鏡検査で本剤が使用されることは一般的には少ない．

偶発症の観点からみた注意点：

- 呼吸抑制，血圧低下，消化管運動低下などの副作用がある．
- 副作用，とくに呼吸抑制に対しては拮抗薬（塩酸ナロキソン）がある．

おわりに

　前処置や薬剤を効果的に利用すれば，患者側の苦痛を最大限に和らげることができる．施行医側にとっても好ましくない生体反応が抑制されている状態であり，操作は楽となり，かつ詳細な観察検討が可能となる．非常に有効な手段ではあるが，その利点・欠点を十分に理解し，とくに多くの偶発症の誘因である鎮静剤を使用する場合には循環呼吸系のモニタリングが不可欠であり，万一の場合には時機を失することなく迅速に対応することが求められる．

文　献

1) 金子榮藏，原田英雄，春日井達造，他：消化器内視鏡関連の偶発症に関する第4回全国調査報告—1998～2002年までの5年間．Gastroenterol Endosc　2004；46：54-61
2) 峯　徹哉，竹下公夫，上西紀夫：sedationガイドライン．日本消化器内視鏡学会 監，日本消化器内視鏡学会卒後教育委員会 編：消化器内視鏡ガイドライン（第3版）．2006, p.37-52, 医学書院，東京
3) 田尻久雄：上部消化管内視鏡検査の偶発症回避．クリニシアン　2002；49：1229-1234
4) 荒川廣志，貝瀬　満，加藤正之，他：セデーション薬剤の種類—その作用機序と選択法（拮抗薬を含めて）．消化器内視鏡　2007；19：161-168

（加藤智弘）

2. 経口内視鏡挿入に伴う偶発症と対策

> ☞ ポイント
> ☐ 経口内視鏡挿入に伴う偶発症は，出血・穿孔がおもなものであるが，ほかの偶発症についても知っておく．
> ☐ 内視鏡に直接関連する偶発症だけでなく，基礎疾患の増悪や，心疾患などのさまざまな合併症の発生についても注意を払う．
> ☐ 偶発症が発生した場合にとるべき処置・体制を普段から検討しておき，万一の発生時には迅速な対応ができるようにしておく．
> ☐ 検査施行前までに，ご本人（あるいは，ご家族）に十分にインフォームド・コンセントを行い，文書として同意書を取っておく．

　一般に，内視鏡検査に伴う偶発症は出血と穿孔がもっとも多い[1]が，そのほかにもスコープ操作に伴う粘膜損傷〜粘膜裂傷など多くの偶発症が起こりうる．また，内視鏡挿入状態での循環動態の変化に伴う合併症などへの考慮も必要である．内視鏡下での生検検査は確定診断のうえで必須であるが，偶発症としては生検後の出血がある．

　慎重な内視鏡操作を行っていても，ある確率で偶発症は発生する．したがって，偶発症発生の理解，また万一不幸にして偶発症が発生した際の対処方法にも習熟し，十分に対応できるようにしておく必要がある[2]．また，内視鏡検査については例外なくインフォームド・コンセントを取っておくこと，日本消化器内視鏡学会監修の『消化器内視鏡ガイドライン』[3]の関連する事項については必ず目を通しておくことが大切である．以下，内視鏡施行時のおもな偶発症について述べる．

Ⅰ 内視鏡操作に伴う偶発症

● 1．出　血

　内視鏡の操作による機械的な粘膜損傷により発生する．

発生状況：

- どの部位にも起こりうるが，とくに，① 下咽頭から頸部食道までの食道入口部レベル，② 十二指腸球部から下行部に移行する上十二指腸角（SDA；supraduodenal angle）の前壁に起こることが多い（図Ⅵ-2-1）．

予防と対処法：

- 予防には，局所解剖を理解したうえで，直視鏡では必ず内腔を画面の中央に保持して視野を確保した状態で挿入することがポイントである．
- 観察には部位に応じた適度な送気を行い十分な視野を確保することが大切であるが，逆に過度の送気によっても偶発症は発生するため，適切な送気量については絶えず注意を払う必要がある．
- 十二指腸の SDA では急激に挿入方向が変化するため，管腔のひだの状態をよく観察し，肛側の管腔の方向を見極めて注意深く挿入することが要求される．

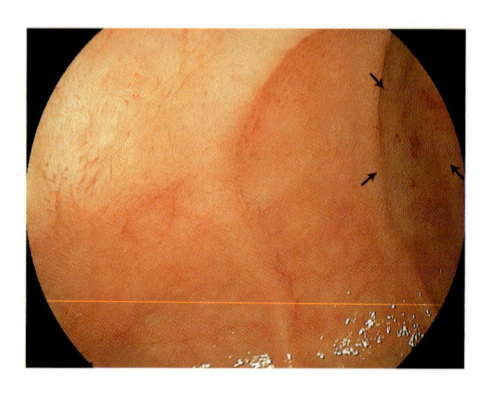

図Ⅵ-2-1　内視鏡操作により，損傷した十二指腸粘膜（矢印）
十二指腸の SDA の対側

● 2．粘膜裂傷

もっとも頻度が高いものは Mallory-Weiss tear である（図Ⅵ-2-2）．食道胃接合部より胃側（噴門部）に発生する細長い線状の粘膜裂傷である．Mallory-Weiss 症候群とは医原性の点で区別され Mallory-Weiss tear と呼ばれる．

発生状況：

- 内視鏡挿入時に強い嘔吐反射が起こり，噴門直下の胃粘膜に裂傷を生じる状態である．
- 胃観察時に過度の送気により過伸展された状態で，急激な曖気（げっぷ）により発生することもある．

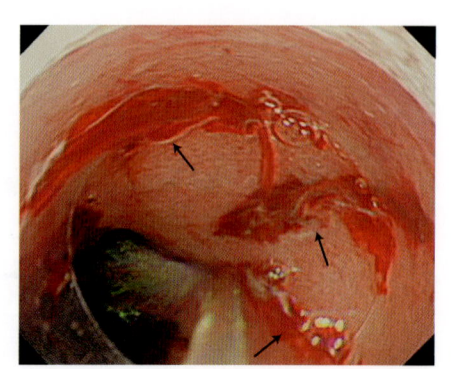

図Ⅵ-2-2　Mallory-Weiss tear
内視鏡施行中に，激しい嘔吐反射とともに，食道胃接合部直下に縦走する粘膜裂傷（矢印）を 3 カ所認めた．いわゆる Mallory-Weiss tear である．

- 比較的大量の出血を伴うが，自然止血することが多く，通常1～2週間程度で治癒する．しかし，まれに大量出血を伴い，クリップなどによる内視鏡的止血術が必要な場合もある．

3. 穿　孔

発生状況：

1）食道入口部の穿孔

- 消化管穿孔でもっとも頻度が高いのは，食道入口部である．食道入口部は，解剖学的にまず梨状窩が存在すること，同レベルには縦走筋を欠く部位が存在することが大きな要因といわれている．
- 症状は，初期の場合には下咽頭の違和感を訴える程度のことも多く，内視鏡による損傷部位の確認とともに，少しでも本症が疑われた場合には注意深い経過観察が必要である．

2）胃 穿 孔

- 胃壁が比較的厚く，管腔も広く視野が確保されやすいため，比較的まれとされる．

3）十二指腸穿孔

- 解剖学的構造のため SDA の前壁側に起こることがある．

対処法：

> 穿孔が疑われた場合にはCT検査などの画像診断により状態を詳細に検討把握し，実際に穿孔が発生した場合には時機を失せず外科的治療を行う．
> - 状況によりCT検査などの画像診断を検討する（図VI-2-3）．
> - 理学所見では穿孔部より軟部組織にairが拡がり，「皮下気腫」が認められることがある．これに感染が加わると「蜂窩織炎～膿瘍形成」，縦隔へ進展し感染すれば「縦隔炎」となり，きわめて重篤な病態となる．
> - 軽微であれば絶飲食・抗生物質などの保存療法で軽快する．
> - 拡大し感染を併発すれば重篤となるため，時機を失せず外科的処置を検討する．

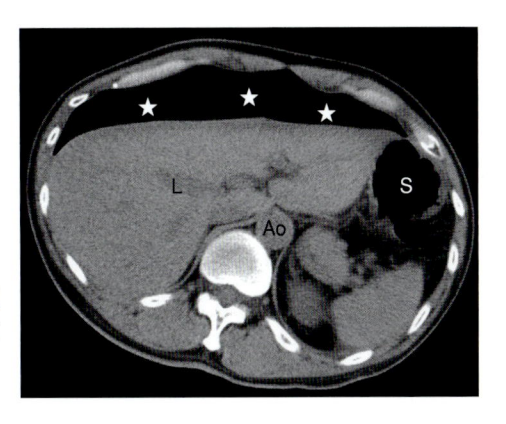

図VI-2-3 穿孔例
穿孔した消化管よりの空気が，腹腔内に多量に認められる（★）．
L：肝臓，S：胃，Ao：腹部大動脈

4. その他

1）顎関節脱臼

高齢者や顎関節脱臼を頻回に起こしている方では，顎関節脱臼を起こすことが時にある．この場合には用手的に整復を行う．実際の整復法については成書を参照されたい．

2）前処置・使用薬剤による基礎疾患の増悪や合併症の発生

発生状況：
- 内視鏡挿入に伴う循環動態の変化の影響により，基礎疾患の増悪やさまざまな合併症が発生する可能性がある．
- 狭義の内視鏡自体の偶発症の範疇には含まれないが，これらの病態にも内視鏡施行時には絶えず注意を払う必要がある．
- 具体的には高血圧の増悪，脳血管障害の発生，不整脈の発生，狭心症・心筋梗塞の発生，心停止などがある．

予防と対処法：

> - 事前に予見することは不可能であるが，検査前の患者の状態を十分に把握することで，その発生の可能性について予測し備えておくことは可能である．
> - 検査中は施行医だけでなく看護師・内視鏡技師が一体となって患者の状態に注意を払う．
> - 必要に応じて，血中酸素濃度の測定〔パルスオキシメーターによる経皮動脈血酸素飽和度（SpO_2）の測定〕を行い，血圧・心電図も適時モニタリングし早期発見に努める．
> - わずかな変化を見逃さず，重大な病態あるいは関連する徴候を発見した場合にはただちに内視鏡を中止して，迅速に適切な処置をスタートすることが重要である．

II 生検操作に伴う偶発症

1. 出 血

生検検査は内視鏡検査において欠かすことのできない手技であるが，生体にとっては侵襲的な手技である．生検後の出血は通常短時間で自然止血するが，時に生検部位からの出血が止まりにくいことがある．

予防と対処法：

- ほとんどの場合には，トロンビン散布，あるいはクリップなどの内視鏡的止血術で止血される（図Ⅵ-2-4）．普段よりこれらの処置に習熟しておくことも大切である．
- 解剖学的に，胃体部小弯側，噴門部付近では，血流が豊富で，かつ比較的太い血管が走行しているため，この部位での生検では後出血が多量になりやすい．症例によって，頻回の内視鏡的止血術や大量の輸血を要する症例に遭遇することもあるので，この部位での生検ではとくに注意を要する．
- きわめて止血処置が困難な症例では，気付いていなかった基礎疾患が隠れている可能性も念頭において，慎重に経過をみながら治療を進めることが必要である．
- また，生検後の出血を100％避けることは不可能であるので，事前にインフォームド・コンセントを文書として取っておくことも忘れないようにする．

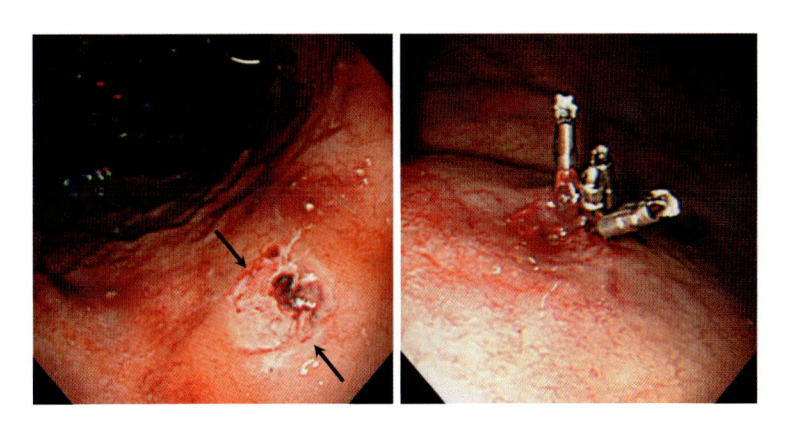

図Ⅵ-2-4 生検後の出血例
生検後，約12時間して吐血があり，緊急内視鏡を行った．生検部位に一致して出血点を認めた（矢印）．ただちに，クリップによる止血術が行われた．

施行医側で注意すること[4]**：**

① 生検は必要最低限にする．
② 内視鏡施行前に使用薬剤，とくに抗凝固薬・抗血小板作用薬の使用についての情報を得ておく．
③ 患者の病態，基礎疾患や原疾患のコントロール状態などを把握する．
④ 出血しやすい部位があることを理解しておく．
⑤ 普段より，万一に備えて，内視鏡的止血術に習熟しておく．

抗凝固薬・抗血小板作用薬の中止について

- 出血傾向を有する場合には原則として生検は行わない．
- 抗凝固薬・抗血小板作用薬を使用している場合は，薬剤・病態により適時中止して内視鏡検査を行う．
- 人工弁置換術，心房細動などで強力な抗凝固薬・抗血小板作用薬を使用している場合には，中止することでの基礎疾患への影響をよく理解したうえで（必要により各分野の専門医の意見を聞き），患者に説明し同意を得たうえでその方針を決める．
- 各薬剤の実際の中止期間については，日本消化器内視鏡学会の策定したガイドライン[3]に従うが，参考として当院で現在使用しているおもな薬剤の中止期間を明記した表を呈示しておく（表Ⅵ-2-1）．

表Ⅵ-2-1　おもな抗凝固薬・抗血小板作用薬の休薬基準

1) 休薬期間はあくまで目安であり，中止によるデメリットも考慮し，担当科はその薬剤を処方した科と相談のうえ，最終的な休薬期間を決定して下さい．
2) 服用の再開は，術者の指示で行い，必要に応じて処方科と相談のうえ，決定して下さい．

分類	成分名	代表的な薬品名	休止期間
抗血小板作用薬	アスピリン	アスピリン，バファリン，バイアスピリン	7日前
	EPA（イコサペント酸エチル）	エパデールS	7～10日前
	塩酸チクロピジン	パナルジン	10～14日前
	シロスタゾール	プレタール	2～4日前
	ベラプロストナトリウム	ドルナー，プロサイリン	1～2日前
	塩酸サルポグレラート	アンプラーグ	1日前
	硫酸クロピドグレル	プラビックス	14日前
抗凝固薬	ワルファリンカリウム	ワーファリン	5日前
血管拡張薬	リマプロスト アルファデクス	プロレナール	1日前
冠血管拡張薬	ジピリダモール	ペルサンチン，アンギナール	1～2日前
	塩酸ジラゼプ	コメリアンコーワ	2日前
	トラピジル	ロコルナール	2日前
脳循環・代謝改善薬	イブジラスト	ケタスカプセル	3日前
	酒石酸イフェンプロジル	セロクラール	2日前
トロンボキサンA_2阻害剤	塩酸オザグレル	ドメナン	当日

（東京慈恵会医科大学の院内資料を一部改変）

● 2. 穿　孔

生検では通常粘膜下層までの組織採取にとどまるため，深い潰瘍からの生検や憩室からの生検ではその可能性があるが，一般的にはまれである．発生した場合には外科的処置を考慮する．

文　献

1) 金子榮藏，原田英雄，春日井達造，他：消化器内視鏡関連の偶発症に関する第4回全国調査報告― 1998 ～ 2002 年までの5年間．Gastroenterol Endosc　2004；46：54-61
2) 赤松泰次：内視鏡室のリスクマネジメント．2003, 南江堂, 東京
3) 峯　徹哉，竹下公矢，上西紀夫：Sedation ガイドライン．日本消化器内視鏡学会 監，日本消化器内視鏡学会卒後教育委員会 編：消化器内視鏡ガイドライン（第3版）．2006, 37-44, 医学書院，東京
4) 西村善也，道田知樹，池田昌弘：胃生検による大量出血．消化器内視鏡　2003；15：1362-1363

（加藤智弘）

3. 経鼻内視鏡挿入に伴う偶発症と対策

> ☞ **ポイント**
> ☐ 経鼻挿入の偶発症として，鼻出血がある．予防はスコープの操作をゆっくり行うこと，さらにスコープ挿入・抜去時に，鼻腔を観察しながら操作することである．経口内視鏡のように急いで抜去すると出血しやすい．
> ☐ 鼻出血の処置としては，キーゼルバッハ部からの出血ではないので，鼻翼を押さえても効果は期待できない．抜去時に観察した出血部位（中鼻甲介など）に，ボスミン液をしみこませた綿球を挿入し圧迫止血する．

I 鼻腔前処置に伴う偶発症

● 1. ネラトンカテーテル挿入に伴う出血

ネラトンカテーテルおよび専用スティックを鼻腔内で抵抗があるにもかかわらず挿入することにより，鼻腔内の中鼻甲介あるいは下鼻甲介から出血を認めることがある．さらにネラトンカテーテルおよびスティックを鼻腔内に入れすぎることにより，上咽頭粘膜を傷つけ出血することがある．すなわち図Ⅳ-3-1に示すようにネラトンカテーテルを挿入しすぎると，ネラトンカテーテルは直線的に進むので上咽頭粘膜に直接当たり出血を起こす．したがって，上咽頭へ抜ける部位が狭く，軽い抵抗がある．この抵抗を抜けたらそれ以上進めないこと，また10 cm以上は絶対入れないこと（通常，約8 cmで上咽頭に先端が到達する）．

● 2. プリビナ散布時の点鼻チューブ挿入に伴う出血

プリビナ®散布時に無理に奥に点鼻チューブを入れすぎるとキーゼルバッハ部位に当たり出血することがある（図Ⅳ-3-2）．同様にキシロカイン®麻酔散布時にジャクソン式スプレーの先端を鼻腔内に入れすぎると粘膜に当たり損傷するので注意すること．

II 鼻出血

● 1. 顕性鼻出血（スコープ抜去後に鼻腔より出血を認めた場合）の頻度

当院における通常時の鼻出血の頻度は0.83％（8／968例），うち抗血小板・抗凝固剤内服時でも75例中2例，2.7％であった．したがって鼻出血は決して多いものではないが，経鼻挿入による偶発症なので十分注意する必要がある．

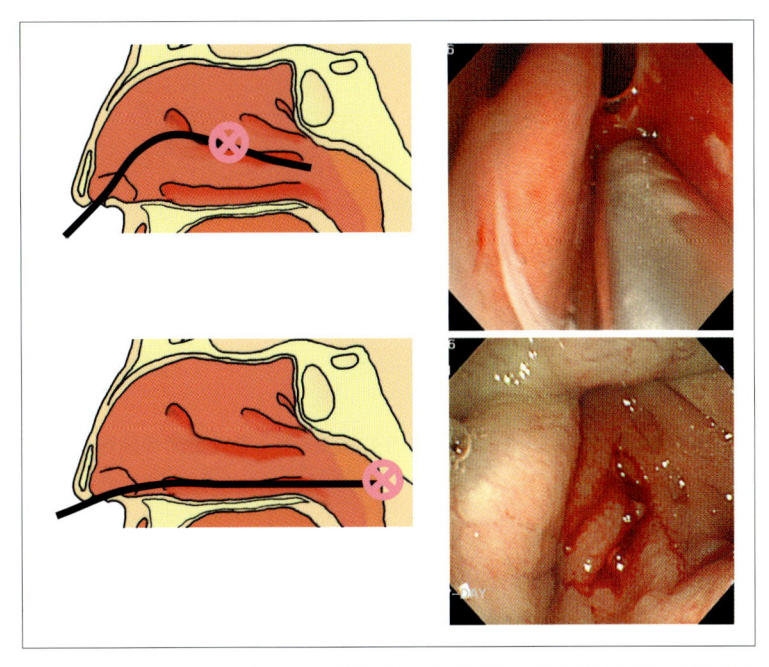

図Ⅳ-3-1　ネラトンカテーテル挿入に伴う鼻腔内および上咽頭粘膜損傷
〔河合　隆：Gastroenterol Endosc　2008；50（7）より引用〕

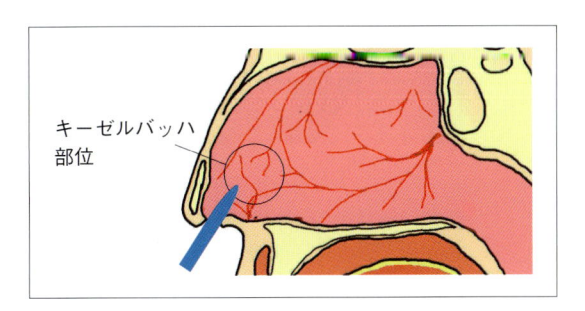

図Ⅳ-3-2　ジャクソン式スプレーあるいは点鼻による鼻粘膜損傷

● 2. 対 策 法

　内視鏡操作をゆっくり行うことが基本である．さらにスコープ抜去時も必ずゆっくり抜去し，鼻腔（とくに挿入したルート）を観察しながら，さらに内視鏡写真を必ず撮影する必要がある．

　スコープ挿入時と抜去時の鼻腔内の変化を図Ⅳ-3-3に示す．通常は検査の際に鼻腔内の海綿体組織がスコープに圧迫されへこみが生じる．しかし鼻腔が狭くスコープがぎりぎりに通過し圧迫が強い場合，図Ⅳ-3-4のように鼻中隔の一部からoozingを認めることがある．このようにスコープ抜去の際に咽頭から鼻腔内をゆっくり観察することにより，出血を含めたスコープによる粘膜傷害を確実に把握できる．多くの場合，スコープ抜去時は，ほとんど観察せずに行われるため，スコープによりすでに粘膜傷害が生じていることがわからず，検査終了後あるいは帰宅後鼻出血を起こす．スコープ抜去時に咽頭・鼻腔を十分観察すること

挿入時　　　　　　　　　　　抜去時　　　　　　　　　　　抜去時

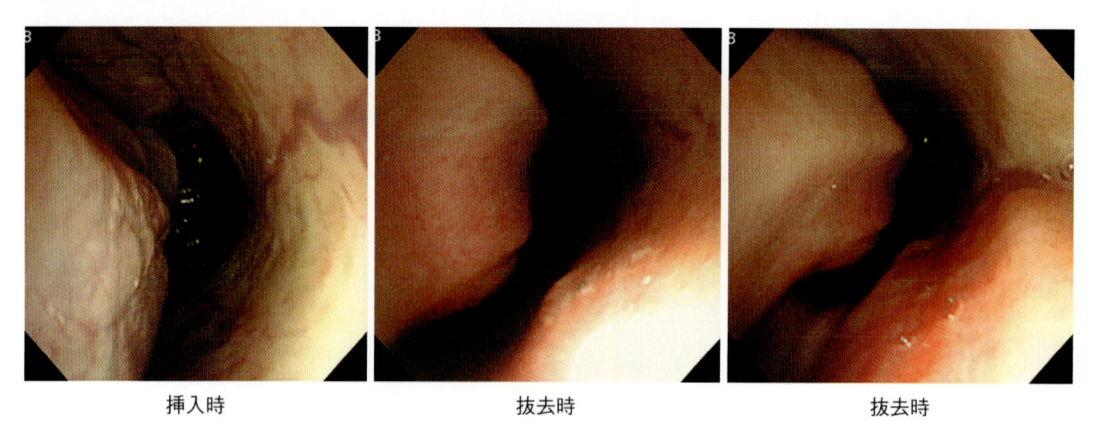

図Ⅳ-3-3　経鼻内視鏡挿入時と抜去時の鼻腔内の変化
〔河合　隆：Gastroenterol Endosc　2008；50（7）より引用〕

挿入時

抜去時

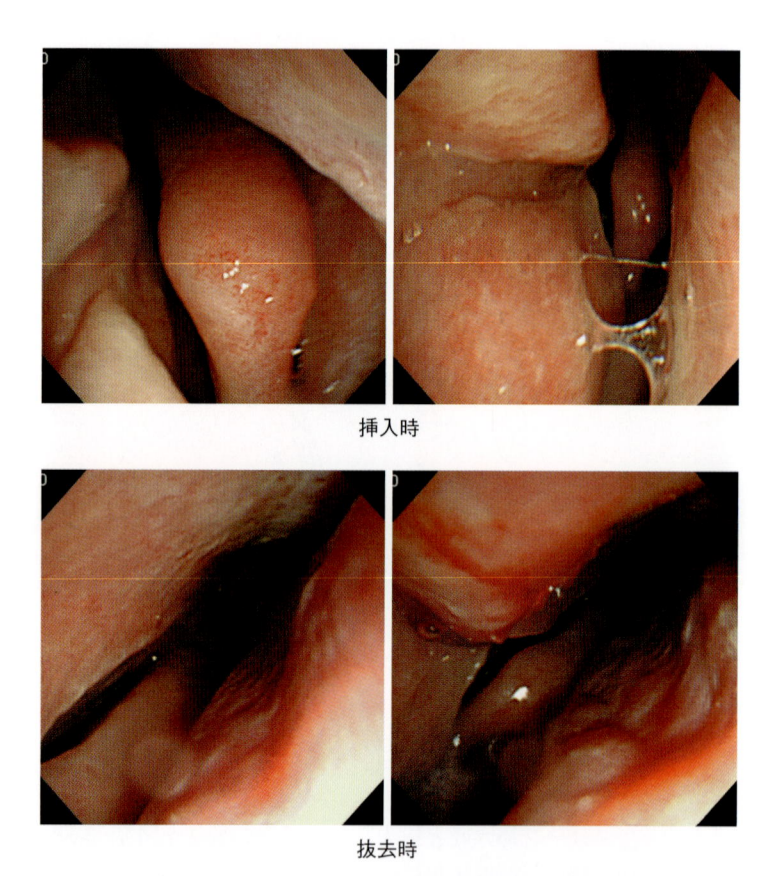

図Ⅳ-3-4　経鼻内視鏡挿入時と抜去時の鼻腔内の変化（鼻出血例）
〔河合　隆：Gastroenterol Endosc　2008；50（7）より引用〕

により，鼻出血の予防，さらには出血に対する対策（コットンロールを使用し圧迫止血）が可能となる．

　鼻出血に対する処置としては，多くの場合，中鼻甲介，下鼻甲介あるいは近接部位からの出血であるため，鼻翼部を圧迫しても効果は少ない．スコープ抜去時

に確認した部位に，ボスミン®液を浸透させた綿球を挿入し，圧迫止血する．通常10分前後で止血する．

キーゼルバッハ部位より出血の場合は，鼻翼部圧迫にて止血する．

III 抜去困難

挿入の項（78頁）に説明したように，鼻腔内はルートとして決して直線ではなく，蛇行している．したがって挿入の逆の操作が必要になる症例がある．スコープ抜去時も挿入時と同じように，硬性部と軟性部の接合部が中鼻甲介あるいは下鼻甲介ルートに戻る際（スコープの先端は中咽頭付近）にスコープを左右に回旋し（スコープは中咽頭側壁に当たるくらい），軽くテンションを掛けてスコープを引くと容易に抜去可能である．またスコープにゼリーを塗布し，滑りやすくすることも効果がある．

硬性部と軟性部の接合部の凹凸が目立つオリンパス N260 にて生じやすいようである．

IV その他の偶発症

めまい，頭痛などの報告がある．キシロカイン投与による変化の可能性が考えられる．前処置の際の使用量は 200 mg を超えないようにすることが重要である．頭痛に関しては，三叉神経を刺激している可能性もあり，痛みが強い場合は，無理をせず経口挿入することが必要である．

（河合　隆）

索引

和文索引

あ

アスピリン喘息　37
アネキセート®（フルマゼニル）　42, 181
アルゴンプラズマ凝固（APC）用プローブ　25

い

インジゴカルミン　153
インフォームド・コンセント　34
胃角小弯の観察　134
　　経鼻内視鏡による――　135
胃角部から前庭部　123
胃下垂　114, 123
意識下鎮静法（conscious sedation）　26, 177, 180
意識レベル　29
胃体上部から噴門部の観察　137
胃体上部大弯の観察　140
胃体部の生検　173
胃体部の内視鏡反転　136
　　――による観察（経鼻内視鏡）　138
胃粘液除去　109
咽頭
　　――挙筋群　62
　　――後壁　64
　　――側壁　59
　　――反射　58, 59, 92
　　――縫線　62
　　――麻酔　40, 59

え

嚥下運動　74

嚥下反射　58
塩酸ナロキソン　182
塩酸ペチジン　42
塩酸リドカイン→「キシロカイン」を見よ

お

オピスタン®（塩酸ペチジン）　42, 181
嘔吐　58
　　――反射　92, 100

か

ガスコン®　154
ガスコンドロップ®　178
カラー同時方式　16
回旋操作　81, 94
回転操作　110
下咽頭（喉頭咽頭）　61
　　――後壁　59
　　――収縮筋　61, 62
　　――縦走筋　63
顎関節脱臼　186
拡大内視鏡　18
　　表在型胃癌の――　159
画像の中心から周囲までのひずみ　23
下鼻甲介ルート　82, 86
換気　31
鉗子孔　15
　　2 mm 径――に適応可能な内視鏡処置具　25

き

キーゼルバッハ部位　78

　　――より出血　193
キシロカイン®（塩酸リドカイン）　40, 44, 46, 79, 193
　　――液　59
　　――含有量　46
　　――ビスカス　40, 46, 59, 179
　　――ポンプスプレー　59, 179
拮抗剤　43
機能制限　22
吸引操作　112
急性呼吸性アシドーシス　31
穹窿部の観察　139
穹窿部の内視鏡反転　138
　　――による観察（経鼻内視鏡）　138
胸郭シーソー運動　31
胸部上部食道　97
胸部食道（Te）領域　98
胸部中下部食道　100
局所麻酔剤　178

く

グルカゴン　41, 179
偶発症
　　前処置による――　177
　　内視鏡操作に伴う――　183
　　鼻腔前処置に伴う――　190
　　薬剤による――　177
口呼吸　71, 72
屈曲　128

け

経過観察　55
経口内視鏡　49, 115
　　――の前処置　40
頸椎

──の彎曲　66
　　　下部──　66
　　　上部──　66
経鼻内視鏡　21, 49, 115
　　　──での食道生検　167, 170
　　　──の慎重適応　37
　　　──の前処置　44
　　　──の適切な IC　37
　　　──のメリットとデメリット　49
　　　──抜去困難　193
　　　──反転時の生検方法　174
頸部食道（Ce）領域　96
血圧　29
　　　──測定　28
血算値　30
血中酸素飽和度　28

こ

コンゴー・レッド　157
口蓋舌筋　65, 71
口峡　68, 71
抗凝固剤・抗血小板剤　163
　　　──の休薬基準　188
　　　──の中止　188
抗コリン剤の投与禁忌　33
甲状軟骨　61, 62
高炭酸ガス血症　31
喉頭蓋　59, 62
後壁病変の生検方法　173
呼吸　72
　　　──循環抑制　27
　　　──性変動　102
　　　──モニタリング　31
黒色ソフト・フード　145

さ

サイレース®（フルニトラゼパム）
　　42, 181
細径化・高画質化　17
酢酸　156
撮像方式　16
酸素化　31
撒布型洗浄チューブ　19

撒布チューブ　155

し

ジアゼパム　42
シェイクハンド（shakehand）
　　75
ショック　30
ショックインデックス　30
色素撒布　19
色素内視鏡　153
　　　──検査法　154
至適鎮静状態　29
耳鼻科疾患・耳鼻科手術歴　37
周堤を有する病変からの生検　164
十二指腸球部
　　　──での反転操作　129
　　　──の観察　130
　　　経鼻内視鏡による──　129
十二指腸下行脚への挿入　131, 132
　　　経鼻内視鏡による──　134
出血　183, 186
循環モニタリング　29
上咽頭（鼻咽頭）　61
上気道狭窄　31
硝酸ナファゾリン　45
上十二指腸角　131
承諾書　34
上部食道括約筋　61
消泡剤　40, 44
静脈瘤　164
食道
　　　──第二狭窄部　99
　　　──入口部　94
　　　──の解剖　91
　　　──の写真撮影　94
　　　──の通常観察　148
食道胃接合部　102, 103
　　　──から噴門　116, 117, 118
食道生検　167
　　　──困難な部位　170
食道表在癌の拾い上げ　149
心電図　28

す

スイング型生検鉗子　19
スイングジョー®　166, 169, 173
スクリーニング検査　53
スコープ操作部　75
スコープ軟性部　75
スティック法　46
スプレー法　45

せ

セルシン®（ジアゼパム）　42
生検
　　　──困難な部位（食道）　170
　　　──の基本事項　163
　　　──の偶発症　186
　　　胃・十二指腸の──　172
　　　胃体部病変の──　173
　　　潰瘍を有する病変からの──　164
　　　経鼻内視鏡反転時の──　174
　　　後壁病変の──　173
　　　周堤を有する病変からの──　164
　　　食道──　167, 170
　　　食道平坦病変の──　167
　　　噴門部病変の──　173
生検鉗子　19, 165
　　　──の影　25
　　　──の選択　173
　　　代表的な──　166
精密内視鏡検査　53
咳反射　58
舌根部　59, 64, 65, 66, 71
穿孔　183, 185, 189
洗浄チューブ　19
前処置
　　　経口内視鏡の──　40
　　　経鼻内視鏡の──　44
前庭部から幽門の通過　127
前庭部の観察　126
蠕動　92

そ

ソセゴン®（ペンタゾシン） 42
送気・送水ノズル 15
存在診断 107

ち

チオ硫酸ナトリウム（デトキソール®） 148
中咽頭（口腔咽頭） 61
　——後壁 59, 66
　——収縮筋 61
中・下咽頭
　——の NBI 145
　——の通常観察 144
中鼻甲介ルート 82, 83
鎮痙剤 179
鎮静剤 42, 158, 180
鎮痛剤 42

て

ディスポーザブル鉗子 25
低換気 31
適応型 IHb（Index of Hemoglobin）色彩強調 18

と

ドルミカム®（ミダゾラム） 42, 181
透明アタッチメント 145
透明フード 170

な

内服薬 33
軟口蓋 71

に

2方向操作 23

ね

ネラトンカテーテル挿入に伴う出血 190
粘液除去 109
　——剤 40, 44
粘膜微細模様 159
粘膜裂傷 184

は

バイタルサイン 26
ハイビジョン画像 18
パルスオキシメーター 27, 31, 43
バレット粘膜 102, 149
瀑状胃 114, 122
反射 92

ひ

鼻咽頭閉鎖 72
鼻腔
　——前処置に伴う偶発症 190
　——内挿入 80
　——内の麻酔 45
　——の解剖 78
　——の拡張 44
　——麻酔 47
被検者の体位 77
鼻呼吸 71
鼻出血 44, 190
微小血管 159
左梨状陥凹 68, 72
標準型洗浄チューブ 19
表面麻酔 59
披裂 59, 62, 63
　——喉頭蓋ひだ 62
　——軟骨 61

ふ

ブスコパン® 41, 179
ブスコパンショック 41, 180
ブラインドとなる部位 106, 108

ブラインドを回避 121
プリビナ® 45, 79, 190
フルニトラゼパム 42
フルマゼニル 42
プロナーゼ 40, 148, 154, 178
腹部食道（Ae）領域 100
噴門から前庭部 118, 119, 120
噴門部の生検 173

へ

ベンゾジアゼピン系鎮静剤 59
ペンタジン® 42
ペンタゾシン 42
ペンホルダー（pen holder） 75

ほ

ボスミン® 45
ホリゾン®（ジアゼパム） 42

み

ミダゾラム 42
脈拍数 28, 29

め

面順次方式 16

も

モニタリング 26, 43

や

薬剤アレルギー 33

ゆ

幽門前部への挿入 126, 128
幽門輪の通過 126
　経鼻内視鏡による—— 129

よ

ヨード染色　148
予想される危険性　34
4方向操作　23

ら

ライトガイド　15, 23

り

リユーザブル鉗子　25
梨状陥凹　59, 62
輪状咽頭筋　58, 61, 62, 63, 72
輪状軟骨　61, 63
輪状披裂後部　59

れ

裂孔ヘルニア　103

ろ

ロヒプノール®（フルニトラゼパム）　42, 181

わ

湾入　128

欧文索引

A

angioectasia　164

B

Barrett 粘膜・食道　102, 149
brownish area　144, 146, 150

C

CCD（charge coupled devices）　15
conscious sedation　26, 177, 180

F

FICE（Fuji Intelligent Color Enhancement）　18
Full stomach　31

H

head forward position　67, 77

I

inter-microvascular brownish epithelium（IBE）　146

J

Jターン　111

K

Killianの脆弱部　64, 72, 73

L

long segment Barrett esophagus（LSBE）　102

M

Mallory-Weiss tear　184

N

NBI（Narrow Band Imaging）　18, 144, 153
　——観察　150
　——併用拡大内視鏡　158

P

pink color sign　150

S

SCJ　116, 117
sedation下経口内視鏡検査　51
short segment Barrett esophagus（SSBE）　102

T

twist 操作　110

U

Uターン　111

V

Verill 徴候　29

Z

Zenker 憩室　74

上部消化管
内視鏡挿入・観察のポイント
―経口内視鏡・経鼻内視鏡
―初心者からベテランまで

2008年5月25日　第1版1刷発行
2012年9月25日　第1版2刷発行

監　修　田尻　久雄
編　集　貝瀬　満，河合　隆
発行者　増永　和也
発行所　株式会社 日本メディカルセンター
　　　　東京都千代田区神田神保町1-64（神保町協和ビル）
　　　　〒101-0051　TEL 03（3291）3901㈹
印刷所　株式会社シナノ

ISBN978-4-88875-208-4　¥5600E
©2008　　乱丁・落丁は，お取り替えいたします．

本書に掲載された著作物の複写・転載およびデータベースへの取り込みに関する許諾権は日本メディカルセンターが保有しています．

[JCOPY] <㈳出版者著作権管理機構 委託出版物>
本書の無断複写は著作権法上での例外を除き禁じられています．複写される場合は，そのつど事前に，㈳出版者著作権管理機構（電話 03-3513-6969，FAX 03-3513-6979，e-mail：info@jcopy.or.jp）の許諾を得てください．